Krämer   Alzheimer Krankheit

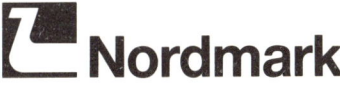

Dr. med. Günter Krämer

Alzheimer Krankheit

Ursachen, Krankheitszeichen,
Untersuchung, Behandlung
Für Angehörige, Betreuer,
Selbsthilfegruppen und alle, die sich über
das Krankheitsbild informieren wollen

≡ **TRIAS** THIEME HIPPOKRATES ENKE

Anschrift des Autors:
Dr. med. Günter Krämer
Oberarzt der Klinik und Poliklinik
für Neurologie der Universität Mainz
Langenbeckstraße 1
D-6500 Mainz

Umschlaggestaltung und Konzeption
der Typographie:
B. und H. P. Willberg, Eppstein/Ts.

Umschlagzeichnung und
Textzeichnungen:
Friedrich Hartmann, Nagold

*Die Deutsche Bibliothek –
CIP-Einheitsaufnahme*

Krämer, Günter:
Alzheimer Krankheit: Ursachen,
Krankheitszeichen, Untersuchung,
Behandlung; für Angehörige,
Betreuer, Selbsthilfegruppen und
alle, die sich über das Krankheitsbild
informieren wollen / Günter Krämer.
[Textzeichn.: Friedrich Hartmann]. –
2., überarb. und erw. Aufl. – Stuttgart:
TRIAS – Thieme Hippokrates Enke,
1993

© 1989, 1993 Georg Thieme Verlag,
Rüdigerstraße 14,
D-7000 Stuttgart 30
Printed in Germany
Satz: Gulde-Druck GmbH,
D-7400 Tübingen
(Linotype System 4 [300 Linotronic])
Druck: Gutmann, Heilbronn

ISBN 3-89373-226-8   1 2 3 4 5 6

Zu diesem Buch 13

Benennung und Einordnung der Krankheit

Was ist die Alzheimer Krankheit? 15

In welchem Lebensalter tritt die Alzheimer Krankheit
auf? 17

Kommt die Alzheimer Krankheit häufig vor? 20

Unterscheidet sich die Alzheimer Krankheit
grundlegend vom normalen Altern des Gehirns? 22

Welche Veränderungen der geistigen Leistungsfähigkeit
im höheren Lebensalter sind normal? 24

Muß man bei Vergeßlichkeit immer befürchten, daß sich
eine Alzheimer Krankheit entwickelt? 26

Was unterscheidet die Alzheimer Krankheit von der
normalen Altersvergeßlichkeit? 27

Was sind mögliche Ursachen der Alzheimer Krankheit? 28

Was könnte die Entstehung der Alzheimer Krankheit
begünstigen? 33

Ist die Alzheimer Krankheit erblich? 36

Wie hoch ist das Erkrankungsrisiko für Angehörige? 38

Welche Teile des Gehirns sind von der Alzheimer
Krankheit betroffen? 40

Zu welchen Veränderungen kommt es bei der Alzheimer
Krankheit am Gehirn? 42

Zu welchen Veränderungen kommt es bei der Alzheimer
Krankheit an den Nervenzellen? 44

Worauf beruht die gestörte Informationsverarbeitung im
Gehirn bei der Alzheimer Krankheit? 48

Sind bei der Alzheimer Krankheit außer Acetylcholin
auch andere Überträgerstoffe vermindert? 50

Krankheitszeichen

Wie macht sich die Alzheimer Krankheit am häufigsten
bemerkbar? 51

Was sind Hirnleistungsstörungen und was ist ein
hirnorganisches Psychosyndrom? 52

Was ist ein Verwirrtheitszustand? 54

Was ist eine Demenz? 56

Wie machen sich Gedächtnisstörungen bemerkbar? 57

Wie machen sich Orientierungsstörungen bemerkbar? 59

Wie machen sich Störungen des abstrakten Denkens
und des Urteilsvermögens bemerkbar? 61

Wie machen sich Störungen des Benennens bemerkbar? 62

Wie machen sich andere Sprachstörungen bemerkbar? 64

Wie machen sich Störungen des Erkennens bemerkbar? 66

Wie machen sich Störungen bei Bewegungen und
Handlungen bemerkbar? 67

Wie machen sich Lese-, Schreib- und Rechenstörungen
bemerkbar? 69

Wie machen sich Antriebs- und
Aufmerksamkeitsstörungen bemerkbar? 70

Wie machen sich Persönlichkeitsveränderungen
bemerkbar? 71

Kommt es bei Alzheimer Kranken häufiger zu Angst
und Depression? 73

Welche sonstigen psychischen Krankheitszeichen
kommen vor? 74

Welche seelischen Funktionen und Bedürfnisse sind
weniger deutlich betroffen? 75

Welche Formen von Blasen- und Darmentleerungs-
störungen können vorkommen?   76

Welche sonstigen körperlichen Krankheitszeichen
können vorkommen?   78

Wie macht sich die Alzheimer Krankheit im Alltag
bemerkbar?   81

Zu welchen Störungen im familiären Zusammenleben
kann es kommen?   84

Was kann eine Alzheimer Krankheit verschlimmern?   85

Wie ist der übliche Krankheitsverlauf?   87

Erkennungs- und Untersuchungsmöglichkeiten

Wie entsteht der Verdacht auf eine Alzheimer
Krankheit?   91

Welche anderen Krankheiten können eine Demenz
verursachen?   92

Was ist die Pick-Krankheit und wie unterscheidet sie
sich von der Alzheimer Krankhcit?   95

Wie kann man zwischen Alzheimer Krankheit und
depressiver Pseudo-Demenz unterscheiden?   97

Wie kann man zwischen Alzheimer Krankheit und
vaskulärer Demenz unterscheiden?   99

Wie wird eine Alzheimer Krankheit festgestellt?   103

Welche Rolle haben Angehörige und Bezugspersonen bei
der Feststellung der Krankheit, und was sollte man den
Betroffenen sagen?   105

Welche Rolle haben der Hausarzt und Fachärzte bei der
Feststellung der Krankheit?   107

Was kann mit Fragebögen und Tests festgestellt
werden?   108

Was kann mit dem Elektroenzephalogramm (EEG)
festgestellt werden? 111

Was sind evozierte Potentiale, und was kann durch sie
festgestellt werden? 113

Was kann mit der Computer- und Magnetresonanztomographie festgestellt werden? 115

Was kann mit der Positronen-Emissions-Tomographie
und Einzelphotonen-Emissions-Computertomographie
festgestellt werden? 118

Welche Blutuntersuchungen können sinnvoll sein? 120

Welche anderen Untersuchungen können sinnvoll sein? 121

Wie sicher ist die Diagnose einer Alzheimer Krankheit? 122

Behandlungsmöglichkeiten

Ist die Alzheimer Krankheit heilbar? 125

Was sind die derzeitigen medikamentösen
Behandlungsversuche der Alzheimer Krankheit? 126

Welche Medikamente stehen gegen begleitende
Störungen zur Verfügung? 130

Können die eingesetzten Medikamente Nebenwirkungen
haben? 132

Was ist von »Gehirn-Jogging« (Gedächtnis-,
Hirnleistungstraining) zu halten? 135

Welche sonstigen nichtmedikamentösen,
beschäftigungstherapeutischen, krankengymnastischen
Behandlungsmöglichkeiten gibt es? 136

Was ist von Behandlungsmethoden mit »sensationellen«
Erfolgen zu halten? 138

Welche Behandlungsansätze werden zur Zeit erforscht
und stehen möglicherweise in Zukunft zur Verfügung? 140

Praktische Tips – auch bei pflegerischen und rechtlichen Problemen

Welche Grundsätze für die Betreuung von Alzheimer
Kranken gibt es?   143

Soll man weitere Freunde und Nachbarn informieren?   146

Wie sieht es mit der Leistungs- und Arbeitsfähigkeit der
Kranken aus?   147

Sind die Betroffenen noch in der Lage, für sich selbst zu
sorgen, und können sie zu Hause allein gelassen
werden?   149

Welche Hilfsmöglichkeiten gibt es bei der zunehmenden
Vergeßlichkeit?   150

Was sollte bei der Wohnungseinrichtung bedacht
werden?   151

Was kann man tun, um Unfälle zu verhindern?   152

Was sollte beim Tagesablauf beachtet werden?   154

Was sollte bei der Kleidung bedacht werden?   156

Was sollte bei der Einnahme von Medikamenten
beachtet werden?   157

Was sollte beim Fernsehen beachtet werden?   158

Was sollte bei Besuchen bedacht werden?   159

Wie reagiert man am besten auf Gereiztheit und
aggressives Verhalten?   160

Was kann man gegen Schlafstörungen und nächtliches
Umherwandern tun?   162

Was kann man gegen Weglaufen tun?   163

Welche Tips zur Körperpflege und Hygiene gibt es?   165

Welche Tips gibt es bei Problemen mit dem
Wasserlassen und Stuhlgang?   167

Was sollte beim Essen beachtet werden?   169

Was sollte beim Trinken beachtet werden?   171

Dürfen Alzheimer Kranke rauchen und Alkohol
trinken?   173

Was sollte bei Reisen mit Alzheimer Kranken beachtet
werden?   174

Dürfen Alzheimer Kranke Auto fahren?   175

Wann ist die Einrichtung einer Betreuung sinnvoll?   177

Wie steht es bei der Alzheimer Krankheit mit der
Geschäfts- und Testierfähigkeit?   178

Welche Probleme mit Haftpflichtversicherungen können
sich ergeben?   180

Welche Hilfsmöglichkeiten bieten ambulante und
teilstationäre Einrichtungen?   181

Sind Rehabilitationsmaßnahmen oder Kuren sinnvoll?   182

Wann ist die Aufnahme in ein Alten- oder Pflegeheim
sinnvoll?   183

Wann kann ein Festbinden von Alzheimer Kranken
gerechtfertigt sein?   185

Wann kann die Unterbringung in einer
alterspsychiatrischen Klinik erforderlich werden?   186

Welche Leistungen der gesetzlichen Krankenkassen
gibt es?   187

Welche Verbesserungsmöglichkeiten für die
Rentenversicherung von Pflegepersonen gibt es?   191

Welche Unterstützungsmöglichkeiten durch das
Sozialamt gibt es?   192

Besteht Anspruch auf einen Schwerbehindertenausweis
und sonstige Vergünstigungen?   195

Besteht Anspruch auf Steuervergünstigungen?   198

Was kann man gegen Depressionen und andere
seelische Störungen bei sich selbst (als Angehörigem)
tun?   200

Welche Hilfsmöglichkeiten bieten Angehörigen-
Selbsthilfegruppen?   201

Danksagung   203

Alzheimer, Alois:
Über eine eigenartige Erkrankung der Hirnrinde   205

Allgemeine Hilfsorganisationen   209

Alzheimergesellschaften und andere
Informationsmöglichkeiten   211

Selbsthilfegruppen für Angehörige   215

Hauskrankenpflege   221

Tagespflegeeinrichtungen   223

Fremd- und Fachwörtererklärung   231

Weiterführende Literatur   253

Allgemeine Literatur zur Betreuung und Pflege älterer
Menschen   257

Erlebnis- und Pflegeberichte von Angehörigen
von Alzheimer-Kranken   259

Sachverzeichnis   261

Zu diesem Buch

Ein langsamer, aber stetig zunehmender und bislang praktisch nicht beeinflußbarer Verlust der geistigen Leistungsfähigkeit stellt für Erkrankte und ihre Angehörigen eine große Belastung dar. Die meisten von uns fürchten sich davor mehr als beispielsweise vor einem tödlichen Verkehrsunfall. Weil ganz überwiegend ältere Menschen betroffen sind, wird die Problematik manchmal geringer eingeschätzt oder gar verharmlost. Dies ist aber nicht gerechtfertigt. Einige Menschen stehen bei Krankheitsbeginn noch im Berufsleben, oder sie sind wegen Erreichens der Altersgrenze gerade ausgeschieden und haben sich noch viel für die Zukunft vorgenommen, wozu ihnen bisher keine Zeit geblieben ist.

Mehr als die Hälfte der von diesem Problem Betroffenen leidet an der sogenannten Alzheimer Krankheit. Diese hat in den letzten Jahren weltweit eine zunehmende Bedeutung und Beachtung erlangt. Inzwischen ist diese Erkrankung auch vermehrt Thema von Fernsehsendungen oder Artikeln in Tageszeitungen und Illustrierten. Da die Alzheimer Krankheit bevorzugt im höheren Lebensalter auftritt, nimmt die Häufigkeit mit dem deutlich ansteigenden Durchschnittsalter der Bevölkerung besonders in den westlichen Industrieländern immer mehr zu. Deshalb wird gelegentlich auch von einer »stillen Epidemie« oder sogar von der »Krankheit des Jahrhunderts« gesprochen.

Dieses Buch ist insbesondere für Familienangehörige und sonstige Bezugspersonen von Alzheimer Kranken gedacht, daneben auch für Hausärzte, Pflegekräfte, Sozialarbeiter und andere Menschen, die sich für diese Krankheit interessieren. Ich habe versucht, soweit wie möglich auf Fachausdrücke zu verzichten oder sie allgemeinverständlich zu erklären. Dies geschieht sowohl im Text als auch durch ein Fachwörterverzeichnis am Ende des Buches.

Obwohl der Inhalt des Buches auf weite Strecken sehr ernüchternd oder sogar beängstigend wirken mag, ist es mein Hauptanliegen, Angehörigen und anderen Betreuern und Bezugspersonen durch eine sachliche Information Mut für ihre schwere, aber dennoch in vielen Fällen lohnende Aufgabe zu machen und dabei auch konkrete Hilfestellungen zu geben.

In der vorliegenden erweiterten Auflage sind zahlreiche Anmerkungen und Verbesserungsvorschläge von Lesern berücksichtigt worden, für die ich auch in Zukunft stets dankbar bin.

GÜNTER KRÄMER

Benennung und Einordnung der Krankheit

≡ Was ist die Alzheimer Krankheit?

Die Alzheimer Krankheit ist eine ursächlich bisher nicht geklärte Krankheit, die mit einem langsamen Nachlassen der geistigen Leistungsfähigkeit einhergeht. Man könnte sie vereinfachend als unaufhaltsam zunehmendes Hirnversagen bezeichnen, das aber nicht die für Atmung oder Kreislauf zuständigen lebenswichtigen Teile des Gehirns, sondern die »höheren«, geistigen Funktionen betrifft. Die Krankheit führt zu zunehmenden Störungen von Gedächtnis, Orientierung, Erken-

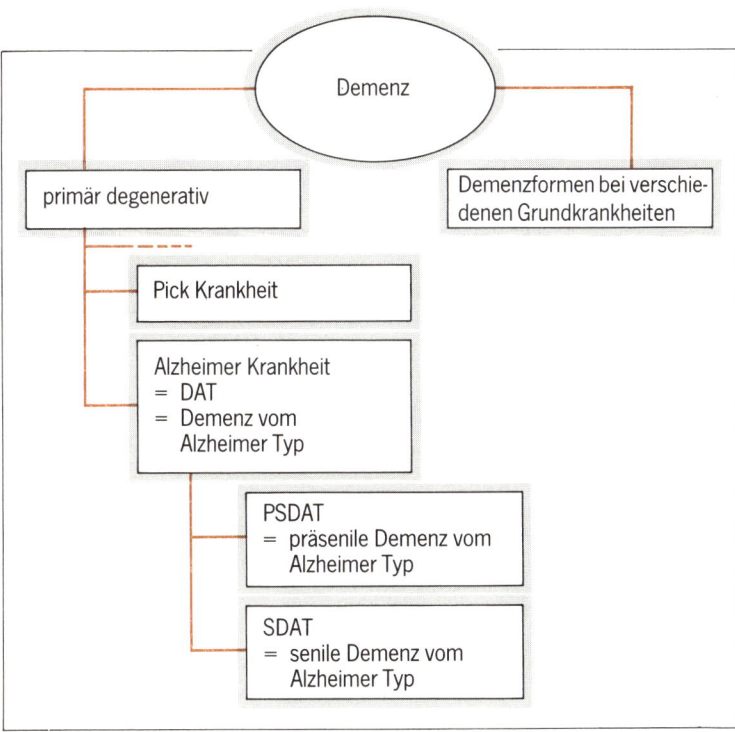

Abb. 1   Einteilung der Demenzen.

nen und Denken sowie anderem mehr. In ihrer Gesamtheit werden diese Störungen in der medizinischen Fachsprache als Demenz (siehe auch S. 56) bezeichnet.

Über die Krankheit wurde erstmals 1906 von dem bayerischen Nervenarzt und Neuropathologen Alois Alzheimer berichtet, nach dem sie auf Anregung seines schon damals sehr bekannten Kollegen Kraepelin 1910 auch benannt wurde. Der Text der nach wie vor lesenswerten ersten ausführlichen Veröffentlichung Alzheimers von 1907 ist auf den Seiten 205–208 abgedruckt.

Bis vor wenigen Jahren begrenzte man die Alzheimer Krankheit willkürlich auf die Zeit bis zum 65. Lebensjahr und unterschied den relativ seltenen Morbus Alzheimer als sogenannte präsenile (vor dem höheren Lebensalter auftretende) Demenz von der häufigen senilen (im höheren Lebensalter auftretenden) Demenz. Nachdem sich außer dem Alter der Betroffenen aber weder im Beschwerdebild noch in den Untersuchungsergebnissen wesentliche Unterschiede finden ließen, hat man diese begriffliche Trennung inzwischen aufgegeben.

Als Oberbegriff für die präsenile Demenz vom Alzheimer Typ (PSDAT) und die senile Demenz vom Alzheimer Typ (SDAT) wurde die Bezeichnung Demenz vom Alzheimer Typ (DAT) eingeführt. An Stelle dieses etwas komplizierten Ausdruckes wird in diesem Buch von der Alzheimer Krankheit gesprochen (siehe Abb. 1). Damit ist also nicht mehr nur die verhältnismäßig seltene Form mit Beginn vor dem 65. Geburtstag gemeint, sondern allgemein die mit Abstand häufigste degenerative Demenz im höheren Lebensalter.

☰ In welchem Lebensalter tritt die Alzheimer Krankheit auf?

Die Alzheimer Krankheit ist eine typische Alterskrankheit. Über 95% der Erkrankungen beginnen jenseits des 50. Lebensjahres, und mit zunehmendem Alter nimmt die Häufigkeit immer mehr zu. Es ist natürlich erfreulich, daß immer mehr Menschen ein hohes Alter erreichen, gleichzeitig bedeutet dies aber auch einen Zuwachs an Alterskrankheiten. Die immer deutlichere Umbildung der ursprünglichen Bevölkerungspyramide zu einem »Bevölkerungspilz« mit einem hohen Anteil älterer Menschen (siehe Abb. 2) spielt dabei eine große Rolle.

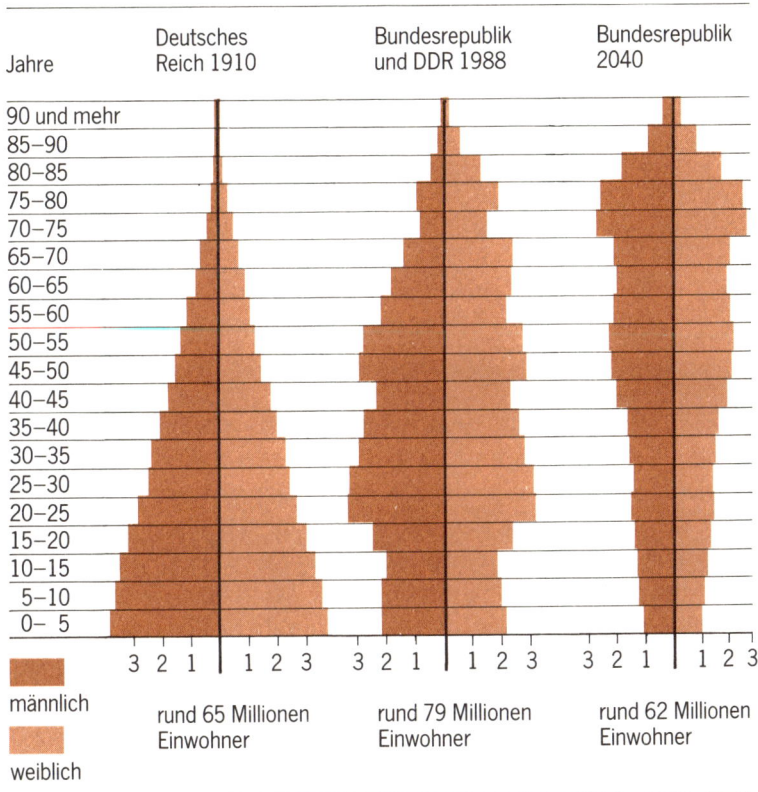

Abb. 2   Einwohnerzahl und Altersverteilung der Bevölkerung im Deutschen Reich 1910, in der Bundesrepublik Deutschland und in der ehemaligen DDR 1988 sowie in dem vereinten Deutschland 2040 (Schätzung).

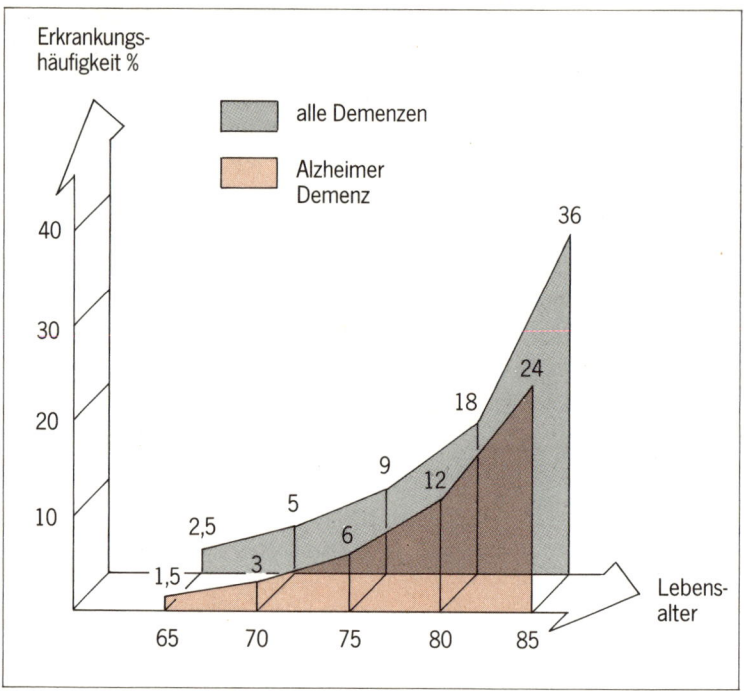

Abb. 3   Schematische Darstellung der zunehmenden Häufigkeit der Alzheimer Krankheit und sonstiger Demenzen mit zunehmendem Lebensalter.

Auch die mit dem Alter immer stärker ansteigende Erkrankungshäufigkeit (siehe Abb. 3) spricht gegen die lange Zeit vertretene Ansicht, die präsenile und die senile Demenz seien zwei unterschiedliche Krankheiten. Dann wäre nämlich am ehesten ein früher (zum Beispiel um das 60. Lebensjahr) und später Häufigkeitsgipfel (zum Beispiel um das 80. Lebensjahr) zu erwarten. Die stetige Zunahme bis ins sehr hohe Lebensalter stützt demgegenüber die Annahme, daß das Auftreten der Alzheimer Krankheit etwas mit zunehmendem Lebensalter zu tun hat.

Der starke Anstieg des Lebensalters bedeutet aber nicht, daß von der Gesamtheit aller Alzheimer Kranken die meisten 90 Jahre alt oder älter wären. Gleichzeitig muß nämlich berücksichtigt werden, daß der weit überwiegende Teil der Menschen dieses Alter überhaupt nicht erreicht. Durch die erhöhte Sterblichkeit alter und sehr alter Menschen an Leiden wie Krebs oder Herzinfarkt ergibt sich ein Häufigkeitsgipfel für die Alzheimer Krankheit um das 75. Lebensjahr herum.

Es gibt bislang allerdings noch nicht endgültig bestätigte Hinweise, wonach die Erkrankungshäufigkeit bei sehr alten Menschen jenseits des 90. Lebensjahres nicht weiter zu-, sondern abnimmt. Das könnte mit Befunden zusammenhängen, wonach diese sehr langlebigen Menschen meist zu einer kleineren Gruppe von rund 20 Prozent der Bevölkerung zählen, die im Verlauf ihres Lebens im Gegensatz zu den meisten von uns kein Amyloid in ihrem Gehirn ablagern (siehe auch S. 44 ff).

≡ Kommt die Alzheimer Krankheit häufig vor?

Ja. Mit zunehmendem Durchschnittsalter der Bevölkerung in den nächsten Jahrzehnten mit einem Anteil der über 65jährigen von über 30 Prozent schon zu Beginn des nächsten Jahrtausends wird die Alzheimer Krankheit sogar noch häufiger werden.

Für die Angaben zur Häufigkeit einer Krankheit gibt es verschiedene Möglichkeiten und Begriffe:

1. Die Zahl der zu einem bestimmten Zeitpunkt an einer Krankheit leidenden Menschen wird als *Prävalenz* bezeichnet. Sie wird hauptsächlich durch die Krankheitsdauer bestimmt, daneben auch durch die Zahl an Neuerkrankungen (siehe 2.). Die Prävalenz der Alzheimer Krankheit in Deutschland wird zur Zeit auf rund 800 000 geschätzt, in Österreich auf über 70 000 und in der Schweiz auf rund 60 000.

2. Die Zahl neuer Krankheitsfälle in einem bestimmten Zeitraum (meist innerhalb eines Jahres) wird als *Inzidenz* bezeichnet. Die Inzidenz der Alzheimer Krankheit wird in Deutschland auf über 50 000 pro Jahr geschätzt, in Österreich auf 4000 bis 5000 und in der Schweiz auf rund 3 500. Eine weitere Zunahme in den nächsten Jahren ist mit Sicherheit zu erwarten. Bereits bei jeweils hunderttausend 40- bis 60jährigen Menschen muß mit ein bis zwei neuen Alzheimer Erkrankungen im Jahr gerechnet werden, bei den über 60jährigen sind es bereits über 100 und bei den über 80jährigen rund 2 000 neue Erkrankungen von jeweils 100 000 Menschen dieser Altersgruppe pro Jahr. Bei über 75jährigen Menschen ist die Inzidenz der Alzheimer Krankheit höher als diejenige von Schlaganfällen.

3. Die Wahrscheinlichkeit, mit der ein Mensch überhaupt oder in einem bestimmten Lebensabschnitt eine bestimmte Krankheit bekommt, wird als *Morbiditätsrisiko* (Erkrankungsrisiko) bezeichnet. Man geht davon aus, daß es nach dem 65. Lebensjahr für die Alzheimer Krankheit alle fünf Jahre zu einer Verdopplung kommt. Daher schätzt man, das 1,5 Prozent der 65jährigen Menschen, 3 Prozent der 70jährigen, 6 Prozent der 75jährigen, 12 Prozent der 80jährigen und 24 Prozent der 85jährigen betrof-

fen sind. Rechnerisch beträgt das Risiko für jeden von uns, zwischen dem 60. und 70. Lebensjahr eine Alzheimer Krankheit zu entwickeln, unter 1 Prozent pro Jahr. Zwischen dem 70. und 80. Lebensjahr steigt das Erkrankungsrisiko auf 1,5 Prozent pro Jahr und jenseits des 80. Lebensjahres auf über 2 Prozent pro Jahr an.

Bei solchen statistischen Durchschnittszahlen ist aber zusätzlich zu berücksichtigen, in welchem geistigen Zustand sich ein Mensch in einem bestimmten Alter befindet. In einer amerikanischen Studie entwickelten beispielsweise nur insgesamt zwei Prozent von 180 80jährigen mit noch immer gutem Gedächtnis bei einer weiteren Langzeitbeobachtung eine Alzheimer Krankheit, während dies bei fast 30 Prozent der 70jährigen mit bereits bestehenden leichten Gedächtnisstörungen der Fall war.

≡ Unterscheidet sich die Alzheimer Krankheit grundlegend vom normalen Altern des Gehirns?

Diese Frage ist zur Zeit nicht eindeutig zu beantworten. Die meisten der Veränderungen am Gehirn von Alzheimer Kranken (siehe auch S. 42 ff) lassen sich – wenn auch in geringerer Ausprägung – auch bei gesunden, das heißt in ihrer geistigen Leistungsfähigkeit unauffälligen älteren Menschen finden. Ob deswegen die Behauptung richtig ist, daß die Alzheimer Krankheit nur Ausdruck eines bei manchen Menschen verfrüht einsetzenden und sehr rasch fortschreitenden Alterns des Gehirns sei und jeder Mensch eine Alzheimer Krankheit entwickeln würde, wenn er nur lange genug lebte, ist aber umstritten.

Selbst wenn diese Annahme zutreffen würde, bliebe allerdings unklar, was bei den Betroffenen das Altern des Gehirns auslösen bzw. bewirken würde, daß ihr Gehirn rascher und deutlicher altert als andere Körperorgane. Außerdem kennt jeder von uns Menschen, die bis ins hohe Lebensalter geistig äußerst rege und leistungsfähig geblieben sind und die in gesundheitlicher Hinsicht allenfalls Probleme mit anderen Organen hatten. Höheres Lebensalter darf also nicht mit zwangsläufigem Verlust der geistigen Spannkraft oder mit Senilität gleichgesetzt werden. Daß offensichtlich rund jeder fünfte Mensch auch in sehr hohem Lebensalter nicht Alzheimer gefährdet zu sein scheint, wurde bereits erwähnt.

Ein Argument für die Annahme eines grundlegenden Unterschiedes zwischen der Alzheimer Krankheit und dem normalen Altern des Gehirns ist, daß die Veränderungen im Gehirn unterschiedlich verteilt sind und der Mangel an dem Überträgerstoff Acetylcholin im Gegensatz zum normalen Altern bevorzugt die Hirnrinde betrifft (siehe auch S. 48). Mit höherem Lebensalter vermehrt auftretende Gehirnveränderungen sind bei der Alzheimer Krankheit nicht häufiger als bei gleichalten Gesunden, und ein Auftreten der Krankheit vor dem 65. Lebensjahr geht nicht mit anderen Alterserkrankungen einher.

Dennoch bleibt festzuhalten, daß bei der Mehrzahl aller Menschen im höheren Lebensalter im Gehirn Veränderungen wie bei der Alzheimer Krankheit vorhanden sind. Warum sie bei manchen Menschen stärker und frühzeitiger auftreten als bei anderen, und wie es letztlich zum Auftreten der Alzheimer Krankheit kommt, muß noch geklärt werden.

≡ Welche Veränderungen der geistigen Leistungsfähigkeit im höheren Lebensalter sind normal?

Jedem Leser ist wahrscheinlich schon einmal eine Telefonnummer nicht eingefallen, und jeder von uns hat auch schon erlebt, daß ihm ein Name oder ein Wort einfach nicht einfallen wollte oder daß er nicht mehr wußte, wo er etwa seine Autoschlüssel hingelegt hatte. Dies gilt nicht nur für ältere Menschen; Vergeßlichkeit kommt lebenslang vor und ist mit zunehmendem Alter nur etwas vermehrt. Ein gewisses zusätzliches Nachlassen der Merkfähigkeit mit zunehmendem Alter ist normal, das heißt, es findet sich bei der Mehrzahl der Gleichaltrigen. Dies betrifft ganz überwiegend das Kurzzeitgedächtnis (siehe auch S. 57 f). Zwei amerikanische Autoren haben in diesem Zusammenhang einmal folgenden Vorschlag zur Unterscheidung gemacht: Wer vergißt, wo er seine Brille hingelegt hat, leidet wahrscheinlich an harmloser Altersvergeßlichkeit. Wer hingegen vergißt, daß er überhaupt eine Brille trägt, leidet wahrscheinlich an einer Demenz.

Tab. 1   Vom Alter unbeeinflußte und mit dem Alter abnehmende Merkmale der geistigen Leistungsfähigkeit

vom Alter weitgehend unbeeinflußt	mit dem Alter abnehmend
Nutzung vorhandenen Wissens (= sogenannte kristallisierte Intelligenz; Fähigkeit, im Laufe des Lebens angehäuftes Wissen praktisch anzuwenden; Allgemeinwissen)	Informationsverarbeitung (= sogenannte flüssige Intelligenz; Fähigkeit, mit neuen Informationen sinnvoll umzugehen und alte Informationen auf neue Weise zu verwenden)
Speicherung von Informationen (Lernmöglichkeit)	Kurzzeitgedächtnis
	Lerngeschwindigkeit (Lernen unter Zeitdruck)
	Reaktionszeit (Erinnerungsgeschwindigkeit)
	Abstraktionsvermögen

Im höheren Alter nachlassende geistige Funktionen wie die Lerngeschwindigkeit oder Reaktionsschnelligkeit können durch zunehmend besser ausgeprägte Fähigkeiten, wie ein Vorausplanen aufgrund der im Laufe des Lebens erworbenen Erfahrungen (»Weisheit«), zumindest teilweise ausgeglichen werden.

Eine Zusammenstellung einiger vom Alter unbeeinflußter und mit dem Alter abnehmender Merkmale der geistigen Leistungsfähigkeit findet sich in Tabelle 1.

≡ Muß man bei Vergeßlichkeit immer befürchten, daß sich eine Alzheimer Krankheit entwickelt?

Nein. Durch die vermehrte Berichterstattung in Presse, Funk und Fernsehen ist es in den letzten Jahren zwar im Prinzip erfreulicherweise zu einer vermehrten Kenntnis über die Alzheimer Krankheit in der Öffentlichkeit gekommen, dies hat aber auf der anderen Seite auch zu einer oft übertriebenen Angst vieler Menschen geführt, selbst zu erkranken. Vielleicht hat auch der eine oder andere Leser dieses Buch zur Hand genommen, weil er bei sich an die Möglichkeit einer Alzheimer Krankheit denkt. Ich kann zwar nicht ausschließen, daß die Lektüre die Besorgnis in Einzelfällen sogar noch verstärken wird; in der Regel wird diese Angst allerdings nicht berechtigt sein. Selbst wenn die Vergeßlichkeit mit dem Alter zunimmt, muß man nicht gleich befürchten, eine Alzheimer Krankheit zu bekommen.

Vergeßlichkeit kann auch dann gegeben sein, wenn einen Menschen zu viele Dinge gleichzeitig beschäftigen oder ihm das, was er sich merken wollte oder sollte, eigentlich nicht interessant oder nicht wichtig genug ist. Derartige Situationen sind jedem von uns geläufig, und sie nehmen mit zunehmender Lebenserfahrung und »Konzentration auf das Wesentliche« zu.

Es wurde schon erwähnt, daß ältere Menschen mit Gedächtnisstörungen in der Folgezeit mit größerer Wahrscheinlichkeit eine Alzheimer Krankheit entwickeln als Menschen ohne solche Beschwerden. Dennoch gehen leichte Störungen nur bei weniger als der Hälfte der Betroffenen in eine Demenz über. Bei den meisten Menschen bleiben sie entweder mehr oder weniger gleich oder bilden sich sogar zurück. Insgesamt ist es also nicht möglich, eine beginnende Demenz oder Alzheimer Krankheit zuverlässig von normalen Alterseinbußen zu unterscheiden.

Auf der anderen Seite ist es zur Zeit in Deutschland noch immer so, daß die Alzheimer Krankheit zu selten diagnostiziert wird. Oft wird bei einem geistigen Abbau nach wie vor ohne weitere Untersuchung einfach von Zerebralsklerose, Verkalkung, hirnorganischem Psychosyndrom oder Hirnleistungsstörungen (siehe auch S. 52 f) gesprochen, und es erfolgt keine genauere Einordnung.

≡ Was unterscheidet die Alzheimer Krankheit von der normalen Altersvergeßlichkeit?

Die häufigste Ursache einer mit dem Alter zunehmenden, vermehrten Vergeßlichkeit ohne sonstige Einschränkungen der geistigen Leistungsfähigkeit besteht in einer leichten Verlangsamung und Einschränkung bestimmter biologischer Vorgänge. Dies wird manchmal auch als gutartige Altersvergeßlichkeit bezeichnet. Die Hauptunterschiede zur Vergeßlichkeit im Rahmen einer Alzheimer Krankheit sind in Tabelle 2 zusammengestellt. Zu Beginn können auch Fachleute Probleme bei der Unterscheidung haben; im weiteren Verlauf wird dann aber deutlich, daß die Gedächtnisstörungen bei der Alzheimer Krankheit sehr viel schwerwiegender sind und mit anderen Ausfällen verknüpft sind.

Tab. 2   Unterschiede zwischen Alzheimer Krankheit und normaler Altersvergeßlichkeit

Alzheimer Krankheit	normale Altersvergeßlichkeit
häufiges Vergessen oder Verlegen wichtiger Gegenstände wie Geldbeutel, Scheckhefte oder Ausweise	gelegentliches Vergessen unwichtiger Dinge oder Verlegen von Kleinigkeiten wie Brille oder Schlüssel (zuhause)
große Mühe, Verlegtes wiederzufinden (oft an unüblichen Plätzen)	Verlegtes wird rasch wiedergefunden (meist an üblichen Plätzen)
Vergessen ganzer Erlebnisse oder Gedächtnisinhalte	Vergessen von Teilen von Erlebnissen oder Gedächtnisinhalten
nur selten späteres Wiedererinnern	häufig späteres Wiedererinnern
zunehmend nicht mehr in der Lage, Notizzettel und Merkhilfen zu nutzen oder gesprochenen bzw. schriftlichen Anweisungen zu folgen	in der Lage, Notizzettel und Merkhilfen zu nutzen oder gesprochenen bzw. schriftlichen Anweisungen zu folgen
zusätzlich Störungen von – Orientierung – Benennen – Erkennen – Geschicklichkeit – Lesen – Schreiben – Rechnen – Antrieb, Aufmerksamkeit usw.	keine anderen Störungen

≡ Was sind mögliche Ursachen der Alzheimer Krankheit?

Trotz intensiver weltweiter Forschungsanstrengungen sind die genauen Ursachen der Alzheimer Krankheit noch immer unbekannt. Es werden vor allem die folgenden Möglichkeiten erwogen, die auch gemeinsam wirksam sein könnten:

Genetische Faktoren (Erbanlagen) spielen offensichtlich nicht nur in den seltenen Fällen mit familiärer Häufung der Krankheit eine Rolle (siehe auch S. 36 f). Allerdings handelt es sich nicht um eine Vererbung im üblichen Sinne, da die Krankheit ja in aller Regel frühestens nach 50 Jahren auftritt. Für die Annahme eines Einflusses von Erbanlagen spricht unter anderem die Beobachtung, daß 96–98 Prozent aller Kranken mit einer als Mongolismus oder Down-Syndrom bezeichneten, von Geburt an vorhandenen Chromosomenstörung (Trisomie 21; = drei anstelle von zwei Chromosomen 21) im Gehirn die histologischen (feingeweblichen) Zeichen einer Alzheimer Krankheit entwickeln, wenn sie älter als 40 Jahre werden. Die frühesten Veränderungen bestehen dabei in bereits vor dem 30. Lebensjahr zu beobachtenden, verstreuten Amyloidablagerungen. Alzheimer Plaques und Fibrillen treten erst später auf. Auch bei älteren Menschen mit Down-Syndrom muß jedoch trotz der feingeweblichen Befunde klinisch nicht zwangsläufig eine Demenz vorliegen. Dies ist nur bei rund 10 Prozent der 40–50jährigen, bei rund 35 Prozent der 50–60jährigen und bei rund 75 Prozent der über 65jährigen der Fall.

Auf dem Chromosom 21 liegen Steuerungsmerkmale oder andere Erbinformationen, die besonders bei einer Häufung eine Alzheimer Krankheit auslösen können. Auch bei der Alzheimer Krankheit liegt ein genetischer Defekt auf dem Chromosom 21 als Ursache der sogenannten Amyloidbildung (siehe S. 44 ff) vor. Allerdings ist die für den Mongolismus verantwortliche chromosomale Störung nicht mit derjenigen für die Alzheimer Krankheit identisch. Inzwischen wurden außerdem zusätzliche wahrscheinliche Genorte sowohl auf dem Chromosom 21 als auch auf dem Chromosom 19 gefunden.

Krankheits-Erreger oder **virusähnliche Strukturen** könnten unter anderem deshalb etwas mit der Entstehung der Alzheimer Krankheit zu tun haben, weil man auch von anderen derartigen Erregern weiß, daß sie in der Lage sind, die Chromosomen bzw. die Erbinformation zu verändern. Außerdem weiß man von einer in manchen Merkmalen ähnlichen, sehr seltenen Krankheit (der sogenannten Creutzfeldt-Jakob-Krankheit), daß sie durch die Übertragung eines Erregers in Virusgröße hervorgerufen wird. Ein derartiger Nachweis steht bei der Alzheimer Krankheit aber bisher aus und wird von vielen Forschern auch als unwahrscheinlich angesehen. Die Inkubationszeit (Zeit zwischen Ansteckung und Ausbruch der Krankheit) müßte ohnehin mehrere Jahrzehnte betragen. Die in den letzten Jahren in den Medien vieldiskutierte englische Rinderseuche kommt als Ursache der Alzheimer Krankheit nicht in Frage.

Körpereigene oder **Umwelt-Gifte** (Toxine) werden vor allem deswegen als Ursache erörtert, weil man im Gehirn einiger Alzheimer Kranken erhöhte Aluminiumwerte nachweisen konnte, und einige Forschergruppen einen Zusammenhang zwischen der Konzentration von Aluminium im Trinkwasser und der Häufigkeitsverteilung der Alzheimer Krankheit fanden. Außerdem weiß man auch von anderen Krankheiten, wie zum Beispiel Störungen der Hirnfunktion unter Daueranwendung der Dialyse (Blutwäsche mit der künstlichen Niere), daß dabei erhöhte Aluminumkonzentrationen im Gehirn vorhanden sind. Möglicherweise kommt es zu einer vermehrten Durchlässigkeit der sogenannten Blut-Hirn-Schranke, die das Gehirn normalerweise wie eine Schutzhaut von schädlichen Stoffen im Organismus abschirmt. Inzwischen steht aber fest, daß es viele Alzheimer Kranke mit normaler Aluminiumkonzentration im Gehirn gibt und Aluminium mit großer Sicherheit keine Rolle als Krankheitsursache spielt. Andere mögliche Umweltgifte sind zum Beispiel Lösungsmittel. So gibt es Untersuchungen, die zum Beispiel bei Malern und Anstreichern eine Häufung der Alzheimer Krankheit beschrieben haben. Auch Medikamente wie das Schmerzmittel Phenacetin wurden angeschuldigt (siehe auch S. 85 f).

Auto-Immunprozesse. Dabei beginnt das Immun- oder Abwehrsystem des Körpers aus verschiedenartigen Gründen, Abwehrstoffe (Antikörper) gegen körpereigene Gewebebestandteile zu bilden, diese dann anzugreifen und eventuell zu zerstören. Bei der Alzheimer Krankheit könnten zum Beispiel altersabhängige Veränderungen an den Chromosomen in den Nervenzellen des Gehirns dazu führen, daß von diesen Zellen gebildete Eiweißkörper vom Abwehrsystem fälschlicherweise als Fremdkörper eingestuft und angegriffen werden. Für diese Möglichkeit spricht auch die Beobachtung, daß die Zahl der Autoimmunantikörper mit dem Lebensalter deutlich ansteigt.

Störungen der **chemischen Transmitter (Überträgerstoffe)** oder andere neurochemische Störungen. Nachgewiesenermaßen liegt bei der Alzheimer Krankheit eine Störung der cholinergen (durch Acetylcholin bedingten) Übertragung vor, daneben in schwächerer Form auch eine Störung anderer Transmitter (siehe auch S. 50). Es spricht jedoch vieles dafür, daß dies nur Folge und nicht Ursache der Krankheit sind. Manche cholinergen Nervenzellen könnten zum Beispiel besonders empfindlich gegenüber den (bislang unbekannten) Einflüssen sein, die die Alzheimer Krankheit auslösen.

Durchblutungs- oder Stoffwechselstörungen (zum Beispiel Störung der Sauerstoffaufnahme aus dem Blut in die Nervenzelle oder des Zuckerstoffwechsels) wurden zwar als Ursache der Alzheimer Krankheit in Erwägung gezogen, wahrscheinlich sind sie aber ebenfalls Folge und nicht Ursache der krankheitsbedingten Veränderungen im Gehirn (siehe auch S. 118 f). Vereinzelte Hinweise, wonach die Verminderung von Durchblutung und Stoffwechsel über das Ausmaß hinausgeht, das man alleine aufgrund des Zellunterganges erwarten würde, sind wenig überzeugend.

Eine weitere weitverbreitete, aber unbewiesene Annahme geht davon aus, daß die Tätigkeit beziehungsweise das Funktionieren von Körperzellen oder -organen wichtigste Voraussetzung zur Erhaltung ihrer Struktur sei. Dies soll in ganz besonderem Maße für die Nervenzellen mit ihren zahllosen Verbindungen untereinander gelten. Einer **nachlassenden Funktion** des Nervensystems käme dann eine wichtige Rolle bei der Entstehung und Entwicklung der Alzheimer Krankheit zu, und die Strukturveränderungen im Gehirn könnten dann das Ergebnis einer Anpassung an im Alter verringerte Anforderungen sein. Für diese Annahme werden auch häufiger Beobachtungen von Menschen genannt, die angeblich kurze Zeit nach ihrer Berentung oder Pensionierung geistig deutlich »abgebaut« hätten. Bei genauerer Betrachtung stellt sich aber fast immer heraus, daß die Betroffenen diese Störungen auch schon vor ihrem Ruhestand hatten.

Am wahrscheinlichsten ist, daß eine Kombination mehrerer oder aller dieser inneren und äußeren Einflüsse die Alzheimer Krankheit verursacht (Abb. 4). Veränderte Erbanlagen und möglicherweise durch Umwelteinflüsse ausgelöste Veränderungen des Immunsystems könnten gemeinsam zu den Krankheitszeichen führen.

Keine Rolle spielen das frühere und jetzige Verhalten der Kranken einschließlich ihres Charakters. Sowohl strebsame als auch faule Menschen, sowohl solche mit gutem als auch schlechtem Wesen,

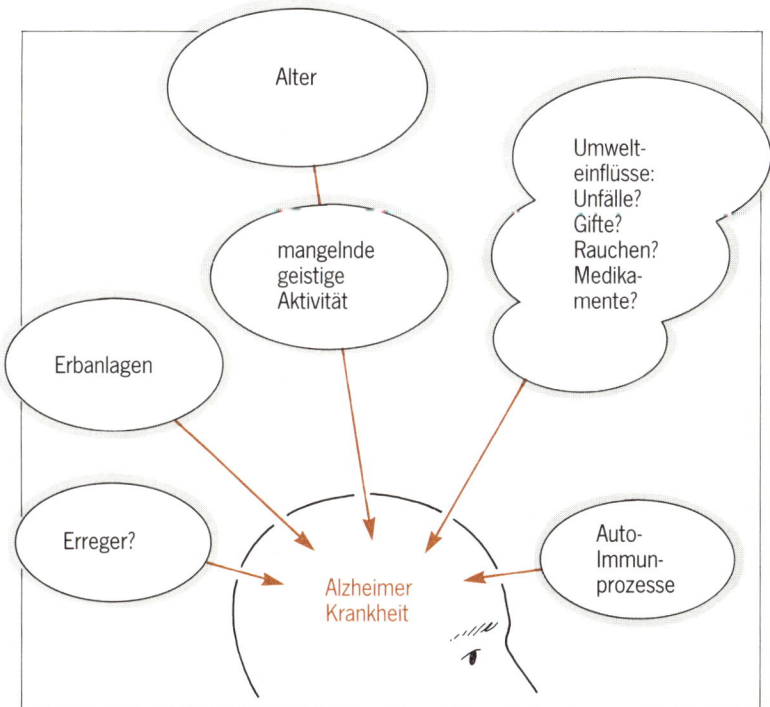

Abb. 4　　Mögliche Ursachen der Alzheimer-Krankheit.

mit oder ohne Schicksalsschlägen und früheren körperlichen oder psychischen Krankheiten können erkranken. Aufgrund des weitaus selteneren Auftretens der Alzheimer Krankheit in Ländern wie Indien geäußerte Vermutungen, daß kulturelle Einflüsse wie die Ernährung oder Lebensweise eine Rolle spielen könnten, lassen sich leicht durch die Tatsache entkräften, daß in solchen Staaten der dritten Welt bislang nur ein sehr kleiner Teil der Bevölkerung über 65 Jahre alt wird und das Risikoalter für die Alzheimer Krankheit erreicht. Außerdem begeben sich weitaus weniger Menschen in ärztliche Behandlung als in unserem Kulturkreis.

Was könnte die Entstehung der Alzheimer Krankheit begünstigen?

Alter

Von zunehmendem Alter kann mit Sicherheit gesagt werden, daß es das Entstehen einer Alzheimer Krankheit begünstigt. Dabei fällt gleichzeitig auf, daß der Verlauf bei einem Beginn im höheren Lebensalter im Durchschnitt langsamer ist als bei jüngeren Alzheimer Kranken.

Geschlecht

Frauen erreichen im Durchschnitt ein höheres Lebensalter als Männer, obwohl dieser Unterschied abnimmt. Somit gibt es mehr ältere Frauen als Männer, was auch erklärt, daß unter den älteren Alzheimer Kranken absolut gesehen mehr Frauen als Männer sind. Ein Unterschied zwischen den Geschlechtern in Form eines erhöhten Erkrankungsrisikos für Frauen wird dabei nur vorgetäuscht. Dafür spricht auch, daß bei familiären Fällen mit Auftreten der Alzheimer Krankheit zwischen dem 50. und 70. Lebensjahr kein Geschlechtsunterschied besteht. Je mehr sich die durchschnittliche Lebenserwartung für Männer derjenigen für Frauen angleicht, desto geringer wird auch der zahlenmäßige Unterschied zwischen weiblichen und männlichen Alzheimer Kranken werden.

Alter der Mutter bei der Geburt

Ein höheres Alter der Mutter bei der Geburt geht mit einem erhöhten Risiko für Chromosomenveränderungen des Kindes ein, unter anderem für die bereits genannte, zum Mongolismus führende Trisomie 21. Da bei der Alzheimer Krankheit erbliche Einflüsse beteiligt sind, haben einige Wissenschaftler vermutet, daß auch hier ein höheres Alter der Mutter bei der Geburt ein Risikofaktor sein könnte. Die Mehrzahl der zu dieser Frage durchgeführten Untersuchungen hat dies aber nicht bestätigen können. Ein Zusammenhang mit dem Alter des Vaters wurde nie beschrieben.

Schädel-Hirn-Traumen (Unfälle mit Kopfverletzungen)

In mehreren Untersuchungen wurden bei Alzheimer Kranken gegenüber Vergleichs- oder Kontrollpersonen (Menschen gleichen Alters und Geschlechts) in der früheren Vorgeschichte bis zu fünfmal häufiger schwere Schädel-Hirn-Traumen festgestellt. Eine amerikanische Arbeitsgruppe fand beispielsweise bei 15 bis 20 Prozent der Alzheimer Kranken in der Vorgeschichte schwere Kopfverletzungen, die bis zum 35. Lebensjahr erlitten worden waren, während dies nur bei fünf Prozent einer Kontrollgruppe der Fall war. In diesem Zusammenhang muß auch die sogenannte Boxer-Demenz erwähnt werden, bei der es auch feingeweblich zu einigen – wenn auch nicht allen – Merkmalen der Alzheimer Krankheit kommt. Andere Untersuchungen haben einen Zusammenhang zwischen Kopfverletzungen und Alzheimer Krankheit aber nicht bestätigen können, weshalb diese Verknüpfung nach wie vor umstritten ist.

Andere Krankheiten

Einige amerikanische Untersuchungen fanden bei weiblichen Alzheimer Kranken eine Häufung von *Schilddrüsen-Unterfunktionen* (bei jeder vierten Betroffenen oder 25 Prozent gegenüber nur sieben Prozent der Kontrollen) und bei Erkrankungen jenseits des 75. Lebensjahres auch vermehrt *Herzinfarkte* in der Vorgeschichte. Auch hier konnten andere Studien dies aber nicht bestätigen, dasselbe gilt für Hinweise auf vermehrte psychiatrische Krankheiten. Mehrfach wurde berichtet, daß Alzheimer Kranke *seltener zuckerkrank* sind als Kontrollpersonen. Dies könnte aber auch mit einer Besserung von ernährungsbedingt erhöhten Blutzuckerwerten bei oft verminderter Nahrungsaufnahme von Alzheimer Kranken zusammenhängen.

Streß

Manchmal wird behauptet, die Alzheimer Krankheit gehe zumindest teilweise auf den vermehrten Streß in westlichen Industriegesellschaften zurück. Es blieben bevorzugt solche Menschen verschont, die es schaffen würden, sich diesen Einflüssen weitgehend zu entziehen und ein glückliches Leben zu führen. Als Beleg für diese Annahme werden unter anderem Befragungen sehr alter und nicht von der Alzheimer Krankheit betroffener Menschen angeführt, die rückblickend von einem erfüllten und zufriedenen Leben berichten. Insgesamt spricht aber nicht viel für dieses Erklärungsmodell.

Kalziummangel

Eine Untersuchung fand bei Alzheimer Kranken einen allerdings nur schwachen Zusammenhang zwischen erniedrigter Konzentration von Kalzium im Blut und Einschränkungen der geistigen Leistungsfähigkeit in Fragebogentests.

Rauchen

Neben der allgemein bekannten gesundheitsschädlichen Wirkung des Rauchens mit einem deutlich erhöhten Erkrankungsrisiko an
Lungenkrebs und Gefäßleiden haben sich auch vereinzelte Hinweise
ergeben, daß starke Raucher häufiger eine Alzheimer Krankheit entwik-
keln könnten als Nichtraucher. So fand eine Arbeitsgruppe für Raucher
ein auf mehr als das Doppelte erhöhtes Risiko einer Alzheimer Krankheit. Drei andere Untersuchungen konnten dies allerdings nicht bestätigen.

Schulbildung

Die Schulbildung wird in einzelnen Untersuchungen insofern
mit dem Risiko der Entstehung einer Alzheimer Krankheit in Zusammenhang gebracht, als die Wahrscheinlichkeit einer Erkrankung um so
höher ist, je geringer die schulische Bildung ist. Allerdings ist diese
Annahme sehr umstritten und könnte ohnehin nur einen ursächlichen
Einfluß unter vielen anderen darstellen. Denkbar wäre, daß eine vorbe-
stehend bessere Schulbildung und geistige Übungseffekte dazu beitragen, daß Zeichen einer Demenz länger »überbrückt« werden können und
sich erst später bemerkbar machen. Es bestehen dann gewissermaßen
größere Reserven der Leistungsfähigkeit des Gehirns.

≡ Ist die Alzheimer Krankheit erblich?

Wahrscheinlich ja. Allerdings treten die meisten Krankheitsfälle sporadisch (ohne erbliche Belastung) auf. Nur bei rund jedem dritten Kranken findet sich mindestens ein weiterer Krankheitsfall in der Familie, und bei höchstens fünf Prozent der Betroffenen besteht eine klar erkennbare familiäre Häufung. Dennoch sprechen aber viele Befunde für eine Vererbung der Krankheitsanlage. Außerdem kommt es sicher vor, daß die Alzheimer Krankheit von Eltern jetzt Betroffener früher fälschlicherweise anders eingeordnet worden ist (zum Beispiel als »Verkalkung«) oder die Eltern aus anderen Gründen früh verstorben sind, bevor die Krankheitsanlage überhaupt zum Tragen kommen konnte. Dasselbe gilt auch für Kinder von Alzheimer Kranken, die durchaus vor Beginn einer selbst ererbten Krankheit an anderen Leiden wie Herzinfarkt oder Krebs versterben können.

Bei Erkrankung eines eineiigen Zwillings liegt das Risiko für den zweiten Zwilling mit vollständig übereinstimmenden Erbanlagen nur bei 40 bis 60 Prozent. Bei zweieiigen Zwillingen fanden manche Untersuchungen sogar nur ein Erkrankungsrisiko von rund 10 Prozent. Auch hier scheinen aber die Dauer der Nachbeobachtung und das vom gesunden Zwilling erreichte Lebensalter von entscheidender Bedeutung zu sein. So ergaben einige Untersuchungen mit langer Verlaufsbeobachtung ebenso wie bei eineiigen Zwillingen eine Krankheitserwartung von rund 40 Prozent. Schließlich hat man auch bei sonstigen Kindern von Erkrankten, die das 85. Lebensjahr erreichen, ein zwischen 40 und 50 Prozent liegendes Risiko gefunden.

Insgesamt sprechen die derzeit vorliegenden Befunde nur bei den seltenen familiären Häufungen der Alzheimer Krankheit für eine klar erkennbare sogenannte autosomal dominante Vererbung. Dabei wird die Krankheitsanlage im Durchschnitt an eins von zwei Kindern und an eins von vier Enkelkindern weitergegeben. Da aber auch bei eineiigen Zwillingen mit völlig gleichen Erbanlagen und Erreichen eines hohen Alters nur rund die Hälfte erkranken, können genetische Faktoren alleine nicht für das Auftreten der Krankheit verantwortlich gemacht werden.

Bei den zahlenmäßig weit überwiegenden Erkrankungsfällen ohne erkennbare familiäre Belastung werden unterschiedliche Erklärungsmodelle diskutiert. So wird vorgeschlagen, die Erbanlagen könnten aufgrund noch zu klärender Mechanismen erst in einem höheren Lebensalter zum Tragen kommen, ihre Penetranz (Durchsetzungskraft) könnte von zusätzlichen Einflußgrößen gesteuert werden, oder sie könnten auch nur zur Krankheit prädisponieren (andere Ursachen in ihren Auswirkungen begünstigen).

Ob die Krankheit bei ererbter Anlage auch tatsächlich auftritt oder nicht, hängt offensichtlich von zusätzlichen Einflüssen ab, insbesondere von dem erreichten Lebensalter. Viele der Risikoträger sterben aber vor Beginn der Alzheimer Krankheit an anderen Ursachen.

≡   Wie hoch ist das Erkrankungsrisiko für Angehörige?

In den meisten Familien erkrankt nur ein Mitglied, und nur bei rund jedem dritten bis vierten Betroffenen finden sich ein oder mehrere ebenfalls erkrankte Angehörige ersten Grades. Das entsprechende Risiko hängt insbesondere von dem Erkrankungsalter bereits Betroffener ab und davon, ob mehr als ein Familienmitglied erkrankt ist. Das Risiko für Kinder von Alzheimer Kranken scheint gleich hoch zu sein wie dasjenige für Geschwister.

Bei Erkrankung eines Angehörigen im Alter über 70 Jahren ohne weitere Fälle in der Familie beträgt das durchschnittliche rechnerische Erkrankungsrisiko für Verwandte ersten Grades (Kinder und Geschwister) im Alter von 70 Jahren zwei bis fünf Prozent, im Alter von

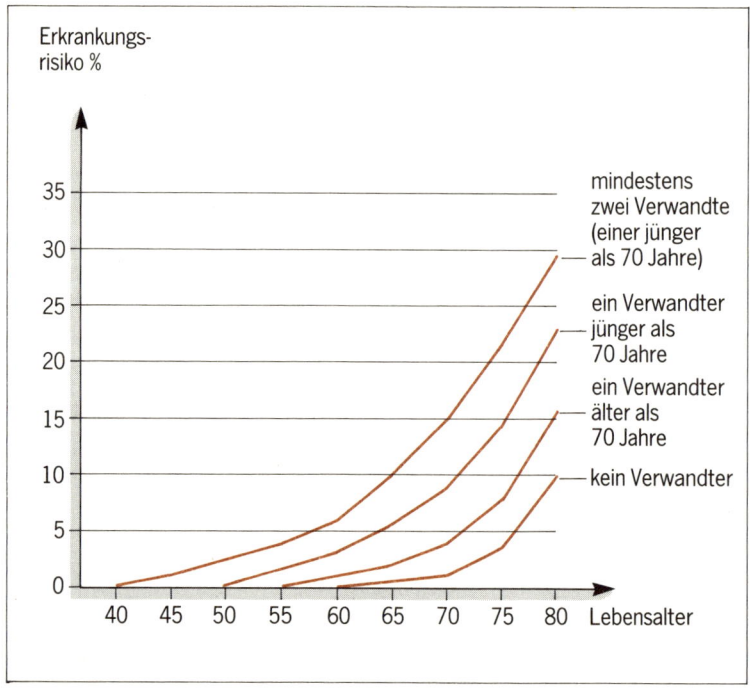

Abb. 5   Erkrankungsrisiko für Angehörige von Alzheimer Kranken in Abhängigkeit vom eigenen Alter, Erkrankungsalter des Patienten und Grad der Verwandtschaft.

75 Jahren fünf bis zehn Prozent, im Alter von 80 Jahren 10 bis 17 Prozent und im Alter von 85 Jahren 15 bis 21 Prozent. Es liegt damit nur geringfügig über der Erkrankungswahrscheinlichkeit, ohne daß ein Familienmitglied betroffen ist (siehe S. 17 f). Bei Erkrankung eines Angehörigen im Alter von unter 70 Jahren ohne weitere Fälle in der Familie liegt das Risiko für Verwandte ersten Grades jeweils rund fünf Prozent höher. Bei Erkrankung eines Angehörigen im Alter von unter 70 Jahren und einem weiteren Fall in der Familie liegt das Risiko für Verwandte ersten Grades im Alter von 55 Jahren bereits bei fünf bis zehn Prozent, im Alter von 65 Jahren bei 10 bis 15 Prozent, im Alter von 80 Jahren bei 25 bis 30 Prozent und im Alter von 95 Jahren bei rund 40 Prozent (siehe auch Abb. 5). Verwandte zweiten Grades (Neffen, Nichten, Enkel) haben nur in Familien mit frühem Krankheitsbeginn und mehreren Kranken ein erhöhtes Risiko.

Daraus folgt, daß sich Verwandte von Alzheimer Kranken nur dann ernsthafte Sorgen machen müssen, selber zu erkranken, wenn ein familiäres Auftreten im mittleren Lebensalter und in früheren Generationen bekannt ist oder in der jetzigen Generation mehr als ein Angehöriger ersten Grades betroffen ist.

Ob in einer Familie eine erbliche Alzheimer Krankheit vorliegt, und wie hoch das Erkrankungsrisiko für einzelne Mitglieder einzuschätzen ist, läßt sich immer nur nach einer sorgfältigen Betrachtung des Familienstammbaums mit Kenntnis der Krankheiten und Todesursachen der Verwandten beurteilen. Dies kann auch bei einer genetischen Beratungsstelle erfolgen, die es in vielen größeren Städten gibt.

≡ Welche Teile des Gehirns sind von der Alzheimer Krankheit betroffen?

Das Zentralnervensystem (ZNS) des Menschen besteht aus dem Gehirn (das sich wiederum in Großhirn, Kleinhirn und Hirnstamm aufteilt) und Rückenmark. Im ZNS befinden sich zwei Hauptarten von Gewebe, die nach ihrem Aussehen als graue und weiße Substanz bezeichnet werden. Beim Gehirn bildet die graue Substanz in erster Linie den auch als Rinde bezeichneten schmalen, außenliegenden Rand und ist als Sitz der Nervenzellen gewissermaßen die »Denk- und Schaltzentrale«. Daneben finden sich auch noch Nervenzellansammlungen in der Tiefe des Gehirns, die als sogenannte Basalganglien bezeichnet werden. Die weiße Substanz besteht hauptsächlich aus den mit Kabeln vergleichbaren Nervenfasern, die zur Verbindung zwischen den schätzungsweise 20 Milliarden (!) Nervenzellen des menschlichen ZNS mit einer noch weit größeren Zahl von Fortsätzen und damit für die Informationsübertragung im Nervensystem verantwortlich sind. Eine einzige Nervenzelle steht oft mit mehreren tausend anderen in Verbindung.

Während viele Hirnabschnitte weitgehend verschont bleiben, zeigen besonders tieferliegende Anteile der *Temporal*-(Schläfen-), *Parietal*-(Scheitel-) und *Frontal*-(Stirn-)Lappen Zellveränderungen und anschließend auch eine zunehmende Atrophie. Die für Grundfunktionen des Gehirns wie Sehen, Hören, Berührungs- und Schmerzwahrnehmung und Bewegungen zuständigen Gebiete bleiben lange Zeit erhalten. Im Temporallappen sind von den mehr innenliegenden Gehirnanteilen besonders der sogenannte *Hippokampus* und die sogenannte *entorhinale Rinde* betroffen (Abb. 6).

Der Hippokampus ist eine in jeder Großhirnhälfte vorhandene Struktur aus Nervenzellen, die besonders für unser Gedächtnis wichtig ist. Er liegt im innenliegenden Teil des Schläfenlappens an der Unterseite des Gehirns und ist wie die Hirnrinde quasi ein Schaltpult, das Informationen gezielt in andere Gehirnteile weiterleitet. Die entorhinale Rinde ist eine wichtige Sammelstelle, die Informationen aus verschiedenen Hirnabschnitten über eine bestimmte Nervenbahn (den sogenannten Tractus perforans) an den Hippokampus sendet.

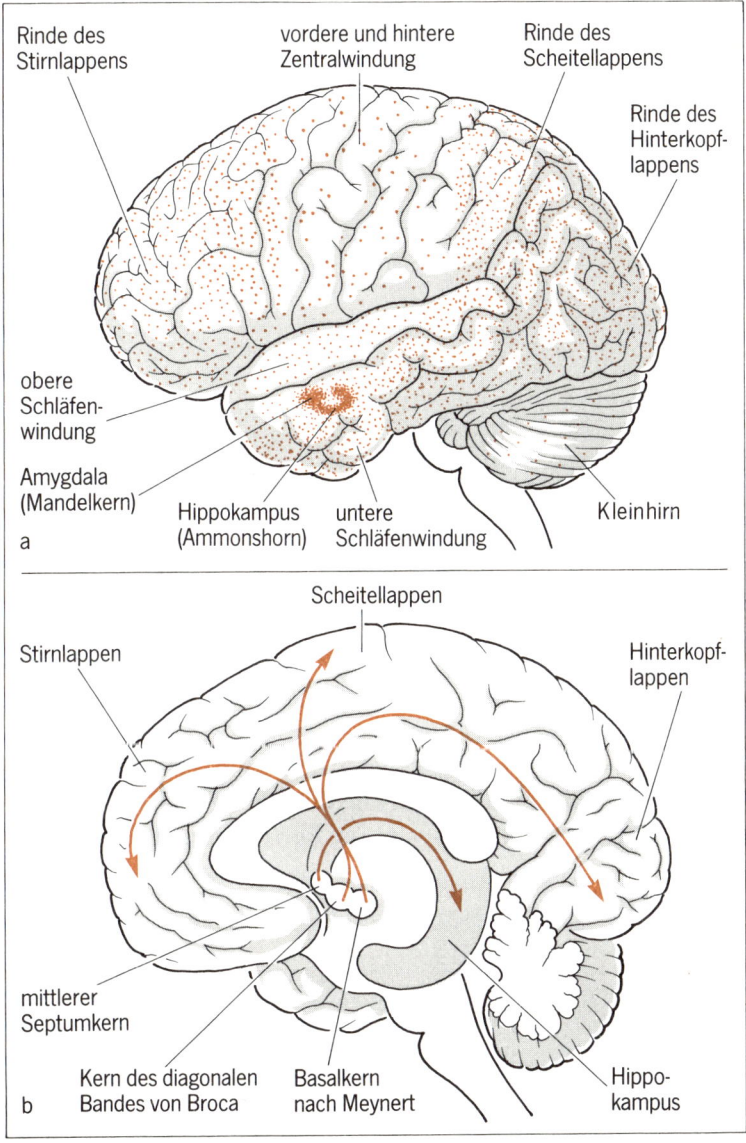

Abb. 6 a) Seitliche Ansicht des Gehirns mit Darstellung des bevorzugten Auftretens der Krankheitsveränderungen in den Bereichen, die für das Gedächtnis und sogenannte kognitive Funktionen eine Rolle spielen.
b) Schematische Darstellung der wichtigsten cholinergen Leitungsbahnen des Gehirns.

≡ Zu welchen Veränderungen kommt es bei der Alzheimer Krankheit am Gehirn?

Im Gegensatz zu weit verbreiteten Ansichten handelt es sich bei der Alzheimer Krankheit nicht um eine allgemeine *Atrophie* (Schrumpfung) des Gehirns. Im Anfangsstadium hat die Krankheit wahrscheinlich nur Auswirkungen auf die Zahl und Art der Synapsen (Verknüpfungen) der Nervenzellen untereinander. Erst in fortgeschritteneren Stadien kommt es mehr und mehr zu einem als *Involution* bezeichneten Nervenzelluntergang mit nachfolgender Verringerung des Gehirnvolumens und Erweiterung der inneren und äußeren Hirnwasserräume. Dabei kommt es unter anderem auch zu Veränderungen des schichtartigen Aufbaus der Hirnrinde. Gegenüber altersgleichen Kontrollen liegt das Gehirngewicht von Alzheimer Kranken um 10 bis 15 Prozent niedriger, wobei sowohl die graue als auch die weiße Substanz betroffen ist.

Die *Hirnwindungen* werden schmaler und die dazwischenliegenden *Hirnfurchen* sowie die innenliegenden *Ventrikel* (Hirnkammern) weiter (Abb. 7). Es kommt zu einem Untergang von bis zu 50 Prozent der Nervenzellen, der neben der Hirnrinde auch tieferliegende Nervenzellansammlungen einschließlich bestimmter Abschnitte betrifft, die über viele Nervenbahnen mit der Hirnrinde verbunden sind. Die Beschwerden der Alzheimer Krankheit gehen darauf zurück, daß viele Nervenzellen des Gehirns ausfallen und auch die vorhandenen zunehmend nicht mehr in der Lage sind, ihre normale Leistung zu erbringen.

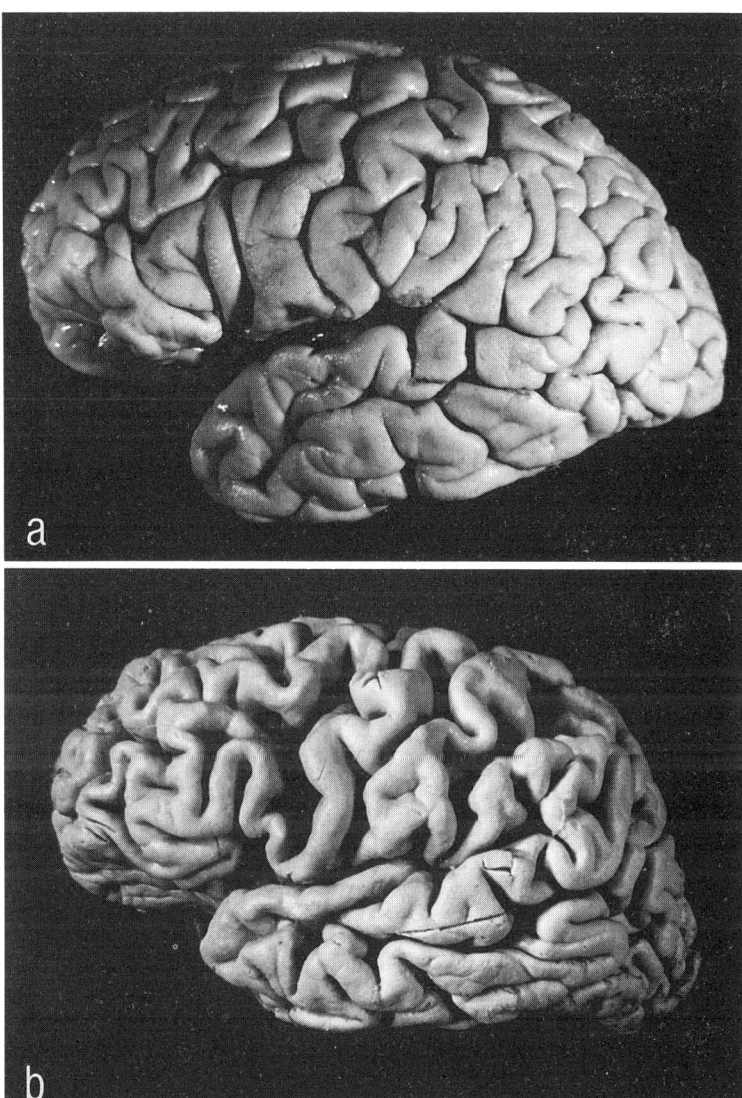

Abb. 7   Seitliche Ansicht des Großhirns nach Entfernung der weichen Hirnhäute.
Das obere Bild (a) zeigt das Gehirn eines gesunden älteren Menschen mit breiten
Hirnwindungen und schmalen, tiefen Furchen. Das untere Bild (b) zeigt das Gehirn
eines Alzheimer Kranken mit schmalen, atrophischen Windungen und breiten, weiten
Furchen.

≡ Zu welchen Veränderungen kommt es bei der Alzheimer Krankheit an den Nervenzellen?

Der auffälligste Befund an den Nervenzellen besteht bei der Alzheimer Krankheit in der unkontrollierten Ablagerung von sogenanntem Beta-Protein-Amyloid oder A4-Protein-Amyloid, einer sehr schlecht löslichen, fibrillären (faserförmigen) Eiweißsubstanz. Es gibt Hinweise darauf, daß diese Amyloidablagerung bei der Alzheimer Krankheit bereits um das 50. Lebensjahr und bei der seltenen familiären Form sogar bereits um das 30. Lebensjahr beginnt und schließlich zu einer zunehmenden sogenannten Amyloidose oder »Vereiweißung« des Gehirns führt. Man kann diese Veränderungen daher auch stark vereinfachend als »Versagen der Müllabfuhr« im Nervensystem bezeichnen. Dies wird vom Körper wahrscheinlich über einige Jahrzehnte toleriert, ehe sich erste Krankheitszeichen einstellen. In diesem Zusammenhang ist auch die Beobachtung von Amyloidablagerungen im Gehirn von Jugendlichen mit Mongolismus (siehe auch S. 28) von Interesse.

Das Beta- oder A4-Protein ist ein Abbauprodukt eines viel größeren Vorläuferproteins, das ein normaler Bestandteil der Wand von Nervenzellen ist. Diese Bruchstücke lagern sich außerhalb der Nervenzellen zu großen, faserförmigen Eiweißverbindungen zusammen, den sogenannten Amyloid-Fibrillen. Normalerweise werden derartige Eiweißablagerungen von Nerven- und Stützzellen sowie sogenannten Makrophagen (speziellen Aufräumzellen) durch vollständige Zerlegung des Vorläuferproteins und Weiterverwendung der entstehenden Bruckstücke verhindert.

Die ererbte Information für die Herstellung des Beta- oder A4-Proteins liegt auf dem Chromosom 21 (siehe S. 28). Wie und warum es zu einer Anhäufung von Abbauprodukten beziehungsweise Bruchstücken davon im Gehirn kommt, ist zur Zeit noch unklar. Möglicherweise ist das Vorläuferprotein für Amyloid an zellulären Reparaturvorgängen beteiligt, die bei der Alzheimer Krankheit aus einem noch unbekannten Grund in ihr Gegenteil umschlagen und zu einer übermäßigen Herstellung oder einem vermehrten Herauslösen des Vorläuferproteins aus der Zellwand führen. Bei der anschließenden Spaltung des Vorläuferproteins wird Amyloid gebildet, das sich innerhalb und außerhalb der Nervenzellen sowie in Blutgefäßen des Gehirns ablagert.

Worin bestehen nun die für die Alzheimer Krankheit charakteristischen feingeweblichen Strukturveränderungen im Gehirn?

1. In den Nervenzellen und in ihren Fortsätzen finden sich flammen- oder tennisschlägerartig aussehende fibrilläre Ablagerungen, die sogenannten *Alzheimer-Fibrillen oder neurofibrillären Bündel*. Dabei handelt es sich um dicht gepackte abnorme Faserbündel aus paarweise beziehungsweise als Doppelstränge umeinander gedrehten Filamenten. Diese bilden unlösliche, verklumpte Knäuel oder Bündel (Abb. 8d). Neurofibrilläre Bündel kommen auch bei nicht von der Alzheimer Krankheit betroffenen alten Menschen vor. Bis zum 75sten Lebensjahr ist dies bei rund 5 Prozent der Fall, bei 75–85jährigen bei rund 20 Prozent und bei über 85jährigen bei rund der Hälfte.

2. Auch außerhalb der Nervenzellen bilden Proteine unlösliche, faserförmige Verdichtungen, die *Amyloidfibrillen* genannt werden. Daneben kommt es zu fleckförmigen Amyloidablagerungen, die als *Amyloid-, neuritische oder Alzheimer-Plaques* bezeichnet werden. Diese Plaques bestehen in der Mitte aus einer Ansammlung dünner Amyloid-Filamente, die von veränderten Nervenfortsätzen umgeben sind. Da die Nervenfortsätze auch Neuriten heißen, ist dies der Grund für die Benennung als neuritische Plaques (Abb. 8a und c). Bis zur vollen Ausbildung von neuritischen Plaques können Jahre oder gar Jahrzehnte vergehen. Reife Plaques enthalten außer den bereits genannten Strukturen wahrscheinlich als Reaktion auf die Zerstörung von Nervenzellen auch noch sogenannte Gliazellen (Stützzellen). In der Umgebung findet sich Abbaumaterial zugrundegegangener Nervenzellen. Auch die Plaques kommen in ähnlicher Häufigkeit wie die neurofibrillären Bündel bei Gesunden vor.

3. Als *granulovakuoläre Degeneration* (körnchen- und bläschenförmiger Gewebeuntergang) werden kleine, flüssigkeitsgefüllte Hohlräume bezeichnet, die zwar vereinzelt in den Nervenzellen fast aller alten Menschen vorkommen, bei der Alzheimer Krankheit jedoch gehäuft. In aller Regel finden sich in der von einer granulovakuolären Degeneration betroffenen Nervenzelle auch neurofibrilläre Bündel.

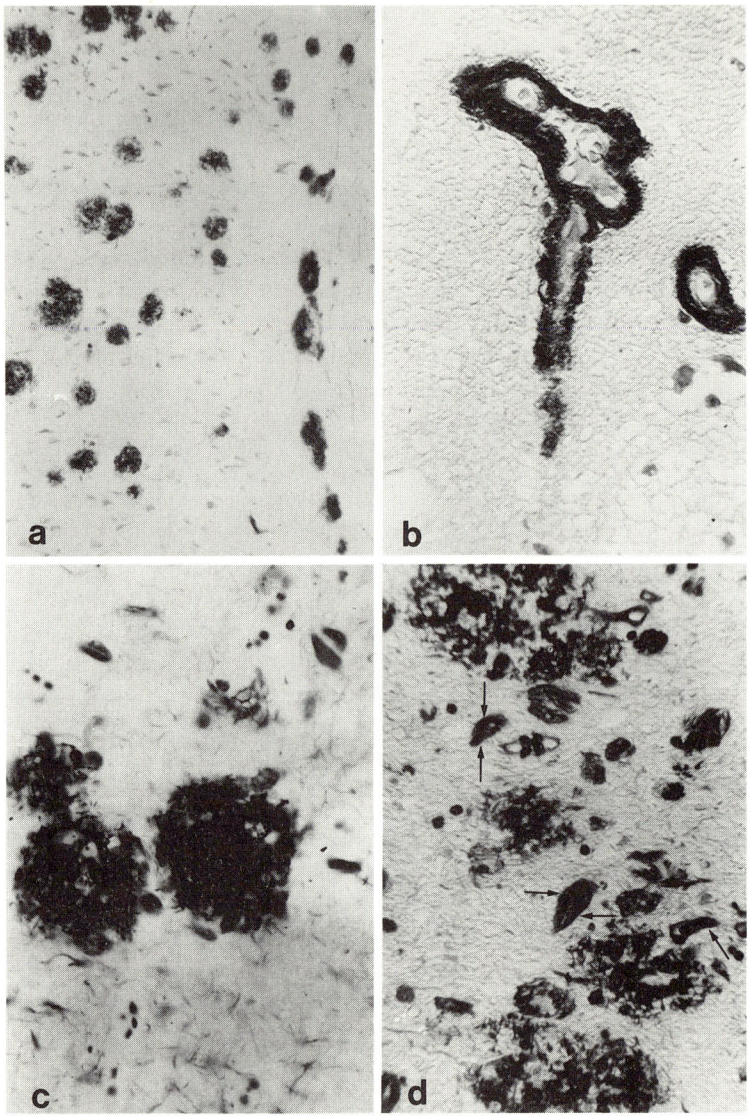

Abb. 8   Feingewebliche Veränderungen im Gehirn bei der Alzheimer Krankheit nach Fixie-
rung und Versilberung (a, c und d) sowie immunhistologischer Darstellung des A4-
Protein-Amyloids (b).
a) zahlreiche, überwiegend diffuse Amyloid-Plaques in der Großhirnrinde.
b) massive Amyloid-Angiopathie in der Hirnrinde.
c) zwei große amyloidhaltige Alzheimer Plaques bei stärkerer Vergrößerung.
d) Alzheimer Plaques und typische Alzheimer Fibrillen (Pfeile!) im Hippokampus.

4. Neben diesen Veränderungen kommt es bei der Alzheimer Krankheit noch zu einer Verkümmerung und Abnahme der Dendritenfortsätze (»Antennen«) der Nervenzellen für den Empfang von Informationen aus anderen Zellen. Es ist anzunehmen, daß eine dadurch bedingte verminderte Synapsendichte zum Nachlassen der geistigen Leistungsfähigkeit beiträgt.

5. In den Wänden der Blutgefäße der Großhirnrinde und der weichen Hirnhäute findet eine Amyloidablagerung in Kapillaren (haarfeinen Blutgefäßen), kleinen Venen und Arterien statt (Abb. 8b). Die durch diese Ablagerung in und an der Wand der Blutgefäße entstehende Erkrankung wird *Amyloid-* oder *kongophile Angiopathie* (mit dem Farbstoff Kongorot besonders gut anfärbbare Gefäßveränderung) genannt.

Leider gibt es noch kein passendes Tiermodell der Alzheimer Krankheit, mit dem man außer ähnlichen Veränderungen in den Nervenzellen (wie zum Beispiel bei sogenannten Alzheimer-Mäusen) auch gut vergleichbare Beschwerdebilder erzeugen kann. Daher ist die Wissenschaft nach wie vor auf die Untersuchung menschlicher Gehirne angewiesen. Noch immer gilt, daß eine Alzheimer Krankheit mit absoluter Sicherheit nur durch eine Hirnbiopsie (Gewebsentnahme zu Lebzeiten der Kranken) oder durch eine neuropathologische Untersuchung des Gehirns nach dem Tod der Betroffenen festgestellt werden kann (siehe auch S. 122f).

≡ Worauf beruht die gestörte Informationsverarbeitung im Gehirn bei der Alzheimer Krankheit?

Zur Weiterleitung und -verarbeitung von Informationen benötigt das Nervensystem Überträgerstoffe (Transmitter). Diese werden von den Nervenzellen selbst hergestellt und vor der Freisetzung in kleinen Bläschen im Bereich der Nervenendigungen gespeichert. Bei der Weitergabe einer Erregung an eine andere Zelle wird eine bestimmte Menge der Überträgersubstanz in den Raum zwischen den beiden Zellen ausgeschüttet und lagert sich an besonderen Rezeptoren (Bindungsstellen) der nachgeschalteten Zelle an (Abb. 9).

Biochemische Untersuchungen haben gezeigt, daß es bei der Alzheimer Krankheit in den betroffenen Hirnabschnitten früh zu einer Störung der chemischen Erregungs- und damit Informationsübertragung kommt. Die Befunde weisen insbesondere auf Störungen in denjenigen Zellen und Nervenbahnen hin, die von der Überträgersubstanz Acetylcholin abhängig sind, weshalb sie auch cholinerg genannt werden.

In der Regel benutzt jede Nervenzelle nur einen bestimmten Transmitter und kann auch nur diesen herstellen. Dazu sind verschiedene Hilfsmittel erforderlich, unter anderem als Enzyme bezeichnete Eiweißstoffe. Bei der Herstellung des Acetylcholins ist das Enzym Cholin-Acetyltransferase (CAT) von zentraler Bedeutung. Im Gehirn von Alzheimer Kranken ist es um bis zu 90 Prozent vermindert, weitaus stärker, als es die verminderte Zahl an Nervenzellen erwarten lassen würde. Als Folge davon steht in den Nervenzellen zu wenig Acetylcholin als Überträgersubstanz zur Verfügung, um Informationen an andere Zellen weiterzugeben. Das Ausmaß des Mangels an Acetylcholin entspricht der Stärke der bestehenden Demenz.

Viele der cholinergen Nervenzellen, die ihre »Botschaft« in die grauen Zellen der Hirnrinde senden, haben ihren Zellkörper in einem speziellen Kerngebiet an der Unterseite des vorderen Großhirns (siehe auch Abb. 6b). Bei der Alzheimer Krankheit gehen viele dieser Nervenzellen zugrunde. Ob dies allerdings als Ursache der Krankheit angese-

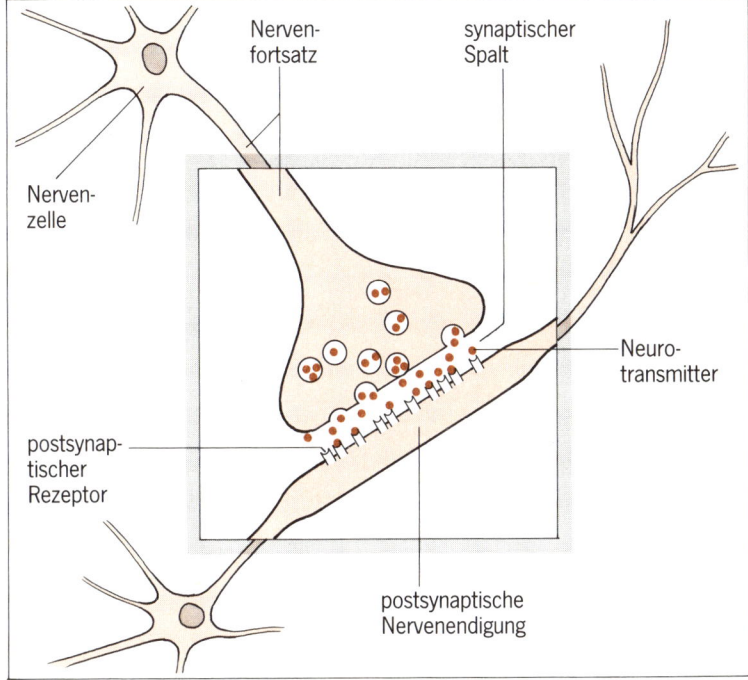

Abb. 9   Schematische Darstellung der Funktion einer Synapse als Kontaktstelle zwischen
zwei Nervenzellen. Eine in der Synapse ankommende Erregung führt zum Ausschütten des Überträgerstoffes, der sich nach Durchquerung des synaptischen Spaltes an
Rezeptoren (speziellen Bindungsstellen) der nachgeschalteten, postsynaptischen
Nervenzelle anlagert.

hen werden kann oder umgekehrt nur Folge der gestörten Nervenzelltä-
tigkeit in der Hirnrinde und im sogenannten Hippokampus ist, konnte
bisher nicht endgültig geklärt werden.

≡   Sind bei der Alzheimer Krankheit außer Acetylcholin auch andere Überträgerstoffe vermindert?

Ja. Obwohl die cholinerge Übertragung mit einer Abnahme des normalen Gehaltes an Acetylcholin im ganzen Gehirn weitaus am stärksten gestört ist, sind gleichzeitig – wenn auch in geringerem Maße – noch andere Transmittersysteme betroffen. So sind auch Nervenzellen und -bahnen beteiligt, die als Überträger die Substanzen Glutamat, Serotonin, Noradrenalin und in manchen Fällen Somatostatin benutzen.

Die Bedeutung von Glutamat und anderer Überträgerstoffe für die Alzheimer Krankheit ist wahrscheinlich lange Zeit unterschätzt worden. So ist die glutaminerge Übertragung in verschiedenen Hirnabschnitten um bis zu 80 Prozent vermindert. Auch im sogenannten serotinergen System (Überträgerstoff = Serotonin) mit Zellsystemen unter anderem zwischen tiefliegenden Strukturen und der Hirnrinde sowie dem Hippokampus findet sich eine Abnahme um 40 bis 60 Prozent. Im noradrenergen System (Überträgerstoff = Noradrenalin) mit gleichartigen Verbindungen wie im serotinergen System wurden ebenfalls deutliche Störungen beschrieben, und schließlich sind auch sogenannte Neuropeptide wie Somatostatin um zirka 60 Prozent vermindert.

Für das dopaminerge System, das bei der Parkinson Krankheit von zentraler Bedeutung ist, haben sich bei der Alzheimer Krankheit widersprüchliche Befunde ergeben. Dies gilt auch für den hemmenden Überträgerstoff Gamma-Amino-Buttersäure (GABA).

Tabelle 3 faßt die wichtigsten Störungen der verschiedenen Transmittersysteme zusammen.

Tab. 3   Bei der Alzheimer Krankheit gestörte Überträgerstoffe

Überträgerstoff	System	Ausmaß der Abnahme
Acetylcholin	cholinerg	bis 90%
Glutamat	glutaminerg	40–80%
Serotonin	serotinerg	40–60%
Noradrenalin	noradrenerg	variabel
Somatostatin		50–70%

Krankheitszeichen

≡ ## Wie macht sich die Alzheimer Krankheit am häufigsten bemerkbar?

Die Alzheimer Krankheit beginnt meist sehr langsam und oft so unmerklich, daß weder die Betroffenen noch ihre Angehörigen sich über den genauen Zeitpunkt des ersten Auftretens von Beschwerden sicher sind. Gelegentlich kommt es auch zu einem scheinbar plötzlichen Beginn, oft unter besonders belastenden Umständen wie etwa dem Tod eines nahen Angehörigen. Wahrscheinlich führt jedoch in derartigen Fällen nur der plötzliche Wegfall äußerer Stützen zu einem Hervortreten schon bestehender, bis dahin noch versteckter Störungen und täuscht einen plötzlichen Beginn lediglich vor.

Die meisten Alzheimer Kranken stellen selbst als erste fest, daß mit ihnen etwas nicht in Ordnung ist. Sie merken, daß sie sich nur mit Mühe an etwas Wichtiges erinnern können, oder ihnen die Worte nicht mehr einfallen, mit denen sie etwas sagen wollen. Oft versuchen sie verständlicherweise, ihre Schwierigkeiten vor anderen zu verbergen. Manche werden aus Angst zu versagen depressiv (niedergeschlagen, siehe auch S. 73) oder auch reizbar und machen andere für ihre Fehlleistungen verantwortlich.

Diese »Hirnleistungsstörungen« (siehe auch nächster Abschnitt) können sehr vielgestaltig sein und letztlich alle geistigen Funktionen betreffen. Aussehen, Kleidung, Mimik, Gestik und Verhalten sind zu Beginn noch unauffällig und Denkstörungen meist noch so gering, daß sie Fremden nicht oder nur in längeren Gesprächen auffallen. Selbst nahe Angehörige können meinen, daß die Betroffenen abgesehen von Gedächtnisstörungen völlig gesund seien.

≡ Was sind Hirnleistungsstörungen, und was ist ein hirnorganisches Psychosyndrom?

Beide Ausdrücke sind weitgefaßte Sammelbegriffe für Störungen der Tätigkeit des Gehirns. Als Hirnleistungsstörungen werden alle Einschränkungen oder Störungen der geistigen Leistungsfähigkeit des Gehirns bezeichnet, wobei leichte und mittelschwere Hirnleistungsstörungen oft als Vorstufen einer Demenz bezeichnet werden. Allerdings sind die Grenzen sehr unscharf, und diese Unterteilung ist auch nicht allgemein anerkannt. Auch der Ausdruck hirnorganisches Psychosyndrom besagt eigentlich nur, daß jemand psychische Störungen wegen einer Krankheit des Gehirns hat. Solche überholten und weitgehend nichtssagenden Ausdrücke werden nach wie vor leider mit der Diagnose einer bestimmten Krankheit verwechselt. Auch griffige Abkürzungen wie HOPS für **h**irn**o**rganisches **P**sycho**s**yndrom tragen nicht zu einer Klärung bei.

Der Hauptnachteil der Benennung von Krankheitszeichen als Hirnleistungsstörung oder hirnorganisches Psychosyndrom liegt darin, daß diese viel zu allgemein sind und nahelegen, die verschiedenen möglichen Störungen bildeten ein mehr oder weniger einheitliches Syndrom (Verbindung von zusammengehörenden Krankheitszeichen), das nicht weiter unterschieden werden müßte. Bei der Alzheimer Krankheit handelt es sich zwar um ein hirnorganisches Psychosyndrom, das auch ohne jeden Zweifel mit Hirnleistungsstörungen einhergeht, diese Einordnung alleine wird der Krankheit aber in keiner Weise gerecht.

Die Begriffe Hirnleistungsstörungen und hirnorganisches Psychosyndrom umschreiben lediglich die wichtigsten Beschwerden der Krankheit, ohne daß Aussagen über die zugrundeliegenden Ursachen oder den zu erwartenden Krankheitsverlauf gemacht werden. Sie sind ebenso ungenau und entbehrlich wie Krankheitsbezeichnungen in Art von Schulter-Arm-Syndrom oder Leberfunktionsstörung. Auch dabei handelt es sich um keine Krankheit im eigentlichen Sinn, und es wird nichts darüber ausgesagt, ob der Schulter-Arm-Schmerz beispielsweise durch einen Bandscheibenvorfall im Bereich der Halswirbelsäule oder ob die Leberfunktionsstörung beispielsweise auf einer abgelaufenen Leberentzündung beruht. Nur dann ist aber eine angemessene Betreuung möglich.

Ein Grund für die nach wie vor weit verbreitete Verwendung von Begriffen wie Hirnleistungsstörungen und hirnorganisches Psychosyndrom besteht in der Sorge mancher Ärzte, die Betroffenen oder ihre Angehörigen mit der Diagnose Alzheimer Krankheit zu sehr zu ängstigen oder zu entmutigen. Auch eine gutgemeinte Verniedlichung des ohne jede Frage schwerwiegenden Problems einer Alzheimer Krankheit ist aber nur sehr selten gerechtfertigt.

≡ Was ist ein Verwirrtheitszustand?

Mit diesem Begriff werden besonders von Laien verschiedene Beschwerden zusammengefaßt, die meist Ausdruck einer mit einer Demenz einhergehenden Krankheit sind. Verwirrtheitszustände sind jedoch nicht mit einer Demenz gleichzusetzen und können zum Beispiel auch unabhängig davon bei hohem Fieber, bei sehr hohen Blutzuckerwerten oder bei Herzrhythmusstörungen mit einer Mangeldurchblutung des Gehirns auftreten. Allen Verwirrtheitszuständen ist gemeinsam, daß die Betroffenen nur vorübergehend »durcheinander« sind und Sinneseindrücke nicht mehr richtig zuordnen können. Vereinzelt wird zwar auch von chronischen Verwirrtheitszuständen gesprochen, was jedoch allgemein wegen der fehlenden Unterscheidbarkeit von einer Demenz abgelehnt wird. Nach Abklingen des Verwirrtheitszustandes haben die Betroffenen dafür eine Erinnerungslücke.

Typischerweise bestehen auch Störungen der Aufmerksamkeit, der Auffassung sowie des zusammenhängenden Denkens. Darüber hinaus sind Orientierung und Gedächtnis mehr oder weniger stark gestört. Die Betroffenen selbst wirken rat- und hilflos oder auch unruhig und überempfindlich. Sie können sowohl völlig inaktiv als auch unruhig-getrieben sein, gelegentlich kommt es auch zu aggressiven Ausbrüchen.

Ein Beispiel für einen akuten Verwirrtheitszustand ist das sogenannte Delir, das am häufigsten bei Alkoholkranken in der Entzugsphase auftritt, daneben aber unter anderem auch – meist als Nebenwirkung von Medikamenten – bei Alzheimer Kranken. Es handelt sich um einen plötzlich eintretenden und vorübergehenden Zustand mit Sinnestäuschungen und anderen körperlichen Beschwerden einschließlich einer Störung des Bewußtseins. Im Vergleich zu einer Demenz ist die Aufmerksamkeit stark vermindert, und die Betroffenen sind zum Beispiel nicht in der Lage, fünf ihnen vorgesagte einfache Zahlen zu wiederholen.

Verwirrtheitszustände können bei der Alzheimer Krankheit als Begleiterscheinung in verschiedenen Phasen auftreten. Häufige Auslöser sind zum Beispiel plötzliche Umstellungen der Lebensgewohnheiten durch Einweisungen in ein Krankenhaus oder Pflegeheim, Reisen an fremde Orte oder andere überraschend auftretende, unbekannte Situationen. Daneben können sehr viele Medikamente einschließlich Herz-Kreislaufmittel, Psychopharmaka und Schmerzmittel ursächlich sein.

≡ Was ist eine Demenz?

Demenz geht auf ein griechisches Wort zurück und bedeutet »ohne Geist« sein. Auch Demenz ist keine Krankheit, sondern ein Name für eine Kombination von Beschwerden, die bei vielen Krankheiten vorkommen können. Bis vor wenigen Jahren lauteten weit verbreitete Ersatzbezeichnungen zum Beispiel »Verkalkung«, »Zerebralsklerose« oder »Senilität«. Obwohl der Begriff Demenz meist nur für stärker ausgeprägte Hirnleistungsstörungen benutzt wird, kann es durchaus vorkommen, daß Ärzte damit auch zumindest aus der Sicht von Laien geringgradige Beeinträchtigungen bezeichnen.

Als Demenz wird unabhängig von der Ursache ein längerdauernder, im Verlauf des Lebens auftretender Verlust der geistigen Leistungsfähigkeit bezeichnet, der so stark ist, daß es zu Beeinträchtigungen im täglichen Leben (zum Beispiel bei einer Berufstätigkeit, beim Versorgen des Haushalts oder dem Kontakt zu Mitmenschen) kommt, ohne daß eine Störung des Bewußtseins vorliegt. Eine Demenz setzt nicht voraus, daß das ursächliche Leiden chronisch und nicht rückbildungsfähig ist. Je nach Alter der Betroffenen und zugrundeliegender Krankheit können Demenzen sich völlig oder teilweise zurückbilden oder zum Beispiel auch wellenförmig verlaufen.

Die Krankheitszeichen einer Demenz bestehen in einer Verknüpfung verschiedenartiger Störungen, die in den folgenden Abschnitten genauer erklärt werden:

- *Gedächtnisstörungen (siehe S. 57 f),*
- *Orientierungsstörungen (siehe S. 59 f),*
- *Störungen des abstrakten Denkens und Urteilsvermögens (siehe S. 61),*
- *Benennungsstörungen (Anomie, siehe S. 62),*
- *andere Sprachstörungen (Aphasien, siehe S. 64),*
- *Störungen des Erkennens (Agnosien, siehe S. 66),*
- *Störung bei Bewegungen und Handlungen (Apraxien, siehe S. 67 f),*
- *Lese-, Schreib- und Rechenstörungen (Alexie, Agraphie, Akalkulie; siehe S. 69),*
- *Antriebs- und Aufmerksamkeitsstörungen (siehe S. 70), sowie*
- *Persönlichkeitsstörungen (siehe S. 71).*

≡   Wie machen sich Gedächtnisstörungen bemerkbar?

Gedächtnisstörungen machen sich zum Beispiel dadurch bemerkbar, daß die Betroffenen Gegenstände, die sie selbst weggeräumt haben, nicht mehr wiederfinden oder sich nicht mehr an Einzelheiten aus Gesprächen oder von wichtigen Ereignissen der jüngsten Vergangenheit erinnern. Solche Störungen werden in der medizinischen Fachsprache auch amnestische Störungen oder Amnesien genannt.

Das Gedächtnis kann in mindestens zwei verschiedene Bereiche unterteilt werden, das *Kurzzeit-* und das *Langzeitgedächtnis*. Das Kurzzeitgedächtnis kann mit dem Arbeitsspeicher eines Computers verglichen werden, der die für die Durchführung laufender Aufgaben erforderlichen Informationen vorübergehend aufnimmt; nach Beendigung der Aufgabe wird der Inhalt des Arbeitsspeichers gelöscht. Dies ist zum Beispiel bei dem vorübergehenden Behalten einer fremden Telefonnummer und dem wiederholten Wählen dieser Nummer der Fall. Nachdem der Teilnehmer erreicht wurde, wird die Nummer rasch wieder vergessen.

Die Funktionsweise des Langzeitgedächtnisses läßt sich in drei Schritte zerlegen. Einer Verschlüsselung der Informationen (um beim Bild des Computers zu bleiben, der Eingabe in einer bestimmten Programmiersprache) folgt das Abspeichern (auf Diskette oder Festplatte), wonach die Informationen bei Bedarf wieder abgerufen (von den Datenträgern gelesen) werden können.

Bei der Alzheimer Krankheit stehen Beschwerden mit dem Kurzzeitgedächtnis und Probleme beim Verschlüsseln und Speichern neuer Informationen für das Langzeitgedächtnis am Beginn der Krankheit. Bei einer Störung des Kurzzeitgedächtnisses können neue Informationen im Gehirn nicht mehr ausreichend lange und sicher verfügbar gehalten werden. Die Betroffenen erinnern sich zum Beispiel nicht mehr daran, daß vor wenigen Stunden gute Verwandte oder Bekannte zu Besuch waren oder sie rufen mehrmals hintereinander dieselben Menschen an und erkundigen sich nach deren Befinden. Für eine frühe Störung des Verschlüsselns spricht die Beobachtung, daß sich Betroffene im Gegensatz zu Gesunden 10 Wörter einer zusammengehörenden Kategorie (zum Beispiel 10 Tierarten) genauso schlecht merken können wie 10 Wörter aus einer Zufallsliste ohne Zusammenhang.

Mit zunehmender Krankheitsdauer wird auch der Abruf bereits früher gespeicherter, weiter zurückliegender Erinnerungen gestört. Wichtige und gefühlsbetonte Informationen wie der erste Schultag, die Hochzeitsreise oder Kriegserlebnisse können von Alzheimer Kranken lange Zeit noch weitgehend problemlos abgerufen werden. Dabei ist aber auch zu bedenken, daß diese Erinnerungen nicht wirklich 50 oder mehr Jahre alt sind, sondern in der Zwischenzeit immer wieder hervorgeholt und erzählt wurden.

Für das Erinnern anderer Inhalte des Langzeitgedächtnisses ist es für Alzheimer Kranke erforderlich, daß sie über die richtigen Hinweise und Assoziationen verfügen, die ein Wiederfinden ermöglichen. Bislang geläufige Telefonnummern und ähnlich isolierte Inhalte des Langzeitgedächtnisses gehen als erstes verloren. Außerdem kommt es zu einem Verlust der Fähigkeit, die Vergangenheit und Gegenwart zeitlich und inhaltlich zu ordnen.

☰ Wie machen sich Orientierungsstörungen bemerkbar?

Mit dem Begriff Orientierungsstörungen werden Störungen des Gedächtnisses für alltägliche Begebenheiten bezeichnet. Diese betreffen das Wissen, wie man heißt, wo man wohnt oder sich gerade aufhält, welcher Tag ist, wann man geboren ist oder wie alt man ist. Die Kenntnis all dieser Dinge wird als Orientierung bezeichnet, die man in Orientierung

> »zur Person« (wer bin ich?, wie heiße ich?),
> »zur Zeit« (welcher Tag ist heute?, welcher Monat?, welches Jahr?, wie alt bin ich?),
> »zu Ort und Raum« (wo bin ich?) und
> »zur Situation« (was geschieht hier?)

unterteilen kann. Diese Bereiche werden auch Orientierungsqualitäten genannt. Entsprechend kann festgestellt werden, jemand sei in allen Qualitäten sicher orientiert oder zum Beispiel zur Person sicher, zum Ort und zur Situation unsicher sowie zur Zeit nicht orientiert.

Orientierungsstörungen hängen mit der nachlassenden Lernfähigkeit und Leistungsfähigkeit des Gedächtnisses zusammen und äußern sich bei der Alzheimer Krankheit so, daß die Betroffenen zum Beispiel ihr geparktes Auto nicht mehr finden, beim Autofahren in vertrauter Umgebung nicht mehr wissen, wo sie sind, in welche Richtung sie fahren müssen oder sich an Ampeln und Stopschildern falsch verhalten. Sie haben selbst mit mündlichen oder schriftlichen Anweisungen Schwierigkeiten, sich zurechtzufinden.

Die Orientierungsstörungen beginnen bei der Alzheimer Krankheit mit Störungen in der Orientierung zur Zeit. Erst später sind die Orientierung zum Ort und zur Situation und schließlich zur eigenen Person betroffen. Auch innerhalb dieser Bereiche kommt es zu zunehmenden Störungen, die zum Beispiel bei der Zeit zunächst die Stunden, dann die Tage und Monate und schließlich auch die Jahreszeit und Jahre betreffen.

Störungen der räumlichen Orientierung führen ebenso wie Störungen der situativen Orientierung zu einer zunehmenden Einengung des Lebensraumes der Betroffenen. Anfangs finden sie sich nur in fremden Umgebungen und unter fremden Menschen nicht mehr zurecht, später auch am Wohnort und mit Freunden oder Bekannten, am Ende schließlich auch nicht mehr in der eigenen Wohnung und mit den eigenen Angehörigen.

Wie machen sich Störungen des abstrakten Denkens und des Urteilsvermögens bemerkbar?

Als abstraktes Denken oder Abstraktionsvermögen wird die menschliche Fähigkeit bezeichnet, vom Konkreten auf das Allgemeine zu schließen und dabei Unwichtiges beiseite zu lassen beziehungsweise nicht zu beachten. Ohne Abstraktionsvermögen gelingt es beispielsweise nicht, Ähnlichkeiten oder Verschiedenheiten aus einer Reihe gleichartiger Gegenstände oder aus Wortlisten herauszufinden. Auch Fragen wie nach dem Unterschied zwischen einer Hose und einem Kleid oder zwischen einer Katze und einem Schwein können dann nicht mehr befriedigend beantwortet werden.

Alzheimer Kranke haben abhängig vom Stadium ihrer Krankheit Probleme, komplizierte Sachverhalte zu erfassen oder die Bedeutung eines Sprichworts wie »Was Hänschen nicht lernt, lernt Hans nimmermehr« zu verstehen und zu erklären. Sie verstehen auch den Sinngehalt von vielen Wörtern nicht mehr und können keine schwierigeren Begriffe mehr verdeutlichen oder definieren. Es bestehen zunehmend Probleme, sich etwas vorzustellen oder Erklärungen zu folgen.

Gedächtnisstörungen und Störungen des abstrakten Denkens äußern sich in einem gestörten Urteilsvermögen mit Beeinträchtigungen bei der Planung persönlicher und beruflicher Angelegenheiten und beim Lösen von Problemen. Ein geordnetes, schlußfolgerndes Denken ist kaum noch zu beobachten.

Anfangs macht nur das Lösen von Problemen Schwierigkeiten, schließlich werden aber auch vermeintlich einfache Aufgaben (»Welche Krawatte paßt zu welchem Hemd?« oder »Ist genug Salz an der Suppe?«) nicht mehr bewältigt. Es kommt immer mehr zu einem unangemessen sorglosen Verhalten, das gelegentlich auch zu einer Gefährdung der Betroffenen oder Dritter führen kann. Viele Kranke werden immer unkritischer, sowohl im Hinblick auf ihre Selbsteinschätzung als auch im Hinblick auf eine Einschätzung anderer Menschen und Dinge.

☰ Wie machen sich Störungen des Benennens bemerkbar?

Bei der Alzheimer Krankheit kommt es meist schon längere Zeit vor sogenannten aphasischen Sprachstörungen (siehe nächster Abschnitt) zu Störungen des richtigen Benennens von Dingen. Dies ist eines der frühen Krankheitszeichen und betrifft zunächst meist Gegenstände, mit denen die Betroffenen nicht dauernd zu tun haben. Beispielsweise kann es passieren, daß Betroffene bei der Abgabe eines Autos zur Inspektion darauf hinweisen möchten, die Vergasereinstellung zu prüfen. Wenn ihnen dann das Wort »Vergaser« nicht einfällt, versuchen sie, dieses Wort durch Umschreibungen wie »das Ding, durch das Benzin in den Motor kommt« zu ersetzen oder benutzen dicht danebenliegende Bezeichnungen wie »Verblaser«.

Dies läßt die Sprache zunächst unter Umständen nur als sehr »blumig« erscheinen, mit der Zeit wird sie aber zunehmend weitschweifig und mit gröberen Fehlern schließlich umständlich. Wenn die Angaben in keinem erkennbaren Bezug mehr zur Wirklichkeit stehen, ist sie zumindest für Außenstehende unverständlich. Dann wird auf eine Frage wie die nach dem früheren Beruf beispielsweise geantwortet: »Ja, da gab es verschiedene Gebäude…, ich bin nur manchmal mit dem Zug gefahren…, wie war das noch mal genau?«

In der medizinischen Fachsprache wird eine Störung des Benennens von Personen und Gegenständen als *Anomie* bezeichnet. Die entsprechenden Namen oder Bezeichnungen fallen den Kranken im Gespräch oder auf Vorhalten der Objekte nicht mehr ein. Eine Anomie ist mit zunehmender Krankheitsdauer häufig mit anderen Störungen wie einer *amnestischen Aphasie* (siehe S. 64 f) oder einer *visuellen Agnosie* (siehe S. 66) verknüpft. Dabei können die Betroffenen ihnen früher gut bekannte Menschen oder Dinge nicht mehr richtig erkennen. Gibt man ihnen beispielsweise einen Bleistift oder eine Münze und fragt sie, was das sei, nehmen sie den Gegenstand so in die Hand, als ob sie noch nie etwas derartiges gesehen hätten, hantieren oder spielen etwas damit herum und geben ihn dann wortlos zurück.

Der amerikanische Neuropsychologe OLIVER SACKS gibt in seinem bekannten Buch »Der Mann, der seine Frau mit einem Hut verwechselte« mehrere eindrucksvolle Beispiele. So wurde eine rote Rose von einem sehr gebildeten Menschen als »etwa fünfzehn Zentimeter lang, ein rotes, gefaltetes Gebilde mit einem geraden grünen Anhängsel« erklärt. Ein Handschuh wurde folgendermaßen beschrieben: »Eine durchgehende Oberfläche, die eine Umhüllung bildet. Sie scheint – ich weiß nicht, ob das das richtige Wort dafür ist – fünf Ausstülpungen zu haben«.

≡ **Wie machen sich andere Sprachstörungen bemerkbar?**

Die Sprache von Alzheimer Kranken wird mit zunehmender Krankheitsdauer immer ungenauer. Es kommt zur vermehrten Anwendung von Füllworten, Umschreibungen und *Perseverationen* (Wortwiederholungen), die bei Wiederholung stets ein und desselben Wortes als *Paralalie* bezeichnet werden. Als *Echolalie* bezeichnet man ein Wiederholen der Äußerungen und Fragen anderer. Weitere Sprachautomatismen bestehen im dauernden Wiederholen von einzelnen Silben *(Logoklonie)* oder Floskeln. *Wortfindungsstörungen* fallen zunächst nur beim Benennen von Personen, später auch von Gegenständen auf. Zu einer Störung des Sprachverständnisses, des Nachsprechens oder der Sprachproduktion kommt es bei der Alzheimer Krankheit meist erst, wenn sie schon relativ weit fortgeschritten ist.

Eine Störung der *Sprache*, die durch eine Schädigung der sogenannten Sprachfelder oder ihrer Verbindungen im Gehirn hervorgerufen wird und in einem Verlust der Fähigkeit besteht, Sprache zu verstehen oder zu produzieren, bezeichnet man in der medizinischen Fachsprache als *Aphasie*. Davon sind Störungen des *Sprechens* zu unterscheiden, die auf einer Schädigung des Sprechapparates (zum Beispiel der Stimmbänder oder Sprechmuskulatur) beruhen, bei der Alzheimer Krankheit aber kaum vorkommen. Aphasische Störungen wirken sich nicht nur auf die Sprache aus, sondern auch auf das Verstehen, Lesen und Schreiben (siehe S. 69 f). Es werden verschiedene Aphasie-Arten unterschieden, die jedoch bei der Alzheimer Krankheit wie auch bei anderen Ursachen oft nicht zwanglos zugeordnet werden können.

Eine **amnestische Aphasie** kommt typischerweise als erste bei der Alzheimer Krankheit vor. Es treten Wortfindungsstörungen auf, das heißt, die Betroffenen erkennen Gegenstände offensichtlich und wissen auch, wozu sie nützen und wie sie gebraucht werden, ihnen fällt aber nicht ein, wie sie heißen. Die Störung betrifft in erster Linie Hauptwörter, weniger Tätigkeits- und Eigenschaftswörter. Das Sprachverständnis und der Sprachfluß sind nicht oder nur unwesentlich gestört, weshalb eine Unterhaltung zunächst noch gut gelingt. Wie schon bei den Benennungsstörungen ausgeführt, werden die nicht erinnerten Begriffe durch Umschreibungen (zum Beispiel »zum Öffnen der Tür« für Schlüssel) oder Füllwörter (»Dingsda«, »na, du weißt schon«) ersetzt. Die Sprache wird dadurch immer weitschweifiger und »ausweichend«. Sie kreist gewissermaßen um einen Inhalt, ohne ihn direkt anzusprechen.

Eine **sensorische Aphasie** ist durch eine gestörtes Sprachverständnis gekennzeichnet. Die Betroffenen können sowohl ihre eigene als auch die Sprache anderer nicht mehr verstehen. Sie können zwar mühelos und flüssig sprechen, das Gesprochene ist aber »wirr«, unzusammenhängend und geht mit Wortneubildungen oder -veränderungen (zum Beispiel »Rülle« statt »Brille«) einher. Bei der Alzheimer Krankheit tritt eine sensorische Aphasie meist erst in mittleren Stadien auf, in denen sich die Betroffenen ohnehin oft Gesprächen entziehen.

Bei einer **motorischen Aphasie** sind im wesentlichen die gesprochene und geschriebene Sprache betroffen. Das Sprachverständnis ist nur bei schwierigen Wörtern, Sätzen oder Inhalten gestört. Die Sprache ist zerhackt, stockend und enthält meist nur das »Sinnskelett« bildende Worte und Begriffe, was auch als »Telegrammstil« bezeichnet wird. Einzelne Wörter können durch Silbenverdrehungen verändert sein. Bei der Alzheimer Krankheit ist diese Aphasieform sehr selten.

≡ Wie machen sich Störungen des Erkennens bemerkbar?

Bei der Alzheimer Krankheit können verschiedene Arten von Störungen des Erkennens auftreten. Sie führen dazu, daß die Betroffenen zunehmend auch ihnen lange bekannte Menschen und Gegenstände nicht mehr erkennen. Es kommt auch vor, daß zum Beispiel auf Schmerzreize wie das Ausschütten einer heißen Flüssigkeit über die Hand nicht mehr »normal« reagiert wird.

In der medizinischen Fachsprache wird eine Störung des Erkennens von Menschen und Gegenständen ohne Beeinträchtigung der Sinnesorgane wie Augen und Ohren als *Agnosie* bezeichnet.

Bei einer *visuellen Agnosie* haben die Betroffenen zwar normale Seheindrücke, können den Wahrnehmungen aber keine Bedeutung beimessen und zum Beispiel nicht sagen, um welche Gegenstände oder Personen es sich handelt. Bei einer *auditorischen Agnosie* betrifft eine gleichartige Störung das Hören, was meist gemeinsam mit anderen neuropsychologischen Störungen zu beobachten ist. Eine *taktile Agnosie* führt dazu, daß Berührungsreize wie zum Beispiel ein schmerzhafter Nadelstich in einen Finger zwar wahrgenommen werden, ohne daß aber die Bedeutung erkannt und die Hand weggezogen wird.

Daneben können bei der Alzheimer Krankheit auch noch andere Formen von Störungen des Erkennens oder Agnosien vor. So kann es auch zu einer deutlichen Störung des Körperbewußtseins kommen, wobei die Betroffenen ihre eigenen Körperteile nicht mehr erkennen. Dies kann dann als *Körperschema-Agnosie* bezeichnet werden, eine Störung des Erkennens der eigenen Wohnung als *Umgebungs-Agnosie*.

≡ Wie machen sich Störungen bei Bewegungen und Handlungen bemerkbar?

Bei der Alzheimer Krankheit wissen die Betroffenen zumindest anfangs noch, was sie tun wollen, können ihre Absicht aber teilweise nicht mehr in die Tat umsetzen. Die vom Gehirn ausgehenden Befehle erreichen offensichtlich die ausführenden Organe (Arme, Hände, Beine etc.) nicht mehr in der normalen Art und Weise. Oft kommt es schon früh zu einer Veränderung des Schriftbildes, während das Gehen erst spät beeinträchtigt wird.

Eine Störung der Fähigkeit, früher erlernte zusammengesetzte, schwierige Bewegungsabläufe auszuführen oder neue zu lernen, wird in der medizinischen Fachsprache als *Apraxie* bezeichnet. Dabei ist der Übergang von Einzelbewegungen zu Bewegungs- oder Handlungsfolgen beeinträchtigt. Es werden verschiedene Formen der Apraxie unterschieden:

Als *ideomotorische Apraxie* wird eine Störung bezeichnet, symbolische Handlungen durchzuführen. So haben die Betroffenen Schwierigkeiten, Aufforderungen wie »Tun Sie so, als würden Sie sich die Zähne putzen« oder »Schreiben Sie mit den Fingern die Zahl 8 in die Luft« zu befolgen.

Als *ideatorische Apraxie* wird eine Störung bezeichnet, komplizierte Handlungsfolgen mit korrektem Gebrauch verschiedener Objekte auszuführen. So können die Kranken zum Beispiel auf Aufforderung nicht mehr mit einem Stift zuerst an die Nasenspitze und dann an ihr linkes Ohrläppchen zeigen oder sich aus Pulverkaffee eine Tasse Kaffee zubereiten.

Als *konstruktive Apraxie* wird eine Störung des Handelns in Verbindung mit räumlichem Vorstellungsvermögen und Denken bezeichnet. Die Betroffenen sind zum Beispiel nicht mehr fähig, einer Zeichnung eine räumliche Perspektive zu geben. Wenn sie ein Fahrrad zeichnen oder abzeichnen sollen, fehlen wichtige Teile, die für eine normale Funktion unerläßlich sind.

Oft ist es schwer, bei Alzheimer Kranken zwischen Gedächtnisstörungen (wissen sie, was sie tun wollen?) und einer Apraxie (können sie ihren Muskeln »befehlen«, was sie tun sollen?) zu unterscheiden. Außerdem treten beide Störungen häufig auch gemeinsam auf. Es kann vorkommen, daß manche Handlungen ständig wiederholt werden. Allgemein sind zwar die meisten Bewegungsabläufe verlangsamt, besonders an den Händen kann aber eine dauerende Bewegungsunruhe mit Nesteln und Herumfingern an Gegenständen bestehen.

≡ Wie machen sich Lese-, Schreib- und Rechenstörungen bemerkbar?

Lese-, Schreib- und Rechenstörungen treten im Verlauf der Alzheimer Krankheit häufiger auf, meist in unterschiedlichen Kombinationen mit anderen neuropsychologischen Krankheitszeichen und nur sehr selten isoliert.

Als *Alexie* wird in der medizinischen Fachsprache ein Unvermögen zu lesen bezeichnet. Dies kann mit und ohne begleitende Aphasie oder Schreibstörung auftreten. Bei isolierter Alexie können die Betroffenen zwar schreiben, aber nicht lesen. Früher wurde dies als Wortblindheit bezeichnet. Eine andere Form einer eigentlich aber nur vorgetäuschten Lesestörung bei der Alzheimer Krankheit kann zum Beispiel darin bestehen, daß beim Übergang von einer Zeile auf die nächste »der Faden verlorengeht«. Insgesamt bleibt die Lesefähigkeit ansonsten meist relativ lange erhalten.

Agraphie ist der Fachausdruck für ein Unvermögen zu schreiben. Die Störung bezieht sich sowohl auf den Satzbau und die Rechtschreibung als auch auf die Wortwahl. Sie tritt meist zusammen mit einer Aphasie, gelegentlich auch isoliert auf. Anfangs macht sie sich nur bei langen und schwierigen Schriftstücken bemerkbar, zuletzt selbst beim eigenen Namen.

Als *Akalkulie* wird in der Fachsprache schließlich ein Unvermögen zu rechnen bezeichnet. Wie die Alexie und Agraphie ist sie meist zusammen mit anderen Störungen zu beobachten. Im Alltagsleben macht sich eine Akalkulie zunächst nur bei schweren Aufgaben bemerkbar; zuletzt gelingt auch das kleine Einmaleins nicht mehr. Die Akalkulie geht auch mit Problemen beim Umgang mit Geld einher.

Diese Störungen müssen ebenso wie die anderen Zeichen der Krankheit keineswegs alle und regelhaft bei Betroffenen zu beobachten sein. So gibt es Alzheimer Kranke, die auch nach mehrjährigem Verlauf durchaus noch etwas lesen, schreiben und rechnen können.

≡ Wie machen sich Antriebs- und Aufmerksamkeitsstörungen bemerkbar?

Antriebsstörungen können bei der Alzheimer Krankheit sowohl in *einer Apathie* (Antriebsmangel) und *Adynamie* (Schwunglosigkeit) als auch in einem dauernden unruhigen Hin- und Herlaufen bestehen. Wie bei den sonstigen Beschwerden sind weniger die körperlichen als die geistigen Funktionen beteiligt. Manchmal scheint es, als hätten die Betroffenen mit zunehmender Krankheitsdauer nicht mehr genug Willenskraft, um sich ein Ziel zu setzen und dieses beharrlich zu verfolgen. Gleichzeitig können Betroffene auch aufgrund ihrer Gedächtnisstörungen der Überzeugung sein, eine noch nicht ausgeführte Handlung bereits erledigt zu haben.

Bei der Aufmerksamkeit kann man zwischen der sogenannten Vigilanz (Wachheit), der allgemeinen Konzentration und der auf etwas Bestimmtes gerichteten Aufmerksamkeit unterscheiden. Alzheimer Kranke sind wach. wirken aber oft unkonzentriert und sind nicht mehr fähig, sich längere Zeit auf irgend etwas zu konzentrieren. Häufig ist auch die Ausdauer herabgesetzt, so daß die Betroffenen das Interesse an einer Tätigkeit verlieren, bevor diese beendet ist.

Aufmerksamkeitsstörungen wirken sich unter anderem auch so aus, daß es den Betroffenen immer schwerer fällt, sich Neuem zuzuwenden oder komplizierte Zusammenhänge in einem Gespräch zu erfassen. Es gelingt ihnen auch nicht, sich zur gleichen Zeit mit mehreren Dingen zu beschäftigen. Die mangelnde Fähigkeit, gleichzeitig mehrere und speziell voneinander unabhängige Handlungen oder Gedankenschritte zu vollbringen, scheint ohnehin eines der Hauptprobleme bei der Alzheimer Krankheit zu sein.

☰ Wie machen sich Persönlichkeitsveränderungen bemerkbar?

Bei jeder Demenz und damit auch bei der Alzheimer Krankheit kommt es durch die nachlassende geistige Leistungsfähigkeit zu Veränderungen der Persönlichkeit. Oft sind es auch erst die Persönlichkeitsveränderungen, die Angehörige von Alzheimer Kranken ernsthaft beunruhigen. Dies kann in einer zunehmenden unerklärlichen Unruhe oder auch in einem weitgehenden Rückzug aus dem sozialen Leben bestehen, manchmal in Verbindung mit bislang nie gekannten Verhaltens- und Denkweisen.

Im Alltag ist der Ausdruck Persönlichkeit mit einem gewissen Glorienschein umgeben. Ursprünglich geht er auf das lateinische Wort »persona« zurück, das im griechischen Theater die Masken bezeichnete, durch die die Schauspieler hindurchsprachen. »Persönlichkeit« faßt die positiven oder negativen Eigenschaften und Wesenszüge eines Menschen zusammen, die den Gesamteindruck bestimmen, den er anderen gegenüber vermittelt.

Viele Alzheimer Kranke umgeben sich mit einem schützenden »Hof an Unverbindlichkeit«, wobei es ihnen mit nichtssagenden Floskeln und Verhaltensweisen gelingt, zum Beispiel bei einem geselligen Zusammensein ohne wesentliches eigenes Zutun die Zeit durchzustehen und nicht aufzufallen. Gezielten Fragen wird entweder ausgewichen, oder sie werden mit Allgemeinplätzen beantwortet. Derartiges Verhalten mit oft höflich-liebenswürdigen Umgangsformen wird auch als »Aufrechterhalten einer Fassade« bezeichnet. Der darin anklingende negative Aspekt eines wertlosen Restes der ursprünglichen Persönlichkeit oder eines bewußten Täuschens der Mitmenschen ist nicht zutreffend. Vielmehr handelt es sich um eine verbliebene und wichtige Fähigkeit der zwischenmenschlichen Kontaktaufnahme von Menschen, die große Probleme haben, sich selbst und Situationen richtig einzuschätzen.

Ohne Frage werden die verschiedenen Merkmale eines Menschen, die den Gesamteindruck seiner Persönlichkeit ausmachen, durch die Alzheimer Krankheit stark beeinträchtigt. Dies kann durchaus so weit gehen, daß auch nahe Angehörige in dem Kranken schließlich nicht

mehr den Menschen erkennen, mit dem sie so viele Jahre zusammenge-
lebt haben, sondern das Gefühl haben, einen Fremden zu betreuen. Der
Geist hat gleichsam den Körper verlassen. Ein amerikanischer Film
über die Alzheimer Krankheit trug daher auch den Titel »Jemand, den
ich kannte...«. Angehörige von Alzheimer Kranken haben oft einen
langen Abschied von dem Bild eines vertrauten, geliebten Menschen vor
sich.

Besonders die Ausstrahlung einer Persönlichkeit geht zunehmend verloren (was manchmal auch als »Versandung« bezeichnet wird),
während ihr »Kern« öfters lange erhalten bleiben kann. Häufiger spitzen
sich vorbestehende Charakterzüge zu (zum Beispiel werden seit jeher
sparsame Menschen extrem geizig), manchmal kehren sie sich allerdings auch in ihr Gegenteil um (zum Beispiel wird ein zurückhaltender
Mensch zu einem mit unangemessenen Worten dauernd dazwischenre-
denden Nörgler und Störenfried). Ausgeprägte Persönlichkeitsveränderungen treten bei der Alzheimer Krankheit meist erst nach mehreren
Jahren auf.

Häufiger bilden sich folgende vier Persönlichkeitsmerkmale im
Verlauf der Alzheimer Krankheit deutlicher heraus, sowohl einzeln als
auch in Kombination:

– unverbindlich wirkende Freundlichkeit,
– zunehmende Ratlosigkeit und Unruhe,
– zunehmendes Mißtrauen (mit Beschuldigungen), und
– zunehmende Aggressivität.

≡ Kommt es bei Alzheimer Kranken häufiger zu Angst und Depression?

Ja, einer der tragischen Aspekte der Krankheit besteht darin, daß der geistige Verfall gerade zu Beginn bewußt erlebt wird. Gleichzeitig bleiben das Gefühlsleben und der Gefühlsausdruck ebenso wie emotionale Grundbedürfnisse erhalten (siehe auch S. 75). Einzelne Betroffene überprüfen zum Beispiel morgens beim Aufwachen im Bett, ob sie ein früher gelerntes Gedicht noch aufsagen können oder nicht. Verständlicherweise sind sie sehr betrübt, zusammen mit ihren Angehörigen mehr oder weniger hilflos mit ansehen zu müssen, wie ihr »Geist« nach und nach schwächer wird und schwindet. Dies kann nicht nur zu vorübergehender Angst und starker Verunsicherung sowie zu trauriger Verstimmung oder Niedergeschlagenheit, sondern zu einer behandlungsbedürftigen Depression führen.

Die manchmal verzweifelten Versuche von Betroffenen, mit ihren nachlassenden Möglichkeiten früher problemlos erbrachte Leistungen (wie zum Beispiel das Lesen eines Romanes, Lösen eines Kreuzworträtsels oder Verfolgen eines Theaterstückes) zu vollbringen, kann auch zu Wutausbrüchen oder wahnhaften Reaktionen führen.

Eine ausgeprägte Depression kann selbst eine Demenz vortäuschen, was als sogenannte Pseudo-Demenz bezeichnet wird (zur Unterscheidung siehe S. 97 f).

≡ Welche sonstigen psychischen Krankheitszeichen kommen vor?

Andere krankhafte psychische Auffälligkeiten können zum Beispiel in *Sinnestäuschungen* und *Wahnvorstellungen* bestehen. Oft handelt es sich dabei um Fehlwahrnehmungen oder Fehldeutungen tatsächlich vorhandener Umweltreize durch eine gestörte Erfassung und Verarbeitung der Situation (in der medizinischen Fachsprache als *illusionäre Verkennung* bezeichnet). So können Alzheimer Kranke davon überzeugt sein, ein Schatten an der Wand sei ein Fremder in der Wohnung oder Menschen in einer Fernsehsendung seien tatsächlich bei ihnen im Zimmer.

Echten Wahnvorstellungen liegen demgegenüber keine entsprechenden, auch von anderen Menschen nachvollziehbare Umweltwahrnehmungen zugrunde. So können Betroffene ebenso grundlos wie felsenfest überzeugt sein, ihre Partner hätten ein Verhältnis oder ihre Kinder wollten sie um ihr Eigentum bringen. Dies kann zu sehr eigenartigen, mißtrauischen Verhaltensweisen führen. Beispielsweise beobachten die Betroffenen Familienmitglieder und andere Menschen oder verstecken ihre Habseligkeiten, seien sie auch noch so wertlos. Auch gute alte Freunde können dann ohne erkennbaren Grund abgelehnt werden.

Häufig ist auch aggressives Verhalten in derartigen Wahnvorstellungen begründet. Aus der Sicht der Kranken kann angespannt-feindliches Verhalten dann durchaus angemessen erscheinen. Insgesamt handelt es sich bei den psychischen Störungen um eine Mischung von Krankem und Gesundem, in dem jedes Extrem zeitweise überwiegen kann. So ist der Unterschied zwischen normaler Anhänglichkeit und forderndem Anspruchsverhalten manchmal ebenso fließend wie zwischen harmloser, zielloser Unruhe und peinlichen Verhaltensweisen mit zum Beispiel sexuellen Handlungen in der Öffentlichkeit.

Als Reaktion auf Überforderung oder ein fehlendes Übereinstimmen der in der Vorstellung der Betroffenen vorhandenen Welt (eine Mischung aus alten Erinnerungen und mehr oder weniger bruchstückhaften Wahrnehmungen) mit der tatsächlichen Situation und den sich daraus ergebenden Verhaltenserwartungen kommt es bei Alzheimer Kranken häufiger zu Panikreaktionen.

≡ Welche seelischen Funktionen und Bedürfnisse sind weniger deutlich betroffen?

Alzheimer Kranke haben natürlich weiterhin ein Gefühlsleben und nehmen zum Beispiel oft sehr genau Stimmungen wahr, auch ohne daß etwas gesagt wird. Sie können Gefühle wie Freude, Hoffnung oder Trauer mit ihrer Mimik oder mit Gesten noch sehr gut ausdrücken, wenn sie mit sprachlichen Äußerungen schon große Probleme haben. Dadurch können sie auch Zuneigung und Liebe annehmen oder ablehnen.

Grundlegende Bedürfnisse nach Liebe, Geborgenheit und Kontakt bestehen weiter. Dies ist ähnlich wie bei kleinen Kindern, die dies bei ihren Eltern suchen. Bei Alzheimer Kranken ist es nun häufig so, daß sie zur Befriedigung ihrer Grundbedürfnisse auf einen gesunden Partner oder ihre Kinder angewiesen sind. Es tritt dann eine Situation ein, in der Eltern wieder zu Kindern und Kinder zu Eltern werden.

Auch wenn die Leistungsfähigkeit nach Maßstäben von Gesunden stark herabgesetzt ist, besteht bei den meisten Betroffenen ein Wunsch nach Anerkennung. Viele Alzheimer Kranke wollen sich nützlich machen und wirken sehr glücklich, wenn sie sich sinnvoll beschäftigt fühlen. Dies kann durchaus in Tätigkeiten wie Sortieren von Knöpfen, Staubwischen oder kleineren Gartenarbeiten bestehen. Es ist sehr wichtig, die Kranken auch für solche Leistungen zu loben und ihnen auch unabhängig davon das Gefühl einer Wertschätzung zu vermitteln.

Bei einer Befragung von dementen Patienten in Schweizer Pflegeheimen oder -stationen nach ihren hauptsächlichen Bedürfnissen wurden mit am häufigsten genannt:

- geliebt zu werden, Zärtlichkeit zu empfangen (46 Prozent),
- sich ausruhen, schlafen (41 Prozent),
- essen und trinken (34 Prozent),
- sich bewegen, Ortswechsel (33 Prozent),
- lesen, fernsehen (31 Prozent), und
- sich beschäftigen (25 Prozent).

≡ Welche Formen von Blasen- und Darmentleerungsstörungen können vorkommen?

Häufiger tritt bei der Alzheimer Krankheit eine sogenannte *Inkontinenz* (Verlust der Willkürkontrolle von Blasenentleerung und Stuhlgang) auf. Dadurch werden die ohnehin schon großen pflegerischen Probleme noch erheblich verstärkt, und für viele Angehörige stellen gerade diese Störungen eine der größten Belastungen dar.

Bei den Störungen des Wasserlassens gibt es verschiedene Formen, die gerade zu Beginn der Krankheit nicht zwangsläufig mit der Alzheimer Krankheit zusammenhängen müssen und leicht behandelbar sein können:

– *Streßinkontinenz* tritt charakteristischerweise auf, wenn ein Kranker aufsteht, hustet, lacht oder niest. Sie wird durch eine Schwäche der Ringmuskulatur am Blasenausgang bewirkt und tritt besonders häufig bei Frauen nach mehreren Schwangerschaften oder Unterleibsoperationen sowie bei Entzündungen der Blase auf. Eine Streßinkontinenz kann durch Behandlung einer ursächlichen Entzündung oder durch Kräftigungsübungen der Beckenmuskulatur (Beckenbodengymnastik) behebbar sein.
– Verschiedene Formen einer *medikamentös bedingten Inkontinenz* können zum Beispiel durch Einnahme von harntreibenden Mitteln (Diuretika) oder auch Schlafmitteln (Hypnotika) bestehen. Meist fällt eine enge Kopplung der Inkontinenz an die Stunden nach Einnahme dieser Mittel auf, die dann anders verteilt oder abgesetzt werden müssen.
– Eine *Inkontinenz aufgrund einer sogenannten Überlaufblase* kommt dadurch zustande, daß eine Behinderung des Abflusses des Urins aus der Harnblase durch die Harnröhre besteht. Dadurch verbleibt der Urin in der Harnblase und diese schwillt immer mehr an, bis ein höherer Druck entsteht, als er durch das Abflußhindernis verursacht wird. Typischerweise kann man eine vergrößerte Überlaufblase durch die Bauchhaut tasten. Häufigste Ursache einer Überlaufblase ist bei älteren Männern eine Prostatahypertrophie (Vergrößerung der sogenannten

Vorsteherdrüse), daneben kommen aber noch sehr viele andere, meist ebenfalls behebbare Störungen in Frage.

– Eine *Inkontinenz bei sogenannter spastischer Blase* (sogenannte Drang-Inkontinenz) kommt bei älteren Menschen und Alzheimer Kranken am häufigsten vor. Sie ist durch den nahezu andauernden Abgang kleiner Urinmengen über den ganzen Tag und die ganze Nacht gekennzeichnet. Dadurch kommt es zum Auftreten von Urinspuren und gelegentlich auch kleinen Urin-Lachen auf dem Boden. In späten Stadien der Alzheimer Krankheit wird diese Form der Inkontinenz durch einen Wegfall der Tätigkeit hemmender Nervenzellen des Gehirns hervorgerufen, die die Blasentätigkeit normalerweise kontrollieren. Eine Streß-Inkontinenz kann hinzutreten. Besonders bei gleichzeitigem Brennen beim Wasserlassen ist aber auch an ursächliche und behandelbare Entzündungen zu denken.

In jedem Fall sollte bei der Alzheimer Krankheit auch immer an die Möglichkeit gedacht werden, daß eine Harn- oder Stuhlinkontinenz im eigentlichen Sinn überhaupt nicht vorliegt, sondern nur vorgetäuscht wird. Es dürfte häufiger sein als allgemein angenommen wird, daß Kranke zwar merken, daß sie zur Toilette müssen, jedoch entweder vergessen haben, wo sie ist oder wegen ihrer Ungeschicklichkeit nicht mehr in der Lage sind, rasch genug dorthin zu kommen und sich auszuziehen. In solchen Fällen handelt es sich nur um eine Schein-Inkontinenz.

≡ Welche sonstigen körperlichen Krankheitszeichen können vorkommen?

Der körperliche, neurologische Untersuchungsbefund weist zu Beginn der Alzheimer Krankheit meist keine groben Besonderheiten auf. Bei einer genauen Untersuchung lassen sich aber durchaus häufiger körperliche Krankheitszeichen finden, die im Verlauf immer deutlicher werden. Dabei ist zu beachten, daß Alzheimer Kranke nur selten über körperliche Beschwerden klagen.

Das Auftreten sogenannter *Primitivreflexe* ist zwar unspezifisch, kann aber als weiteres Mosaik-Steinchen in einem diagnostischen Puzzle angesehen werden. Allerdings treten sie meist erst in relativ späten Krankheitsstadien auf. Der sogenannte *Palmo-Mental-Reflex* (Zusammenziehen der gleich- oder beidseitigen Kinnmuskulatur nach Bestreichen oder Beklopfen des Daumen- oder Kleinfingerballens) findet sich schon bei rund der Hälfte aller über 65jährigen Gesunden, so daß er zur Unterscheidung wenig hilfreich ist. Dies gilt auch für den sogenannten *Greifreflex* (automatisches Ergreifen und Festhalten angebotener Gegenstände), hier aber, weil er nur bei rund jedem fünften Alzheimer Kranken zu beobachten ist. Am wertvollsten ist der sogenannte *Schnauzreflex* (Verformung der Muskulatur um den Mund herum zu einer Art Schnauze nach Beklopfen der Lippen), der bei mehr als der Hälfte der Alzheimer Kranken auftritt, aber nur selten bei Gesunden auszulösen ist.

Als sogenannte *extrapyramidale Störungen* werden unter anderem *Veränderungen der Muskelspannung* im Sinne einer dauernd vermehrten Anspannung (*Rigor*) oder eines sogenannten Gegenhaltens bei passiver Lageänderung bezeichnet. Besonders in Spätstadien der Alzheimer Krankheit ist bei rund einem Drittel der Betroffenen zu beobachten, daß zusätzliche extrapyramidale Störungen wie Hypokinese (verminderte Beweglichkeit) oder Tremor (Muskelzittern) auftreten, die bis zu den Zeichen einer voll ausgeprägten Parkinson Krankheit gehen können.

Auch ohne Zeichen einer Parkinson Krankheit kommt es regelmäßig zu *Gang-, Bewegungs- und Koordinationsstörungen*. Beim Gehen ist unter anderem ein vermindertes Mitbewegen oder Mitschwingen der Arme zu sehen, das Gangbild selbst wird zunehmend unsicher, kleinschrittig und schließlich schlurfend. Meist treten Gangstörungen erst in mittleren bis späten Stadien der Krankheit auf. Relativ oft kommt es auch zu Stürzen unklarer Ursache, bei denen sich die Betroffenen neben Prellungen häufiger auch Knochenbrüche zuziehen.

Ein wenig beachtetes Zeichen der Alzheimer Krankheit besteht in *Riech- und Geschmacksstörungen.* Diese treten schon früh auf und nehmen im Verlauf an Stärke zu. Viele Betroffene sind schließlich weder in der Lage, besonders angenehme Gerüche (zum Beispiel von Parfüm oder gutem Essen) noch besonders unangenehme Gerüche wahrzunehmen. Allerdings ist unklar, ob es sich wirklich um eine Riechstörung oder eine Störung des Erkennens von Gerüchen (siehe auch Agnosie, S. 66) handelt. Störungen des Erkennens von Form und Beschaffenheit eines Gegenstandes durch Betasten mit geschlossen Augen (sogenannte *Stereognosie*) oder des Erkennens von auf die Haut geschriebenen Buchstaben oder Zahlen mit geschlossenen Augen (sogenannte *Graphästhesie*) kommen ebenfalls häufig vor.

Die *Augenbewegungen* werden zunehmend beeinträchtigt. Oft bestehen schon früh Schwierigkeiten, einen bestimmten Gegenstand oder Punkt längere Zeit genau anzusehen. Schließlich nimmt die Schnelligkeit und Genauigkeit der Augenbewegungen ab, und der sogenannte vertikale optokinetische Nystagmus (ruckartige Augenbewegungen, zum Beispiel beim Betrachten einer sich drehenden Streifentrommel) kann fehlen. Zeichen einer *gestörten Funktion des Kleinhirns* bestehen in Unsicherheiten bei Zeigeversuchen (»Finger-Finger-Versuch«, »Finger-Nase-Versuch«, »Knie-Hacken-Versuch«), die jedoch – sofern überhaupt vorhanden – nicht sehr stark ausgeprägt sind.

Epileptische Anfälle (Krampfanfälle) treten meist erst in fortgeschrittenen Stadien der Krankheit und nur bei rund jedem zehnten Betroffenen auf. Sie führen immer zu großer Aufregung und Angst der Angehörigen. Meist handelt es sich um sogenannte Grand-mal- oder generalisierte tonisch-klonische Anfälle. Dabei werden die Betroffenen unter Umständen nach einem Schrei plötzlich steif, fallen um und verlieren das Bewußtsein. Nachdem die Atmung vorübergehend ausgesetzt hat und die Betroffenen deswegen blau angelaufen sind, fangen sie an, mit Armen und Beinen rhythmisch zu zucken. Trotz des oft dramatischen Ablaufs sind Krampfanfälle selten lebensgefährlich. Hilfsmaßnahmen müssen sich – sofern überhaupt möglich – auf eine stabile Seitenlagerung und das Entfernen gefährlicher Gegenstände beschränken.

Vor einem Versuch, zur Verhinderung eines Zungenbisses irgendwelche Gegenstände zwischen die Zähne zu schieben, muß wegen zusätzlicher Gefahren gewarnt werden. Eine Gabe von Notfall-Medikamenten ist praktisch nur intravenös sinnvoll. Bis zum Eintreffen eines Arztes hat der Anfall aber fast immer von alleine wieder aufgehört.

Plötzliche *Myoklonien* (unregelmäßige Muskelzuckungen) sind bei der Alzheimer Krankheit eher noch häufiger als epileptische Anfälle, treten aber überwiegend erst in späten Krankheitsphasen auf. Sie haben nichts mit epileptischen Anfällen zu tun und gehen nicht mit einer Bewußtlosigkeit einher.

Die sonst für Ärzte bei der Beurteilung von Erkrankungen des Nervensystems sehr wichtigen *Reflexe* der Muskulatur (automatisches Zusammenziehen eines Muskels nach Dehnung durch Beklopfen seiner Sehne) sind bei der Alzheimer Krankheit wenig hilfreich. Bei einem Teil der Betroffenen sind sie zwar besonders an den Beinen abgeschwächt oder nicht mehr auslösbar, was aber bei älteren Kranken häufiger vorkommt und vielfältige Ursachen haben kann. Nur sehr selten sind die Reflexe bei der Alzheimer Krankheit gesteigert.

Ebenfalls sehr selten kommt es bei der Alzheimer Krankheit zu einer als *Klüver-Bucy-Syndrom* bezeichneten Kombination von Krankheitszeichen, die neben schweren Gedächtnisstörungen und einer visuellen Agnosie (siehe S. 66) in einer ausgeprägten Tendenz besteht, alle möglichen Gegenstände wie zum Beispiel auch Blumen oder Zigaretten in den Mund zu nehmen oder zumindest zu berühren. Daneben verändern sich die Eßgewohnheiten, und das Sexualverhalten wird enthemmt.

≡ Wie macht sich die Alzheimer Krankheit im Alltag bemerkbar?

Es wurde schon mehrfach darauf hingewiesen, daß bei den meisten Patienten eine zunehmende Vergeßlichkeit am Beginn der Krankheit steht. Anfangs betrifft diese wie bei der gutartigen Altersvergeßlichkeit zunächst nur Kleinigkeiten wie das Vergessen oder Verlegen unwichtiger Dinge und Gegenstände (wie zum Beispiel einer von der Auskunft durchgesagten Telefonnummer, ohne sie aufzuschreiben). Sehr bald machen sich die Gedächtnisstörungen aber auch bei wichtigen Dingen wie dem Führen eines Scheckheftes oder Haushaltskontos, dem Erinnern von Namen guter Bekannter oder dem Abschalten von Elektrogeräten bemerkbar.

Kranke in dieser Phase haben dann auch zunehmend Probleme, einem schwierigeren Gespräch zu folgen oder sich daran am nächsten Tag zu erinnern; häufiger verlieren sie »den Faden« oder wechseln unvermittelt das Thema. Dabei greifen sie für Ablenkungsmanöver auf ihr Langzeitgedächtnis zurück, um so noch etwas »Boden unter die Füße« zu bekommen. Bedeutende Tages- und Wochenereignisse werden nicht behalten. Auch Zusagen (»ich mache das gleich«) werden weder eingehalten noch erinnert.

Die Gedächtnisstörungen sind bei der Alzheimer Krankheit nicht immer gleichbleibend, sondern können sich von Tag zu Tag, von Stunde zu Stunde und manchmal sogar von Minute zu Minute ändern. So erinnern sich Betroffene manchmal plötzlich wieder an längst vergessen Geglaubtes, um kurze Zeit später aber wieder nichts mehr davon zu wissen. Auch das Langzeitgedächtnis scheint nicht immer gleich gut zu funktionieren, bei manchen Kranken ist es zum Beispiel nachmittags besser als abends.

Zusammen mit Störungen der Einsichtsfähigkeit und des Urteilsvermögens führen die Gedächtnisstörungen zu einer Häufung von Fehlentscheidungen zum Beispiel in finanziellen Bereichen (völlig überzogene Ausgaben oder Spenden; trotz wiederholter Mahnungen kein Bezahlen oder auch doppeltes Begleichen von Rechnungen). Häufig kommen auch falsche Entscheidungen bei ganz einfachen Dingen wie der Bekleidung vor. So kann das Tragen unpassender Kleidung ein frühes Krankheitszeichen sein. Dies kann in der Zusammenstellung nicht zueinander passender Farben oder auch dem verkehrten Anziehen von Kleidungsstücken (Rücken nach vorne, falsch zugeknöpft etc.) bestehen.

Orientierungsstörungen machen sich durch Vergessen von Tag, Monat und Jahr sowie Orten, Straßennamen und anderem mehr bemerkbar. Die Kranken verirren sich zunächst nur in ungewohnter Umgebung, später auch in ihrer gewohnten Nachbarschaft oder sogar in der eigenen Wohnung.

Bei Berufstätigen fallen derartige Probleme früher auf als bei nicht Berufstätigen. Dabei muß aber bedacht werde, daß auch Tätigkeiten wie die einer Hausfrau sehr viel Planung und »Management« erfordern. Richtiges Vorbereiten und Durchführen von Einkäufen, Kochen, Versorgen des Haushaltes und das Verwalten finanzieller Mittel setzen eine nicht gestörte geistige Leistungsfähigkeit voraus.

Die Störungen des Erkennens führen zu zunehmenden Schwierigkeiten sowohl im Umgang mit Gegenständen als auch mit Menschen. Schließlich können sie dazu führen, daß ein Alzheimer Kranker nach seiner Frau fragt, obwohl sie neben ihm sitzt oder daß er zu Besuch kommende nahe Angehörige als Einbrecher beschuldigt.

Die nachlassende Geschicklichkeit ist eine der im Alltag wichtigsten Behinderungen mit Problemen bei der Körperpflege, beim An- und Auskleiden, beim Essen und Trinken sowie vielen anderen Bereichen. Anfangs kann es vorkommen, daß ein Mann sich keine Fliege mehr binden kann, während dies bei Krawatten noch kein Problem ist. Sowohl die Betroffenen als auch ihre Angehörigen führen dies dann meist zunächst auf eine mangelnde Übung zurück. Nicht nur zu Beginn ist eine Apraxie besonders deutlich, wenn mehrere Auswahlmöglichkeiten vorhanden sind. So können Kranke ohne Probleme eine Bluse oder ein Hemd anziehen. Wenn man ihnen aber gleichzeitig mehrere zur Auswahl zusammen mit Unterwäsche und Röcken oder Hosen anbietet, können sie dadurch so verwirrt werden, daß sie auch dazu nicht mehr in der Lage sind.

Darüber hinaus können viele andere Bereiche betroffen sein, zum Beispiel Hobbys wie Stricken oder Fotografieren, bei denen die Maschen durcheinander gebracht oder die Einstellknöpfe verwechselt werden. In fortgeschrittenen Stadien sind die Betroffenen nicht mehr in der Lage, selbst einfache Handlungen wie das Aufschließen einer Tür oder das Ein- und Aussteigen aus einem Auto zu bewältigen. Wenn ein Tisch gedeckt werden soll, können sie die Vielzahl der anstehenden Entscheidungen (ob und gegebenenfalls welche Decke, welche Gedecke, Bestecke, Gläser, Anordnung etc.) nicht richtig lösen.

Die Benennungs- und Sprachstörungen führen bei Alzheimer Kranken dazu, daß sie schließlich nicht mehr ausdrücken können, was sie genau möchten und auch Aufforderungen nicht mehr richtig befolgen. Sie können kein Gespräch mehr beginnen und auch Fragen nicht richtig beantworten. Manche Betroffene reden, wenn überhaupt, nur noch in Phrasen (nichtssagenden Redensarten) und sprechen immer wieder das gleiche. Angehörige und andere Bezugspersonen sind dann mehr oder weniger auf Vermutungen angewiesen, wenn sie wissen möchten, was die Kranken wollen.

Ein anderes frühes Krankheitszeichen stellt häufiger eine mangelnde Körperpflege und Hygiene dar. Die Betroffenen vergessen offensichtlich, regelmäßig zu duschen oder zu baden, sie pflegen ihre Fingernägel und Haare nicht mehr. Männer vernachlässigen die Rasur und Frauen ihre Frisur und ihr Make up.

≡ Zu welchen Störungen im familiären Zusammenleben kann es kommen?

Das erste familiäre Problem besteht meist darin, mit der durch die Stellung der Diagnose einer Alzheimer Krankheit verbundenen Belastung fertigzuwerden. Dies hauptsächlich wegen der Vielzahl damit verbundener Probleme und der Gewißheit einer stetigen Verschlimmerung über einen langen Zeitraum.

Demenzkranke können sich aufgrund der Merkmale ihrer Erkrankung ungewollt zunehmend in der Vordergrund der Familie drängen. Oft sind erhebliche Umorganisationen wie zum Beispiel ein Räumen oder Tauschen von Zimmern oder Anschaffungen erforderlich, und der ganze Tagesablauf muß mehr oder weniger auf die Betroffenen ausgerichtet werden. Darunter können sich zum Beispiel noch im Haushalt lebende Kinder von pflegenden Angehörigen oder deren Partner erheblich vernachlässigt fühlen (»die Mutter kümmert sich nur noch um die Oma«), was die familiären Konflikte noch weiter verschärft. Hinzu tritt häufiger auch die Scham, jetzt einen vermeintlich »Verrückten« in der Familie zu haben. Kinder möchten dann unter Umständen keine Freunde mehr einladen.

Erfahrungsgemäß verursachen im weiteren Verlauf zwei typische Verhaltensmuster von Alzheimer Kranken besonders häufig Probleme im familiären Zusammenleben. Bei dem einen Verhaltensmuster handelt es sich um das sehr oft anzutreffende passive Rückzugsverhalten der Betroffenen, die nur noch den ganzen Tag herumsitzen, umherlaufen und Angehörigen nachlaufen. Sie äußern oder verfolgen keine Interessen mehr, setzen sich kaum mit anderen Familienmitgliedern auseinander und nehmen nicht mehr an Gesprächen teil. Dieses Verhalten verursacht bei den Angehörigen oft ein Gefühl des Versagens und der Unfähigkeit, mit dem Kranken richtig umgehen zu können.

Das zweite recht häufig zu familiären Problemen führende Verhaltensmuster von Alzheimer Kranken besteht in der wechselnden Stimmungslage mit aggressiven und beschuldigenden Äußerungen. Viele Angehörige reagieren darauf mehr oder weniger enttäuscht, ärgerlich und ablehnend.

≡ Was kann eine Alzheimer Krankheit verschlimmern?

Auch bei der Alzheimer Krankheit kann es zu relativ plötzlichen Verschlimmerungen kommen, die jedoch nicht unbedingt mit der Krankheit selbst in Zusammenhang stehen müssen. Ein großer Teil der nachfolgend genannten Ursachen ist behandelbar und geht mit einer Besserung einher, sofern sie rechtzeitig erkannt werden.

Gestörte Blut- und Nährstoffversorgung des Gehirns

Ein verminderter Gehalt des vom Herzen zum Gehirn gepumpten Blutes an Sauerstoff (zum Beispiel durch Lungenkrankheiten oder Blutarmut) oder Zucker (zum Beispiel bei Zuckerkranken mit schlechter medikamentöser Einstellung) kann ebenso wie andere Störungen der Blutzusammensetzung (zum Beispiel bei Krankheiten der Niere oder Leber bzw. Entzündungen im Körper) zu Verschlechterungen führen.

Gestörter Kontakt mit der Umwelt

Alzheimer Kranke reagieren verstärkt auf eine herabgesetzte Leistungsfähigkeit ihrer Sinnesorgane. Ob wir kleine schwarze Teilchen in unserem Essen richtig als Gewürze oder einen Fremden an der Haustür zutreffend als Vertreter einschätzen, hängt sehr von unserem Sehvermögen ab, und bei einer Schwerhörigkeit hat jeder von uns Probleme, sich an einer angeregten Unterhaltung zu beteiligen. Seh- und Hörstörungen machen sich bei einer bestehenden Alzheimer Krankheit verstärkt bemerkbar.

Austrocknung

Wassermangel des Körpers aufgrund einer verminderten Flüssigkeitsaufnahme wird in der medizinischen Fachsprache auch als Dehydratation oder Exsikkose bezeichnet (die Betroffenen sind dehydriert oder exsikkiert). Häufige Auslöser für eine Austrocknung sind Fieber, Durchfall und eine zu geringe Trinkmenge (siehe auch S. 171 f).

Medikamente

Viele verschiedene Mittel können die herabgesetzte geistige Leistungsfähigkeit von Alzheimer Kranken zusätzlich beeinträchtigen. Dies betrifft in erster Linie Schlaf- und Beruhigungsmittel, aber auch sogenannte Anticholinergika, also Medikamente, die zu einer verminderten Wirkung des bei der Alzheimer Krankheit bereits gestörten cholinergen Überträgersystems führen und Medikamente mit einer deutlichen anticholinergen Begleitwirkung (siehe auch S. 132f). Diese sollen nach vereinzelten Beobachtungen sogar zumindest unter besonderen Bedingungen eine Störung auslösen können, die einer Alzheimer Krankheit ähnelt. Im Gegensatz zu dieser bildet sie sich aber nach Absetzen der verursachenden Medikamente zurück.

Alkohol

Auch Alkohol beeinträchtigt die Leistungsfähigkeit des Gehirns, wobei die Nebenwirkungen vieler Medikamente zusätzlich verstärkt werden können. Alkoholgenuß in größeren Mengen sollte daher vermieden werden (siehe auch S. 132). In Tabelle 4 ist eine Auswahl der wichtigsten Medikamente und Gifte zusammengestellt, die eine Demenz auslösen oder verschlimmern können.

Plötzliche Verringerung der Anzahl funktionierender Nervenzellen

Schlaganfälle oder Blutungen im Kopf können ebenso wie Tumore zu einer relativ plötzlichen Abnahme der Zahl noch funktionierender Nervenzellen führen, die bei Alzheimer Kranken ohnehin schon verringert sind.

Tab. 4 Medikamente und industrielle bzw. Umwelt-Gifte, die eine Demenz auslösen oder verschlimmern können

Medikamente	Industrie-/Umweltgifte	Sucht- und Genußmittel
Anticholinergika	Aluminum	Alkohol
Antiepileptika	Arsen	Drogen
Aufputschmittel	Blei	– Cannabis
Blutdruckmittel	Lösungsmittel	– Heroin
Herzmittel	Methylalkohol	– Kokain
Psychopharmaka	Quecksilber	
Schlafmittel	Thallium	
Schmerzmittel	Zinn	

≡ Wie ist der übliche Krankheitsverlauf?

Die Alzheimer Krankheit beginnt langsam und schleichend und entwickelt sich gewöhnlich auch in dieser Weise weiter (siehe auch Abb. 11, Seite 99). Schon vorhandene Zeichen der Hirnleistungsstörung verstärken sich und neue treten hinzu. Immer gehen die Zeichen eines geistigen Abbaus körperlichen Störungen voraus. Körperhaltung, Stand und Gang verändern sich erst, wenn der geistige Abbau deutlich ist. Es gibt auch Krankheitsphasen mit einem vorübergehenden Stillstand der Beschwerden.

Je früher die Krankheit beginnt, desto ausgeprägter ist meist das Beschwerdebild. Am ungünstigsten ist der Verlauf bei jüngeren Kranken mit erblicher Belastung (sichere familiäre Alzheimer Krankheit). Die Lebenserwartung ist jedoch bei allen Alzheimer Kranken vermindert und beträgt bei Diagnosestellung im Vergleich zu gleichalten Gesunden weniger als die Hälfte.

Meist, aber keineswegs immer, stehen Störungen des Gedächtnisses bzw. der Merkfähigkeit am Beginn. So gibt es auch Kranke, bei denen über längere Zeit umschriebene neuropsychologische Krankheitszeichen wie zum Beispiel eine Aphasie, eine räumliche Orientierungsstörung oder eine Störung des visuellen Erkennens im Vordergrund stehen. Die Phase der Krankheit mit leichten bis mäßigen Störungen, die noch ein weitgehend normales und sozial integriertes Leben erlauben, dauert durchschnittlich zwei bis drei Jahre.

Im weiteren Verlauf nimmt der Schweregrad der Krankheitszeichen immer mehr zu. Ein selbständiges Leben wird durch die Gedächtnisstörungen zunehmend beeinträchtigt und in Frage gestellt. In dieser Phase sind viele Betroffene besonders nachts sehr unruhig, laufen ziellos in der Wohnung oder im Haus umher, verirren sich manchmal auch in der Nachbarschaft. Auch tagsüber wirken sie oft ruhelos, greifen nach nicht vorhandenen Gegenständen oder spielen mit Dingen wie Taschentüchern oder Stiften.

Schließlich werden die Kranken zunehmend apathisch (antriebslos) und zeigen immer weniger Interesse an ihrer Umwelt. Sie unternehmen nichts mehr; auch Lesen, Fernsehen oder gesellige Unterhaltung interessieren sie nicht mehr. Sie sitzen oft stundenlang einfach herum, ohne etwas zu tun. Körperpflege und Kleidung werden immer stärker vernachlässigt. Selbst früher sehr ordentliche Menschen räumen zum Beispiel ihr Zimmer nicht mehr auf. Die Sprache wird immer langsamer und zeigt wie das sonstige Verhalten eine mangelnde Spontaneität. Alle Bewegungen und das Gehen werden langsamer. Die Betroffenen gehen mit schlurfenden, kleinen Schritten und halten sich oft fest. Ohne Begleitung wagen sie sich nicht mehr außer Haus, und auch in der eigenen Wohnung finden sie sich unter Umständen nicht mehr zurecht. Zeitweise findet sich ein gereiztes oder aggressives Verhalten.

In noch weiter fortgeschrittenen Krankheitsstadien sind die Kranken auch nicht mehr zu einfachen Verrichtungen fähig. Hilft man ihnen nicht auf, bleiben sie im Bett liegen. Alleine können sie sich nicht mehr ankleiden, essen oder zur Toilette gehen. Sie wissen nicht mehr, wann es Tag und wann es Nacht ist, und verlieren schließlich häufiger die Kontrolle über Wasserlassen und Stuhlgang.

Der Krankheitsverlauf beträgt im Durchschnitt sechs bis Jahre; der Schwankungsbereich ist jedoch erheblich und liegt zwischen zwei und über 20 Jahren. Bei einem Beginn vor dem 65. Lebensjahr beträgt die mittlere Dauer des Krankheitsverlaufs rund acht bis zehn Jahre, bei einem Beginn zwischen dem 65. und 80. Lebensjahr rund sechs bis acht Jahre und bei einem Beginn jenseits des 80. Lebensjahres rund vier bis sechs Jahre. Im Endstadium sind die Kranken ans Bett gefesselt, in dem sie stumm und steif liegen. Sie können Urinabgang und Stuhlgang nicht mehr kontrollieren. Meist sterben sie an einer Lungen- oder Harnwegsentzündung sowie anderen Komplikationen wie entzündeten Druckgeschwüren (siehe auch S. 137).

In Tabelle 5 ist der Verlauf der geistigen und körperlichen Leistungseinbußen bei der Alzheimer Krankheit zusammengefaßt.

Tab. 5 Stadieneinteilung der Alzheimer Krankheit (nach REISBERG)

Stadium	Beschreibung
sehr geringe Störung (werden nur von den Betroffenen selbst bemerkt)	Die Betroffenen vergessen, wo sie Dinge hingelegt haben oder wie ihnen bekannte Menschen heißen: Wortfindungsstörungen; keine nennenswerte Beeinträchtigung des beruflichen und sozialen Lebens. Bei der Untersuchung sind keine sicheren Gedächtnisstörungen nachweisbar.
Geringe Störung (werden oft vertuscht oder überspielt)	Stärkeres Nachlassen der Merkfähigkeit, zum Beispiel beim Lesen oder Wiederfinden wertvoller Gegenstände, Versagen bei beruflichen Anforderungen, das Mitarbeitern auffällt; verstärkte Probleme bei unbekannten Situationen. Bei der Untersuchung lassen sich die Gedächtnis- und Konzentrationsstörungen zumindest testpsychologisch deutlich nachweisen.
mäßige Störung	Die Betroffenen sind über aktuelles Geschehen schlecht informiert, sie haben Probleme beim Planen und Lösen schwierigerer Aufgaben (zum Beispiel Umgang mit Geld, Einkaufen, Verreisen). Es zeigt sich eine nachlassende Aktivität und ein Vermeiden von Konkurrenzsituationen. Die Störungen lassen sich in einem Gespräch leicht feststellen.
mittelschwere Störung	Unfähigkeit, sich an wichtige Dinge des täglichen Lebens (eigene Telefonnummer, Adressen, Namen von Verwandten) zu erinnern; Probleme bei der Auswahl passender Kleidungsstücke, unter Umständen Vernachlässigung der Körperpflege; die Betroffenen sind auf Hilfe Dritter angewiesen (Beginn der Demenz).
schwere Störung	Die Betroffenen haben gelegentliche Probleme, sich an den Namen ihrer Partner zu erinnern; keine bewußte Wahrnehmung der Umwelt mehr, vollständige Abhängigkeit von der Hilfe Dritter (auch beim An- und Auskleiden und der Körperpflege); unter Umständen Kontrollverlust für Blasenentleerung und Stuhlgang.
sehr schwere Störung	Extreme Verminderung des Wortschatzes mit weitgehendem Verlust der Sprachfähigkeit; Verlust der Gehfähigkeit, Probleme beim Sitzen; Verlust der Fähigkeit, zu lächeln; häufig Kontrollverlust für Blasenentleerung und Stuhlgang.

Erkennungs- und Untersuchungs-möglichkeiten

≡ Wie entsteht der Verdacht auf eine Alzheimer Krankheit?

Meistens langsam und zunächst nur unbestimmt. Viele der Betroffenen merken anfangs nur, daß ihnen manches nicht mehr so flott von der Hand geht wie gewohnt. Gedächtnisstörungen werden anfangs häufiger entweder nicht weiter ernst genommen oder verdrängt beziehungsweise verheimlicht, zumal im Beruf oder Haushalt noch keine nennenswerten Probleme auftreten.

Öfters treten die ersten größeren Pannen und Mißgeschicke in Streßsituationen wie wichtigen Besprechungen und der Notwendigkeit einer Auseinandersetzung mit einer Fülle von neuen Informationen oder bei Reisen an einen fremden Ort ohne Begleitung auf. Auch im Haushalt können solche Überforderungssituationen auftreten, die von den Betroffenen dann meist als peinlich erlebt werden. In vertrauten Standard-Situationen fällt oft längere Zeit nichts Besonderes auf.

Einen Überblick der Erst- und Folgebeschwerden bei der Alzheimer Krankheit gibt Tabelle 6.

Tab. 6   Erst- und Folgebeschwerden bei der Alzheimer Krankheit (nach WETTSTEIN)

Erstbeschwerden		Folgebeschwerden
Nachlassen von:		Depression
– abstraktem Denken		Persönlichkeitsveränderung
– Urteilsfähigkeit		Verfolgungswahn
– Gedächtnis	frühe	Gleichgültigkeit
– Orientierung	Krank-	Trägheit
	heits-	Unruhe
Auftreten von	zeichen	Aggressivität
– Benennungs- und		Wiederholungstendenz
Sprachstörung		Tag-Nacht-Umkehr
– Störung der		Störung bei Wasserlassen und
Geschicklichkeit		Stuhlgang
– Störung des		
Erkennens		

≡ Welche anderen Krankheiten können eine Demenz verursachen?

Eine Demenz ist kein Merkmal einer bestimmten Krankheit, sondern ein vieldeutiges Zeichen sehr unterschiedlicher Erkrankungen, die zu einer Störung der Funktion von Nervenzellen im Gehirn führen. Dabei werden bevorzugt die für die Informationsverarbeitung, das heißt das Denken zuständigen Nervenzellen geschädigt, was bei der Alzheimer Krankheit zuerst zu einer Verlangsamung und später zu einem weitgehenden Verlust der geistigen Leistungsfähigkeit führt.

Es sind über 50 verschiedene Krankheiten bekannt, die mit einer Demenz einhergehen. Viele davon sind allerdings sehr selten. Die wichtigsten Ursachen für eine Demenz im mittleren bis höheren Lebens-

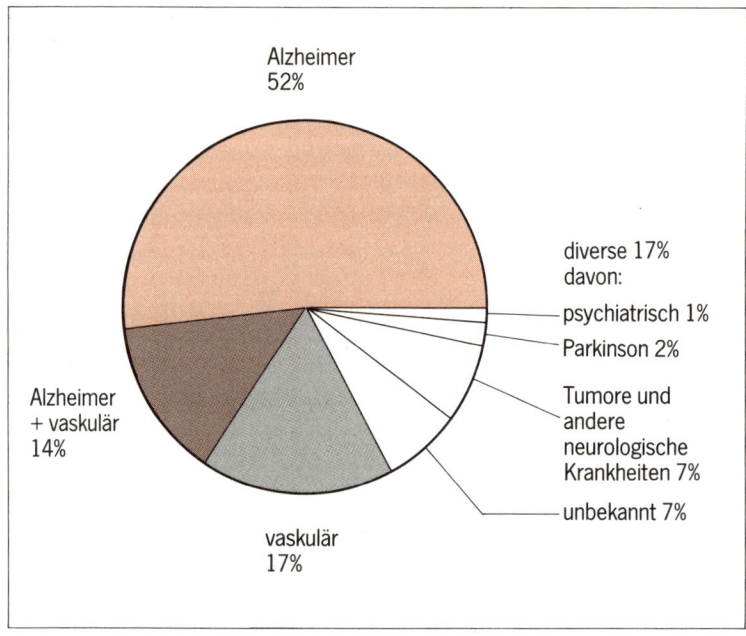

Abb. 10   Schematische Darstellung der häufigsten Demenz-Ursachen.

Tab. 7 Häufige Ursachen für eine Demenz im mittleren bis höheren Lebensalter sowie Krankheiten, die eine Demenz vortäuschen können

Krankheit	Bemerkungen
vaskuläre Demenz	oft auch als sogenannte Multi-Infarkt-Demenz bezeichnet; meist herdförmige neurologische Ausfälle (Lähmungen, Gesichtsfeldausfälle, Gefühlsstörungen usw.)
Hydrozephalus	Störung der Verteilung des Nervenwassers im Kopf mit Aufweitung der Hirnkammern. Meist gleichzeitiges Auftreten von Gangstörungen und Harn-Inkontinenz (bei Alzheimer Krankheit meist erst spät!)
Parkinson Krankheit	Typische Zeichen der Grundkrankheit (verminderte Beweglichkeit, erhöhte Muskelspannung, Ruhe-Zittern)
Schilddrüsenunterfunktion	Diese Kranken sind im Vergleich zu Alzheimer Betroffenen unter anderem meist weniger wach und aktiv
Vergiftungen	In Abhängigkeit von der ursächlichen Substanz unterschiedliche Bilder, meist mehr oder weniger plötzlich auftretend
chronisches Subduralhämatom	Blutung zwischen Innenseite der Schädelknochen und Gehirn, die wie andere Raumforderungen im Kopf zu einer Demenz führen kann, meist aber gleichzeitig auch zu anderen neurologischen Ausfällen
Depression	sogenannte Pseudo-Demenz (keine echte Demenz); in der Vorgeschichte früher häufig ähnliche Episoden; keine Aphasie, Apraxie, Anomie usw.)

alter sowie einige Krankheiten, die eine Demenz vortäuschen können, sind in Abbildung 10 und Tabelle 7 zusammengestellt. Bei Verdacht auf eine Alzheimer Krankheit muß stets auch an diese Möglichkeiten gedacht werden.

Im Unterschied zu den in der Tabelle und Abbildung aufgeführten Krankheiten ist die Demenz bei der Alzheimer Krankheit das einzige oder zumindest ganz im Vordergrund stehende Krankheitszeichen. Bei allen anderen Krankheiten ist die Demenz mit anderen körperlichen oder seelischen Beschwerden verbunden.

≡ Was ist die Pick Krankheit und wie unterscheidet sie sich von der Alzheimer Krankheit?

Die Pick Krankheit ist eine der Alzheimer Krankheit in vielen Merkmalen sehr ähnliche Krankheit, die aber sehr viel seltener und bei im Durchschnitt 20 Jahre jüngeren Menschen auftritt. Bei den Krankheitszeichen steht die Veränderung der Persönlichkeit im Vordergrund, und die Merkfähigkeit ist anfangs kaum oder überhaupt nicht vermindert. Im Gehirn findet sich ein Verlust der Nervenzellen im Bereich der Hirnrinde von Stirn- und Schläfenlappen. Eine wirksame Behandlung steht bis heute nicht zur Verfügung.

Die Grenzen zwischen Pick Krankheit und Alzheimer Krankheit sind unscharf, und es gibt oft Krankheitsfälle von Patienten bis zum 70. Lebensjahr, die von manchen Fachleuten in die eine und von anderen

Tab. 8   Unterschiede zwischen Alzheimer Krankheit und Pick Krankheit

	Alzheimer Krankheit	Pick Krankheit
Alter	meist 7.–9. Jahrzehnt	5.–7. Jahrzehnt
Persönlichkeits-veränderung	meist erst spät	schon früh deutlich
Gedächtnisstörungen	früh	spät
Apraxie	früh	spät
Akalkulie	früh	spät
Klüver-Bucy Syndrom	spät, wenn überhaupt	früh
Sprache	meist spät gestört (Palilalie, Logoklonie)	früh gestört (Stereotypien, sensorische Aphasie)
CT/MRT	allgemeine Atrophie	umschriebene Atrophie
längste Über-lebenszeit	25 Jahre	10 Jahre
Histologie	Alzheimer Fibrillen und Plaques	Pick Einschlußkörper

in die andere Gruppe eingeordnet werden. Eine sichere Unterscheidung ist nur histologisch möglich. Bei einer nach dem 70. Lebensjahr beginnenden Demenz ist eine Pick Krankheit allerdings extrem unwahrscheinlich. Die wichtigsten Unterschiede sind in Tabelle 8 zusammengefaßt.

≡ Wie kann man zwischen Alzheimer Krankheit und depressiver Pseudo-Demenz unterscheiden?

Klagen älterer Menschen über Gedächtnisstörungen sind meist Ausdruck einer Depression. Während Alzheimer Kranke ihre Probleme fast immer herunterspielen oder untertreiben, klagen depressive Pa-

---

Tab. 9   Unterschiede zwischen Alzheimer Krankheit und depressiver Pseudo-Demenz

	Alzheimer Krankheit	depressive Pseudo-Demenz
Beginn	unmerklich	rasch
Verlauf	langsam schlechter werdend, stetiger Verlauf	rasch schlechter werdend, wechselnder Verlauf
Tagesschwankungen	oft abends oder bei Müdigkeit schlechter	meist morgens schlechter
Dauer	chronisch, bleibend	akut, vorübergehend
Klagen	selten, eher ungenaue Beschwerdeschilderung	häufig, meist genaue Beschwerdeschilderung
Stimmung	wechselnd, leicht umstimmbar	gleichbleibend depressiv
Aufmerksamkeit, Konzentration	gestört	meist nicht gestört
Schuldgefühle	nein, beschuldigt häufiger andere	ja, häufiger
Verhalten	meist unbesorgt, fordernd	meist sehr besorgt, unsicher
Körperpflege	vernachlässigt	unauffällig
Antwort auf Fragen	oft knapp daneben	oft »ich weiß nicht«
Anstrengung bei Aufgaben	bemüht sich, Freude bei Bewältigung	kaum Bemühungen, lustlos
Gedächtnisstörung	mehr Kurzzeitgedächtnis (Versuche, zu verheimlichen)	Kurz- und Langzeitgedächtnis (starke Klagen darüber)
Leistungsfähigkeit	gleichbleibend schlecht	wechselnd, erhaltene praktische Fähigkeiten
nächtliche Unruhe	oft	selten
Medikamente/Alkohol	selten Mißbrauch	häufiger Mißbrauch

tienten von sich aus sehr häufig darüber. Gedächtnisstörungen im Rahmen einer Depression sind auch nie so extrem ausgeprägt wie bei einer Alzheimer Krankheit. Depressive vergessen nie, wer ihr Partner ist, wo sie leben oder wie sie heißen, und sie finden sich in einer fremden Umgebung im Gegensatz zu Alzheimer Kranken gut zurecht. Bei der Alzheimer Krankheit nimmt mit zunehmender Dauer auch die Einsicht der Betroffenen für ihre Situation immer mehr ab.

Zu den wichtigsten Unterschieden zwischen Alzheimer Krankheit und depressiver Pseudo-Demenz siehe auch Tabelle 9.

☰ Wie kann man zwischen Alzheimer Krankheit und vaskulärer Demenz unterscheiden?

Vaskulär heißt gefäß- oder durchblutungsbedingt. Unter der Bezeichnung vaskuläre Demenz faßt man demnach Demenzformen zusammen, die aufgrund von Durchblutungsstörungen des Gehirns auftreten. Die Vorstellung von arteriosklerotisch bedingten Durchblutungsstörungen als Ursache einer Demenz war bis vor wenigen Jahren weit verbreitet und wurde in Form einer »Arterienverkalkung« als häufigste Demenzursache überhaupt angesehen. Heute weiß man, daß dies nicht zutrifft, sondern daß Durchblutungsstörungen des Gehirns nur dann zu einer Demenz führen, wenn sie für das Gedächtnis und andere höhere Hirnleistungen wichtige Stellen betreffen oder wenn sich die Auswirkungen mehrerer Schlaganfälle summieren.

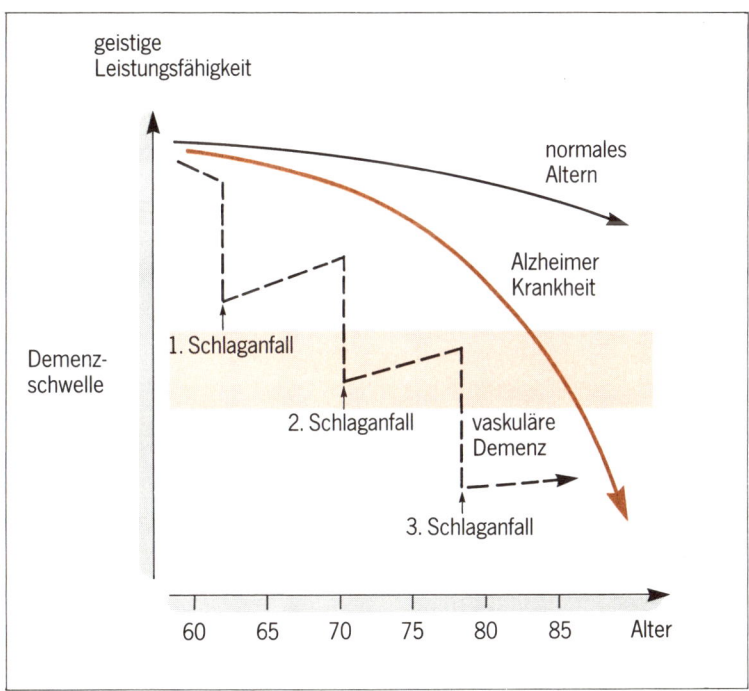

Abb. 11   Schematische Darstellung des Verlaufs der Alzheimer Krankheit und der vaskulären Demenz.

Eine vaskuläre Demenz tritt gelegentlich nach wiederholten, kleineren Schlaganfällen auf. Dann spricht man auch von Multi-Infarkt-Demenz. Es kann zwar auch schon nach einem einzigen Schlaganfall zu einer erheblichen Einschränkung der geistigen Leistungsfähigkeit kommen, die die Kriterien einer Demenz erfüllt, normalerweise setzt dies aber die Unterbrechung zahlreicher Leitungsbahnen im Gehirn voraus, was nach zahlreichen Schlaganfällen wahrscheinlicher ist als nach einzelnen Ereignissen. Die Krankheitsentwicklung zeigt dabei meist entsprechend der Anzahl und Schwere der Schlaganfälle im Gegensatz zur Alzheimer Krankheit eine schritt- oder stufenweise Verschlechterung mit zwischenzeitlicher teilweiser Verbesserung (Abb. 11).

Eine vergleichsweise häufige Form der vaskulären Demenz besteht in der sogenannten subkortikalen arteriosklerotischen Enzephalopathie (SAE), die manchmal nach einem deutschen Neurologen (Otto

Tab. 10 Ischämie-Skala nach Hachinski zur Unterscheidung zwischen Alzheimer Krankheit und vaskulärer Demenz

Nr.	Merkmal	Punkte
1	Plötzlicher Beginn der Beschwerden	2
2	Schritt- oder stufenweise Verschlechterung	1
3	Wechselhafter Verlauf der Beschwerden	2
4	Nächtliche Verwirrtheit	1
5	Persönlichkeit ist eher erhalten	1
6	Depression	1
7	Körperliche Beschwerden	1
8	Kontrollverlust für Gefühlsäußerungen	1
9	Bekannter Bluthochdruck	1
10	Bereits Schlaganfall/Schlaganfälle gehabt	2
11	Arteriosklerose der Gefäße	1
12	Neurologische Herdsymptome (wie Halbseitenschwäche)	2
13	Neurologische Herdzeichen (wie Reflexauffälligkeiten)	2
	Alzheimer Demenz	0–4 Punkte
	Mischformen (nicht eindeutig)	5–6 Punkte
	vaskuläre Infarkt-Demenz	7–18 Punkte

Binswanger, 1852–1929) auch als Binswanger Krankheit bezeichnet wird. Dabei kommt es im sogenannten Marklager des Großhirns unterhalb der Hirnrinde aufgrund von Veränderungen an den Arterien zu einem Gewebsuntergang, ohne daß Schlaganfälle auftreten müssen. Andere Formen der vaskulären Demenz bestehen unter anderem in der sogenannten Amyloid-Angiopathie, die sich meist durch Blutungen in das Gehirn bemerkbar macht. Eine Amyloid-Angiopathie findet sich auch bei der Alzheimer Krankheit (siehe S. 47), wo sie aber nur ein Krankheitszeichen neben anderen darstellt. Andererseits ist denkbar, daß diese Angiopathie auch bei der Alzheimer Krankheit im Verlauf zur zunehmenden Demenz beiträgt.

Die nach einem kanadischen Neurologen benannte und weit verbreitete Hachinski- oder Ischämie-Skala (siehe Tab. 10) ist zwar sehr einfach und dadurch leicht anwendbar, wegen der willkürlichen Wer-

Tab. 11   Unterschiede zwischen Alzheimer Krankheit und vaskulärer Demenz

	Alzheimer Krankheit	vaskuläre Demenz
Beginn	unmerklich	meist plötzlich
Verlauf	langsam schlechter werdend	meist plötzlich und stufenweise schlechter werdend, zum Teil aber auch langsam schlechter werdend
Bluthochdruck	durchschnittlich häufig	überdurchschnittlich häufig (zirka 80%)
Schlaganfälle in der Vorgeschichte	fehlen normalerweise	häufig (nicht immer!)
Lähmungen	fehlen normalerweise	häufig
Taubheitsgefühle	fehlen normalerweise	häufig
EEG	allgemein verändert	umschrieben verändert
CT/MRT	allgemeine Atrophie, besonders kortikal	umschriebene Defekte, besonders subkortikal

tung von einzelnen Punkten aber auch sehr ungenau. Sie kann allenfalls zu einer vorläufigen Einordnung dienen, zur genauen Zuordnung ist sie ungeeignet. Ohnehin werden bei einer normalen, ausführlichen Erhebung der Krankengeschichte und körperlichen Untersuchung weit mehr Merkmale erfaßt als mit dieser groben Skala.

Zu den wichtigsten Unterschieden zwischen der Alzheimer Krankheit und einer vaskulären Demenz siehe auch Tabelle 11.

Wie wird eine Alzheimer Krankheit festgestellt?

Die Feststellung einer Alzheimer Krankheit stützt sich im wesentlichen auf die Anamnese (Krankheitsgeschichte), die körperliche Untersuchung und auf die Ergebnisse von Fragen oder Fragebögen zur Überprüfung von Gedächtnis und sonstiger geistiger Leistungsfähigkeit. Labor- und andere technische Untersuchungen (siehe Seite 111–121) dienen in erster Linie dem Ausschluß anderer, behandelbarer Demenz-Ursachen. Beim Auftreten der ersten Beschwerden kann allenfalls der Verdacht auf eine Alzheimer Krankheit geäußert werden, der dann zur weiteren Bestätigung einer Durchführung von Zusatzuntersuchungen und insbesondere der Beobachtung des weiteren Krankheits-

Tab. 12   Fragen, die bei der Anamnese von Alzheimer Kranken gestellt werden sollten

- Dauer und Verlauf der Gedächtnisprobleme?
- Langsam-schleichender oder plötzlicher Beginn?
- Gibt es Orientierungsstörungen?
- Gibt es Störungen mit dem Urteilsvermögen?
- Gibt es Benennungs- und Sprachstörungen?
- Gibt es Persönlichkeitsstörungen?
- Gibt es psychische Störungen wie Hinweise auf eine Depression?
- Ist ein starker Gewichtsverlust aufgetreten?
- Wird über Schmerzen geklagt?
- Wird über Probleme beim Schlafen geklagt?
- Wird über Probleme beim Wasserlassen geklagt?
- Wird über Probleme beim Gehen geklagt?
- Welche Beispiele für ein vermindertes geistiges Leistungsvermögen gibt es?
    Probleme beim Umgang mit Zahlen (Ausfüllen eines Schecks)?
    Probleme bei der Versorgung des Haushalts und beim Kochen?
    Probleme bei der Berufstätigkeit?
    Probleme beim Waschen und Anziehen?
    Probleme bei Freizeitbeschäftigungen (wie Kartenspielen oder Lösen von Kreuzworträtseln)?
- Gibt es frühere Kopfverletzungen, Schlaganfälle, Schilddrüsen- oder psychiatrische Krankheiten?
- Was sind die derzeit und in den letzten 2 Monaten eingenommenen Medikamente, was war der Grund für ihre Verordnung, hat sich eine Wirkung gezeigt, sind Nebenwirkungen aufgetreten?
- Gibt es oder gab es Verwandte mit ähnlichen Beschwerden (wenn ja, welche Verwandte, in welchem Alter, und wie war der Verlauf)?

verlaufs bedarf. Die Fragen, die bei der Erhebung der Vorgeschichte gestellt werden sollten, sind in Tabelle 12 zusammengefaßt.

Gegen eine Alzheimer Krankheit sprechen unter anderem folgende Merkmale:

– Alter unter 55 Jahren (seltene Ausnahmen möglich!),
– plötzlicher Beginn mit stufenweisem oder wechselhaftem Verlauf,
– deutliche körperliche Begleitbeschwerden schon zu Beginn,
– deutliche herdförmige neurologische Ausfälle (mit Ausnahme der neuropsychologischen Störungen),
– Schlaganfälle in der Vorgeschichte oder entsprechende Befunde bei der Computer- oder Magnetresonanztomographie (siehe S. 115 ff).

≡ Welche Rolle haben Angehörige und Bezugspersonen bei der Feststellung der Krankheit, und was sollte man den Betroffenen sagen?

Oft haben Angehörige und sonstige Bezugspersonen schon bei der Erkennung der Krankheit eine herausragende Rolle. Dies ist gerade bei solchen Betroffenen der Fall, die ihre Beschwerden von sich aus eher verleugnen oder verdrängen. Wenn ein Partner eines alten Ehepaares eine Alzheimer Krankheit entwickelt, fällt dies dem anderen Partner unter Umständen längere Zeit nicht besonders auf, oder die Krankheitszeichen werden auf das zunehmende Alter geschoben. Dann sind es meist die Kinder, die den Ernst der Lage zuerst erkennen.

Außenstehende können die ersten erkennbaren Krankheitszeichen zunächst als eine Depression interpretieren: Verstimmungszustände, Verlust sozialer Bezüge sowie Schwung- und Initiativlosigkeit. Kennt der Hausarzt den Kranken nicht besonders gut, kann er auch nicht zuverlässig einschätzen, ob und in welchem Ausmaß es zu einem Abbau der geistigen Leistungsfähigkeit gekommen ist.

Zur Frage, ob man die Betroffenen über ihre Krankheit aufklären soll, gibt es wie bei vielen Krankheiten sehr unterschiedliche Meinungen. Manche halten es für barmherziger und für die Betroffenen besser, wenn man ihnen die Diagnose verschweigt. Dies kann sowohl die Auffassung der Angehörigen als auch der untersuchenden Ärzten sein, die sich vielleicht mehr auf Drängen der Angehörigen als auf Wunsch der Kranken ein Bild von ihrer Krankheit gemacht haben.

Rechtlich ist die Situation ganz eindeutig so, daß der Arzt ohne Einverständnis der Betroffenen noch nicht einmal mit seinen Angehörigen (auch nicht den Ehepartnern!) sprechen darf. Das häufig anzutreffende Vorgehen, die Partner und Angehörigen ohne weiteres sowohl zu befragen als auch zu informieren, ist rechtlich nicht zulässig. Beides darf nur mit Einverständnis und in Absprache mit den Betroffenen geschehen, auch um es – gerade zu Beginn der Beschwerden – nicht zu einem Vertrauensverlust sowohl zwischen Arzt und Kranken als auch zwischen Kranken und ihren Angehörigen kommen zu lassen.

Wann und in welchem Ausmaß man Betroffene aufklärt, hängt nicht nur von der Art und Schwere der jeweiligen Störungen, sondern auch von den Besonderheiten jedes einzelnen Menschen ab. Zum Beispiel spielt die berufliche und private Situation sowie das Vorhandensein von Hilfsmöglichkeiten eine große Rolle. Wie bei vielen anderen Leiden wissen oder ahnen die meisten Kranken ohnehin, daß etwas mit ihnen nicht stimmt. Viele haben sich schon von sich aus informiert, und heutzutage wird es gar nicht so selten sein, daß Menschen mit Gedächtnis- und anderen Hirnleistungsstörungen selbst bereits an die Möglichkeit einer Alzheimer Krankheit denken. Eine offene Information und Bestätigung durch den Arzt kann durchaus auch eine Erleichterung für die Betroffenen sein, die eventuell schon befürchtet haben, möglicherweise »verrückt« zu werden. Ein mehr oder weniger direktes Belügen der erkrankten Menschen oder das Nennen von Verlegenheitsdiagnosen wie »Erschöpfungszustand« oder »Durchblutungsstörungen« ist meist nicht im Interesse der Erkrankten.

Eine Befragung unter älteren Menschen in den USA hat ergeben, daß die weit überwiegende Mehrzahl (92 Prozent) es gerne möglichst frühzeitig wissen würde, wenn bei ihnen eine Alzheimer Krankheit vorliegt. Als häufigste Gründe dafür wurden die rechtzeitige Planung finanzieller und persönlicher Angelegenheiten (94 Prozent) und das Bedürfnis nach Bestätigung der Diagnose durch eine zweite Untersuchung (62 Prozent) angegeben.

Welche Rolle haben der Hausarzt und Fachärzte bei der Feststellung der Krankheit?

Der Hausarzt als derjenige Arzt, der seine Patienten in der Regel seit langem auch persönlich kennt, ist sowohl bei der Feststellung einer Alzheimer Krankheit als auch bei der weiteren Betreuung von großer Bedeutung. Er wird zur Abklärung der ersten Krankheitszeichen neben der Befragung zur Beschwerdeentwicklung eine sorgfältige körperliche Untersuchung sowie eine Laboruntersuchung durchführen. Ergänzt werden diese durch Röntgenaufnahmen und gegebenenfalls andere apparative Untersuchungen. Aufgrund der jeweiligen Ergebnisse können behandelbare Ursachen einer Demenz (siehe S. 92 f) ausgeschlossen werden.

Es liegt im Ermessen des Hausarztes, der dies in der Regel auch mit den Betroffenen beziehungsweise später ihren Angehörigen besprechen wird, ob er zur Sicherung der Diagnose noch fachärztliche Untersuchungen beim Neurologen (Arzt für organische Nervenkrankheiten), Psychiater (Arzt für seelische Nervenkrankheiten) oder Nervenarzt (Arzt für Neurologie und Psychiatrie) für erforderlich hält. Überwiegend ist man heute der Meinung, daß in der Regel einer dieser Fachärzte hinzugezogen werden sollte. Dies hauptsächlich deshalb, um mit möglichst großer Sicherheit andere Krankheiten auszuschließen, die eine Alzheimer Krankheit nur vortäuschen.

Beim typischen Bild einer Alzheimer Krankheit mit einer Krankheitsdauer von mindestens einem halben Jahr ohne sonstige körperliche Beschwerden und neurologische Befunde ist das Risiko, ohne fachärztliche Untersuchung und erweiterte apparative Diagnostik eine andere, behandelbare Demenzursache zu übersehen, allerdings sehr gering.

≡   ## Was kann mit Fragebögen und Tests festgestellt werden?

Psychologische Tests werden durchgeführt, um das Ausmaß einer geistigen Leistungseinschränkung und die davon besonders betroffenen Bereiche festzustellen. Dies gelingt mit Hilfe von Fragebögen oder einheitlichen Tests besser als mit einem Gespräch, in dem unter Umständen wichtige Gesichtspunkte vergessen werden. Allerdings ist bei fast allen diesen Untersuchungen eine aktive Mitarbeit der Betroffenen erforderlich, weshalb sie bei fortgeschrittener Demenz in aller Regel nicht mehr durchführbar sind.

Es stehen sehr viele unterschiedliche Fragebögen und psychologische Testverfahren mit verschiedenen Zielsetzungen zur Verfügung. Eine testpsychologische Untersuchung kann besonders zu Beginn der Krankheit hilfreich sein, wenn noch Schwierigkeiten bei der Einordnung von Beschwerdebildern bestehen. Bei nicht eindeutigem Ergebnis sollte die Untersuchung nach einem halben Jahr wiederholt werden. Bei den üblicherweise durchgeführten Tests handelt es sich entweder um Fragebögen, in denen die Kranken Lösungen eintragen sollen, oder um einfache Leistungsüberprüfungen wie etwa das Ankreuzen oder Durchstreichen von Buchstaben oder Zeichen in einer Liste.

Bei den testpsychologischen Untersuchungen zeigen Alzheimer Kranke folgende krankheitstypische Ergebnisse:

– Es kommt zu einer Abnahme der Leistung und damit des durchschnittlich erreichten Punktwertes (Intelligenzquotient oder »IQ«).
– Bei den Intelligenztests schneiden die Gedächtnisprüfungen am schlechtesten ab.
– Bei den Tests, zu deren Lösung kein Lesen oder Sprechen erforderlich ist (»nonverbale« Tests), schneiden die Kranken besser ab, da hier die Sprachstörungen nicht zum Tragen kommen.
– Durch die Einzelergebnisse der Untersuchung wird deutlich, daß es sich um eine erworbene Störung handelt (die »prämorbide« Intelligenz lag höher).

Tab. 13 Mini-Mental-Skala

Überprüfter Bereich	Aufgabe	Bewertung
Orientierung	Welches Datum? welches Jahr? welche Jahreszeit? welcher Monat? welcher Tag?	pro richtige Antwort 1 Punkt (insgesamt höchstens 5 Punkte)
	Wo sind wir jetzt? (Ort, Land, Bundesland, Haus/Klinik/Praxis, Stockwerk)	pro richtige Antwort 1 Punkt (insgesamt höchstens 5 Punkte)
Aufnahmefähigkeit	Nachsprechen: zum Beispiel Zitrone, Schlüssel, Ball (im Rhythmus ein Wort pro Sekunde, bis zu 5 x vorsagen)	pro Wort 1 Punkt (insgesamt höchstens 3 Punkte)
Aufmerksamkeit und Rechnen	Von 100 jeweils 7 abziehen (100, 93, 86, 79....) *oder* das Wort »Lampe« rückwärts buchstabieren	pro richtige Zahl 1 Punkt (insgesamt höchstens 5 Punkte) Punktzahl nach Zahl der richtigen Buchstaben (zum Beispiel epmal = 5, epalm = 2)
Gedächtnis	Frage nach den unter »Aufnahmefähigkeit« nachgesprochenen Worten	pro Wort ein Punkt (höchstens 3 Punkte)
Sprache	Benennen: z. B. Wie heißt das? (Kuli) Wie heißt das? (Uhr)	pro richtige Antwort/ Lösung 1 Punkt (höchstens 3 Punkte)
	Nachsprechen: »Kein und, wenn oder aber«	
Befolgen einer Aufforderung	»Nehmen sie ein Blatt Papier, falten es in der Mitte und legen es auf den Boden«	pro richtiger Teillösung 1 Punkt (höchstens 3 Punkte)
Lesen (und Befolgen)	Text auf separatem Blatt: »Schließen Sie beide Augen«	1 Punkt (für Lesen und Befolgen)

Tab. 13   Mini-Mental-Skala (Fortsetzung)

Überprüfter Bereich	Aufgabe	Bewertung
Schreiben	Es soll ein vollständiger Satz aufgeschrieben werden	1 Punkt
Kopieren	auf separatem Blatt sollen 2 sich überschneidende Fünfecke genau nachgezeichnet werden	1 Punkt (alle 10 Winkel müssen vorhanden sein)

Die sogenannte Mini-Mental-Skala (MMS, Tab. 13) ist ein weitverbreiteter Kurztest zur Überprüfung von Merk- und Erinnerungsfähigkeit sowie Orientierung, Konzentration und Sprachverständnis. Mit den 30 kurzen Aufgaben ist eine rasche und recht zuverlässige Bestätigung des Verdachts auf eine Demenz möglich. Allerdings ist das Testergebnis ganz zu Beginn der Alzheimer Krankheit oft noch im Bereich der Norm. Ein anderer, auch von Hausärzten leicht durchführbarer Test besteht in dem sogenannten Zahlen-Verbindungs-Test, bei dem die auf einem Blatt zufällig verteilten Zahlen 1 bis 20 durch eine Linie (1–2–3....–20) verbunden werden sollen.

☰ Was kann mit dem Elektroenzephalogramm (EEG) festgestellt werden?

Das EEG ist die dem EKG des Herzens vergleichbare Aufzeichnung der elektrischen Aktivität von den Nervenzellen des Gehirns. Dazu dienen ebenfalls den Ableitungen beim EKG vergleichbare Elektroden, die nur kleiner sind und in größerer Zahl über der Kopfhaut verteilt werden. Wie beim EKG ist die Untersuchung schmerz- und gefahrlos.

In Abhängigkeit von dem Ausmaß der Beschwerden und der neuropsychologischen Ausfälle kommt es bei der Alzheimer Krankheit zu unterschiedlich schweren EEG-Veränderungen. In der ersten Zeit zeigen sich meist noch überhaupt keine Veränderungen, dann kommt es zu einer zunehmenden Verlangsamung der Aktivität. Mit fortschreitender Dauer der Krankheit nimmt die Ausprägung der normalen Wellen ab, und sie werden durch langsamere ersetzt (Abb. 12). Darüber hinaus ist besonders über den Schläfen- und Scheitellappen eine Mehreinlagerung langsamer Wellen vorhanden. Bei einem größeren Teil der Kranken werden im EEG höhergespannte Gruppen langsamer Wellen mit Betonung über den vorderen Hirnabschnitten beobachtet, und schließlich sind die reaktiven EEG-Veränderungen unter raschem Flackerlicht (mehr als 18 Blitzreize pro Sekunde) oft deutlich abgeschwächt.

Alle genannten EEG-Veränderungen sind für die Alzheimer Krankheit weder krankheitstypisch noch beweisend, und insgesamt hat das EEG weder bei der Erkennung der Krankheit noch bei der Verlaufsbeobachtung einen besonders hohen Stellenwert.

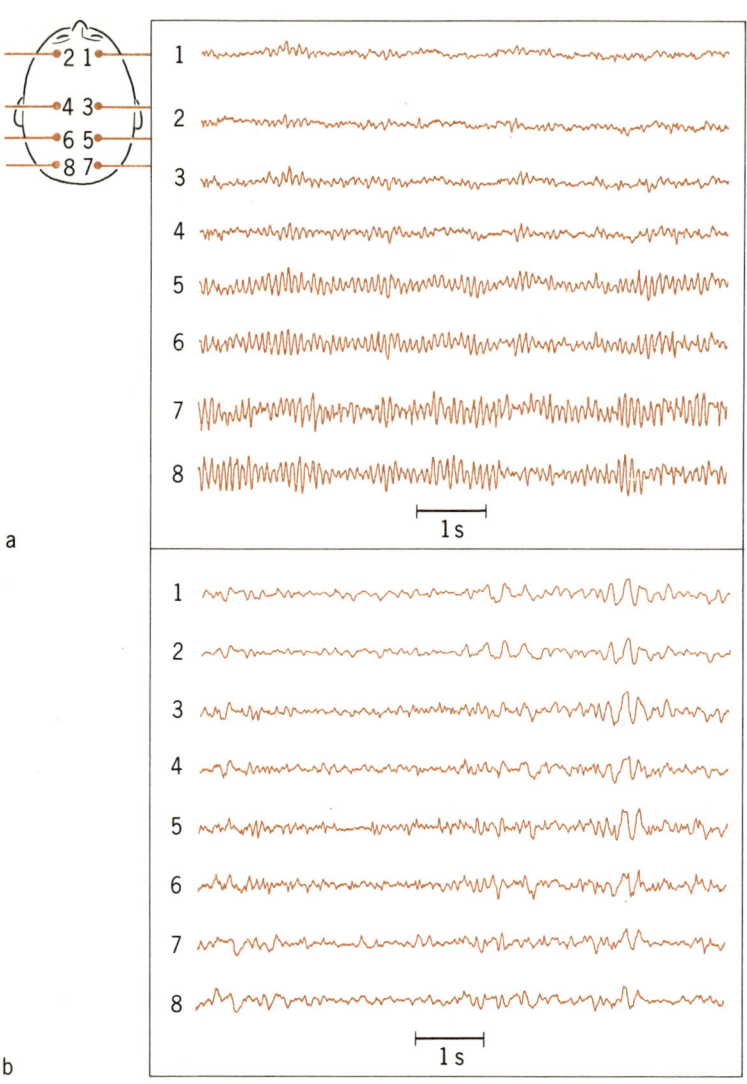

Abb. 12   Elektroenzephalographische (EEG-) Befunde bei einem Gesunden (a) und bei der Alzheimer Krankheit (b; vermehrte, diffuse Einlagerung langsamer Wellen).

≡ Was sind evozierte Potentiale, und was kann durch sie festgestellt werden?

Als *evozierte Potentiale* werden Spannungsschwankungen im Nervensystem bezeichnet, die wenige Millisekunden (tausendstel Sekunden) bis einige Sekunden nach bestimmten Reizen als Antwort auftreten. Der Reiz kann zum Beispiel ein Lichtblitz, ein Geräusch oder ein elektrischer Hautreiz sein. Da die einzelnen Antworten nur sehr schwach sind, ist es notwendig, das Nervensystem mehrere hundertmal wiederholt zu reizen und die gemittelten Antworten zusammenzufassen. Damit erhält man von zufälligen Veränderungen und Störungen »bereinigte« und klar erkennbare Ergebnisse.

In erster Linie überprüfen die evozierten Potentiale die Erregungsleitung in den verschiedenen Sinnes-»Kanälen«, also der Seh-, Hör- und Gefühlsbahn. Wie schon mehrfach erwähnt, ist bei der Alzheimer Krankheit nicht die eigentliche Sinneswahrnehmung, sondern die weitere Informationsverarbeitung in den höheren Zentren des Gehirns gestört. Daher kann man erwarten, daß die sogenannten frühen, der noch unverarbeiteten Weiterleitung der Sinneswahrnehmung entsprechenden evozierten Potentiale weitgehend normal bleiben und Veränderungen besonders die sogenannten späten Komponenten betreffen.

Visuell evozierte Potentiale (VEP) zeigen bei der üblichen Untersuchungstechnik mit einem Schachbrettmuster-Reiz am ehesten durch mangelnde Mitarbeit der Kranken (kein richtiges Fixieren der Marke in der Mitte des Reizmusters) bedingte leichte Veränderungen stets Normalbefunde der sogenannten Primärantwort (Hauptausschlag nach ungefähr 100 Millisekunden). Demgegenüber haben einige Arbeitsgruppen aber übereinstimmend eine Verzögerung der späteren VEP-Latenzen und der Blitz-VEPs gefunden. Diese Befunde bestätigen, daß die für die frühen Musterumkehr-VEPs verantwortliche Sehrinde am Hinterkopf von der Alzheimer Krankheit praktisch nicht betroffen wird. Hingegen ist dies bei den im Scheitel- und Schläfenlappen liegenden, sogenannten übergeordneten visuellen Assoziationsgebieten der Fall, die für die späteren Komponenten und Blitz-evozierte VEPs verantwortlich sind.

Untersuchungen mit den innerhalb von höchstens 10 Millisekunden auftretenden frühen *akustisch evozierten Potentialen (AEP)* haben bei der Alzheimer Krankheit eine Verzögerung und Amplitudener-
niedrigung der späten Komponenten (sogenannte Welle V) sowie eine
Zunahme der Leitzeit innerhalb des Hirnstamms (Latenzdifferenz Welle I–V) zeigen können.

Als »*P 300*« wird ein nach rund 300 Millisekunden auftretendes,
spätes evoziertes Potential bezeichnet, das durch verschiedenartige,
unerwartete Reize ausgelöst werden kann. Es entspricht möglicherweise den Prozessen des Gehirns, die der Auswahl und Erkennung von
Reizen dienen. Es läßt sich beispielsweise beobachten, wenn innerhalb
einer Folge von gleichbleibenden Reizen (zum Beispiel Töne bestimmter
Frequenz und Lautstärke) plötzlich ein anderer Reiz auftritt, den die
Untersuchungsperson registrieren muß (zum Beispiel durch Drücken
eines Knopfes). Die P 300 ist zwar bei den meisten Alzheimer Kranken
verlängert, dies ist aber auch bei vielen gesunden älteren Menschen der
Fall. Außerdem ist diese Untersuchungsmethode sehr störanfällig und
erfordert eine aktive Mitarbeit, was Alzheimer Kranken oft nicht mehr
möglich ist.

Evozierte Potentiale sind für die normale Betreuung von Alzheimer Kranken ebenso wie das EEG von nachgeordneter Bedeutung. Die
P 300 kann bei wissenschaftlichen Untersuchungen wie der Überprüfung der möglichen Wirksamkeit eines neuen Medikamentes von Nutzen sein. Alle Untersuchungen evozierter Potentiale sind wie das EEG
schmerz- und risikolos.

≡   Was kann mit der Computer- und Magnetresonanztomographie festgestellt werden?

Eine Untersuchung des Gehirns mit bildgebenden Verfahren ist eine unverzichtbare Voraussetzung zur verläßlichen Stellung der Diagnose einer Alzheimer Krankheit. Dies nicht deshalb, weil damit ein Nachweis krankheitstypischer oder beweisender Veränderungen möglich wäre, sondern weil nur so andere Ursachen wie Hirntumor, Schlaganfälle, oder ein Hydrozephalus (Aufstau) der Verteilung des Nervenwassers in den Hirnkammern mit ausreichender Sicherheit ausgeschlossen werden können.

Die Computertomographie (CT) zeigt von einem Computer berechnete Scheiben des Gehirns. Die Schattierung bzw. Helligkeit des Bildes hängt dabei von der Gewebsdichte ab. Deshalb werden Flüssigkeiten (zum Beispiel das Nervenwasser in den Hirnkammern) oder flüssigkeitsreiche Gewebe anders abgebildet als Knochen oder dichtgedrängte, flüssigkeitsarme Weichteilstrukturen.

Das Ausmaß einer Hirnatrophie bzw. Erweiterung von Furchen und Hirnkammern nimmt zwar im Durchschnitt mit dem Ausmaß der Demenz zu, im Einzelfall ist aber wegen der großen Streubreite der Befunde kein verläßlicher Rückschluß möglich. Neben einer allgemeinen leichten Abnahme der Gewebsdichte im Marklager finden sich gelegentlich auch einzelne umschriebene Hypodensien (Dichteminderungen). Diese kommen viel ausgeprägter und zahlreicher bei der zweithäufigsten Demenzursache im höheren Lebensalter vor: der vaskulären Demenz (siehe auch S. 99 ff). Beispiele für ein CT bei der Alzheimer Krankheit und bei einer vaskulären Demenz im Vergleich zu einem gesunden Gleichaltrigen sind in Abbildung 13 dargestellt.

Die Magnetresonanztomographie (MRT) bildet das Gehirn ähnlich ab wie die Computertomographie, aber mit einer besseren Auflösung und ohne Strahlenbelastung. Anstelle der Abbildung mit Röntgenstrahlen erfolgt eine Messung der Struktur des Hirngewebes in einem starken Magnetfeld. Die bessere Auflösung und Detailerkennung hilft zwar gelegentlich bei der Feststellung anderer Demenz-Ursachen wie umschriebenen Schlaganfällen, meist sind diese aber auch im computer-

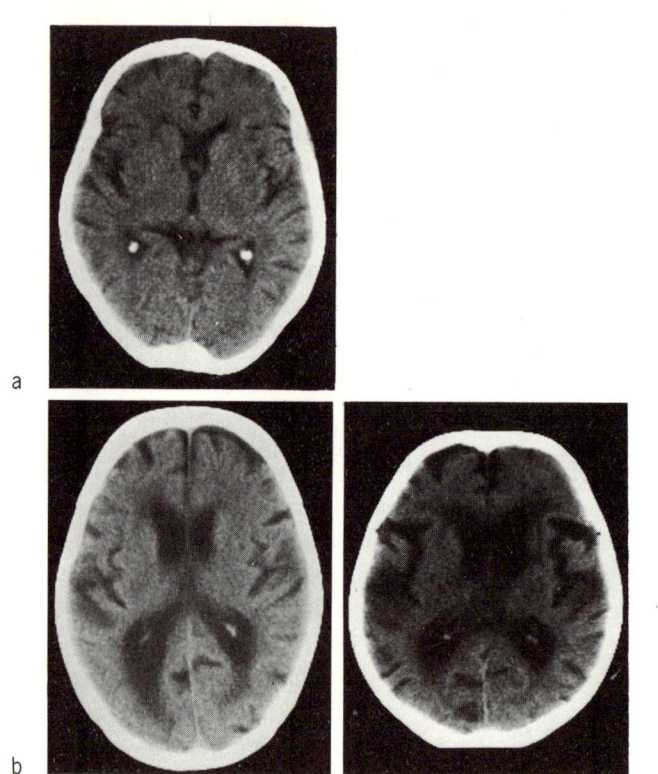

Abb. 13   Computertomographische (CT-) Schnittbilder des Großhirns eines gesunden älteren Menschen (a), eines Alzheimer Kranken (b) und bei vaskulärer Demenz (c).

tomographischen Bild zu sehen sind. MRT-Untersuchungen lassen bei Alzheimer Kranken weitaus häufiger als im CT Veränderungen der weißen Substanz im Bereich der sogenannten Marklager zwischen Hirnrinde und Hirnkammern erkennen, was bei der Abgrenzung von einer vaskulären Demenz zur Verwirrung führen kann. In der Zukunft könnte es mit der MRT möglich werden, die Konzentration von verschiedenen Stoffwechselsubstanzen in verschiedenen Gehirnabschnitten zu bestimmen.

CT und MRT können bei der Alzheimer Krankheit derzeit sowohl die Schrumpfung der Hirnrinde als auch die Erweiterung der Hirnkammern nachweisen (Abb. 14); diese Untersuchungsergebnisse

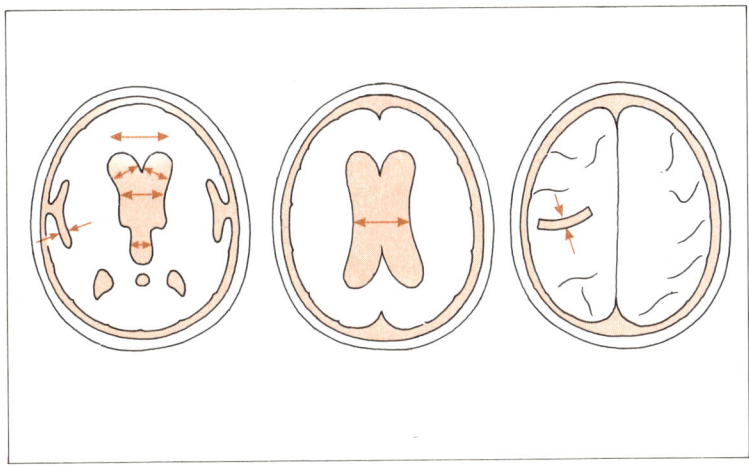

Abb. 14   Meßstellen der Weite von Hirnfurchen und Hirnkammern bei der Computer- und
            Magnetresonanztomographie (CT/MRT; nach REISBERG).

sind jedoch unspezifisch. Zu Beginn der Alzheimer Krankheit können
CT und MRT noch normal sein, und erste Veränderungen stellen sich
meist erst nach ein bis zwei Jahren ein. Da CT und MRT weniger dem
Nachweis der Alzheimer Krankheit als dem Ausschluß anderer De-
menzursachen dienen, sollte mit ihrer Durchführung nicht zu lange
gewartet werden. In späteren Stadien der Krankheit kann nämlich die
Durchführbarkeit daran scheitern, daß die Betroffenen nicht mehr ausreichend lange ruhig liegen können.

≡ Was kann mit der Positronen-Emissions-Tomographie und Einzelphotonen-Emissions-Computertomographie festgestellt werden?

Zusätzlich zu der die Struktur des Hirngewebes darstellenden Computer- und Magnetresonanztomographie stehen heute weitere Untersuchungsmethoden zur Verfügung, die in erster Linie die Durchblutung und den Stoffwechsel des Gehirns messen und darstellen können.

Dazu zählt die sogenannte Positronen-Emissions-Tomographie (PET), die allerdings sehr aufwendig ist und in ganz Deutschland nur an weniger als 10 spezialisierten Forschungszentren durchgeführt wird. Diese Methode ermöglicht eine Darstellung von Stoffwechselvorgängen wie beispielsweise des Sauerstoff- oder Zuckerverbrauchs im Gehirn.

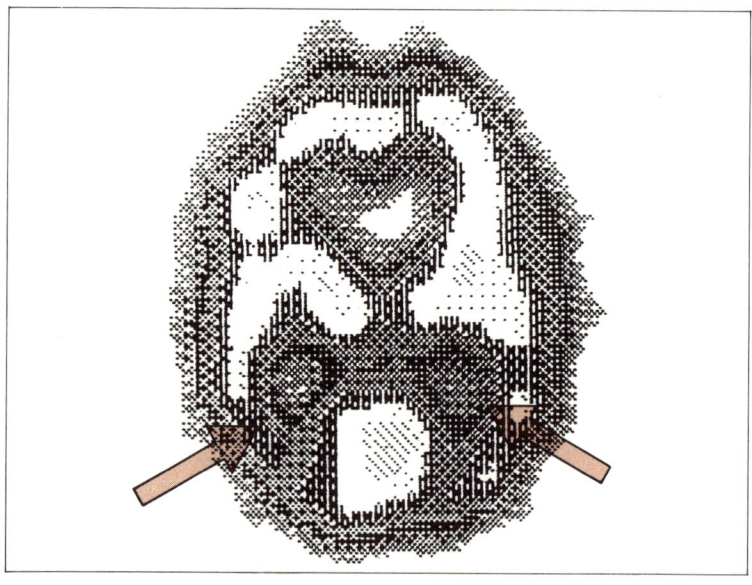

Abb. 15   Einzelphotonen-Emissions-Computertomographie-(SPECT-)Befund bei Alzheimer Krankheit mit Speicherdefekten beidseits im hinteren Scheitellappen (Pfeile).

Ähnliche Aussagen ermöglicht die technisch weniger aufwendige single-photon-(Einzelphotonen-)Emissions-Computertomographie (SPECT; Abb. 15). Diese wird an sehr vielen Kliniken und auch von vielen in freier Praxis niedergelassenen Röntgenärzten und Nuklearmedizinern betrieben.

PET- und SPECT-Untersuchungen bei der Alzheimer Krankheit sprechen für eine weitgehend seitengleiche Abnahme der Hirndurchblutung sowie des Sauerstoff- und Zuckerverbrauchs der Nervenzellen. Besonders betroffen ist die Hirnrinde in den hinteren Abschnitten der Schläfen- und Scheitellappen. Die Abnahme des Verbrauchs von Zucker läßt sich schon vor dem Auftreten einer im CT sichtbaren Atrophie nachweisen.

PET und SPECT sind Methoden, die zur Zeit entweder wegen der mangelnden Verfügbarkeit und der enormen Kosten (PET) oder wegen der noch begrenzten Aussagemöglichkeit (SPECT) mehr zu Forschungszwecken dienen und auch in absehbarer Zeit nicht zum normalen Untersuchungsprogramm von Alzheimer Kranken zählen werden. Ohnehin zeigen sie in sehr frühen Stadien der Krankheit, für die bislang Nachweismethoden fehlen, oft ebenfalls noch völlig unauffällige Befunde.

≡ Welche Blutuntersuchungen können sinnvoll sein?

Die Blutuntersuchungen bei Verdacht auf eine Alzheimer Krankheit dienen wie die anderen technischen Untersuchungen nicht dem Nachweis dieses Leidens, sondern dem Ausschluß anderer, oft behandelbarer Demenz-Ursachen (siehe Tab. 14).

Tab. 14 Blutuntersuchungen, die bei Verdacht auf eine Alzheimer Krankheit angezeigt sein können

Test	Ergebnis	entsprechende Krankheit bzw. Störung, die ebenfalls mit einer Demenz einhergehen kann
Blutkörperchensenkungs-geschwindigkeit	hoch	sogenannte Kollagen-(Bindegewebs-)Krankheiten, chronische Entzündungen, metastasierende Krebsleiden
Blutbild		
– Hämoglobin	niedrig	Anämie
– Hämatokrit	hoch	Polyzythämie
Lues-Serologie	positiv	Neuro-Lues (Syphilis)
Schilddrüsen-hormone	erhöht	Schilddrüsenüberfunktion
	erniedrigt	Schilddrüsenunterfunktion
Nebenschild-drüsenhormon	erhöht	Nebenschilddrüsenüberfunktion
Leberwerte	hoch	Leber-Enzephalopathie
Nierenwerte	hoch	Enzephalopathie bei Nierenversagen
Kalzium	hoch	Nebenschilddrüsenüberfunktion
	niedrig	Nebenschilddrüsenunterfunktion
Vitamin B_{12} Folsäure	erniedrigt	perniziöse Anämie, Vitaminmangel
Medikamenten-spiegel	hoch	Intoxikationen, Überdosierungen
HIV-Serologie	positiv	AIDS

≡ Welche anderen Untersuchungen können sinnvoll sein?

Übliche **Röntgenaufnahmen der Schädelknochen** werden in der Regel noch vor einer Computer- oder Magnetresonanztomographie durchgeführt. Veränderungen am Gehirn wie bei der Alzheimer Krankheit sind damit aber nicht zu erfassen, so daß ihre Bedeutung zunehmend zurückgeht. **Röntgenaufnahmen des Brustkorbs** überprüfen die Funktiontüchtigkeit von Herz und Lunge, die bei älteren Menschen häufig aus anderen, nicht mit der Alzheimer Krankheit zusammenhängenden Gründen gestört sein kann.

Eine **Lumbalpunktion** zur Untersuchung des Liquors (Nervenwassers) kann zum Ausschluß entzündlicher Krankheiten des Nervensystems durch Erreger wie Bakterien und Viren erforderlich sein. Weil die meisten Entzündungen erfolgreich medikamentös behandelt werden können, hat man lange Zeit empfohlen, bei jedem Verdacht auf eine Alzheimer Krankheit eine Lumbalpunktion durchzuführen. Es hat sich aber gezeigt, daß nur sehr selten mit einem auffälligen Ergebnis zu rechnen ist, weshalb diese Untersuchung jetzt nur noch bei begründetem Verdacht auf eine Entzündung empfohlen wird. Für die Zukunft bestehen Hoffnungen, im Nervenwasser Eiweißsubstanzen oder andere Stoffe nachweisen zu können, die nur bei der Alzheimer Krankheit vorkommen und damit eine frühzeitige Sicherung der Diagnose erlauben würden. Dann könnte die Bedeutung der Lumbalpunktion wieder zunehmen.

Messungen der Hirndurchblutung (englisch: cerebral blood flow = CBF) werden nur in wenigen Spezialabteilungen von Krankenhäusern durchgeführt und sind wie die PET- und SPECT-Untersuchung mehr von wissenschaftlichem Interesse, als daß sich dadurch Hinweise für die Behandlung der Betroffenen ergeben würden. Mit CBF-Messungen läßt sich belegen, daß es bei der Alzheimer Krankheit zu einer verringerten Hirndurchblutung kommt. Darüber hinaus kann mit Hilfe dieser Messungen gezeigt werden, daß Alzheimer Kranke im Gegensatz zu Gesunden nicht mehr in der Lage sind, in den betroffenen Gehirnabschnitten die Durchblutung bei Bedarf zu steigern. Verlaufsuntersuchungen haben aber gezeigt, daß es erst nach Auftreten der Zeichen eines geistigen Abbaus zu einer Abnahme der Hirndurchblutung kommt.

≡ Wie sicher ist die Diagnose einer Alzheimer Krankheit?

Die Diagnose einer Alzheimer Krankheit kann sich zu Lebzeiten der Betroffenen bislang nur auf die Krankheitsgeschichte und den sorgfältigen Ausschluß anderer Krankheiten stützen. Es steht nach wie vor keine beweisende Untersuchung zur Verfügung. Daher ist jede Diagnose mit einer gewissen Irrtumswahrscheinlichkeit behaftet. Die Unsicherheit bei der Einordnung ist naturgemäß zu Beginn am größten, wenn die Beschwerden und Krankheitszeichen noch sehr gering sind und auf eine Vielzahl von möglichen Ursachen bezogen werden können. Je länger der Verlauf ist, und je mehr Untersuchungsergebnisse vorliegen, mit denen andere Ursachen ausgeschlossen werden können, desto sicherer wird die Diagnose.

In einigen Untersuchungen zeigte sich, daß sich bei nahezu einem Drittel der Fälle, die zunächst der Alzheimer Krankheit zugeordnet wurden, im weiteren Verlauf eine andere Krankheit herausstellte. Eine hundertprozentige Sicherheit läßt sich ohnehin nur durch eine histologische (mikroskopisch-feingewebliche) Untersuchung von Gehirngewebe erreichen. Dazu müßte eine Operation mit Eröffnung der Schädelhöhle durchgeführt werden, wofür es wegen der damit verbundenen Risiken und der bisher noch fehlenden Heilungsmöglichkeit der Alzheimer Krankheit in aller Regel keine Rechtfertigung gibt. Außerdem wäre eine histologische Absicherung der Diagnose besonders zu Beginn der Erkrankung nützlich und wünschenswert, da dann die Beschwerden noch vieldeutig sind. Die Gewebeveränderungen im Gehirn sind bei Krankheitsbeginn jedoch noch sehr schwach ausgeprägt und werden bei einer Biopsie (Entnahme einer Gewebeprobe) möglicherweise nicht erfaßt, oder sie sind noch nicht von den Veränderungen, die bei normalen Alterungsvorgängen vor sich gehen, zu unterscheiden.

Viele Ärzte sprechen wie bei anderen Krankheiten je nach den vorhandenen Befunden von einer »möglichen«, »wahrscheinlichen« oder »sicheren« Alzheimer Krankheit.

Mögliche Alzheimer Krankheit

Möglich ist eine Alzheimer Krankheit immer dann, wenn es vorzugsweise im höheren Lebensalter zu einem relativ langsamen Abbau der geistigen Leistungsfähigkeit ohne deutliche andere körperliche oder seelische Krankheitszeichen kommt, und sich zunächst kein Anhalt für eine andere Ursache der Beschwerden ergibt.

Wahrscheinliche Alzheimer Krankheit

Die Diagnose einer wahrscheinlichen Alzheimer Krankheit setzt eine sorgfältige neurologische, psychiatrische und internistische Abklärung einschließlich Labor- und technischer Zusatzuntersuchungen (siehe S. 111 bis 121) voraus. Sie gründet sich auf folgende Merkmale:

- langsam zunehmende Verschlechterung der geistigen Leistungsfähigkeit (zum Beispiel Sprache, Erkennen, Geschicklichkeit) ohne Beeinträchtigung des Bewußtseins,
- Nachlassen der alltäglichen Aktivitäten,
- Auftreten sonstiger Verhaltensänderungen,
- normale Laboruntersuchungen (Blut und Nervenwasser),
- im EEG entweder Normalbefund, Verlangsamung des Grundrhythmus oder Mehreinlagerung langsamer Wellen,
- im CT oder MRT in Abhängigkeit von der Krankheitsdauer Hinweise auf Atrophie besonders im Schläfen- und Scheitellappen, darüber hinaus Erweiterung der Ventrikel (Hirnkammern) und der Sulci (Hirnfurchen),
- im SPECT Zeichen der Minderdurchblutung des Schläfen- und Scheitellappens.

Bei sorgfältiger Untersuchung und Ausschluß anderer Demenz-Ursachen kann die Diagnose einer wahrscheinlichen Alzheimer Krankheit mit sehr großer Sicherheit (90–95 Prozent) gestellt werden.

Sichere Alzheimer Krankheit

Zusätzlich zu den genannten Merkmalen für die Diagnose einer wahrscheinlichen Alzheimer Krankheit kann von einer sicheren Alzheimer Krankheit nur dann gesprochen werden, wenn die entsprechenden feingeweblichen Untersuchungsergebnisse vorliegen.

Mehr für wissenschaftliche Zwecke wird versucht, weitere Hinweise auf Unterformen der Alzheimer Krankheit herauszufinden, die zum Beispiel in folgenden Merkmalen bestehen:

- familiäres Auftreten,
- Beginn vor dem 65. Lebensjahr,
- Vorliegen einer Trisomie 21,
- gleichzeitiges Vorliegen anderer bedeutsamer Erkrankungen wie einer Parkinson Krankheit oder stattgehabter Schlaganfälle.

Behandlungsmöglichkeiten

≡ ## Ist die Alzheimer Krankheit heilbar?

Nein. Bislang stehen keine wirksamen medikamentösen oder sonstigen Behandlungsverfahren zur Verfügung, die zu einer Heilung führen. Es ist leider auch noch nicht möglich, die wesentlichen Krankheitszeichen oder den Verlauf entscheidend zu beeinflussen.

Allerdings gibt es eine Reihe von mehr oder weniger wirksamen Medikamenten und Maßnahmen, die die Krankheitszeichen etwas abschwächen und Begleitbeschwerden lindern können. Dadurch kann der geistige Abbau möglicherweise etwas hinausgezögert werden. Durch nichtmedikamentöse Allgemeinmaßnahmen kann die Umgebung der Betroffenen für diese so angenehm wie möglich gestaltet und die Familie bei der Pflege unterstützt werden. Die Bewertung eines Behandlungserfolges ist oft sehr schwierig, weil es im Krankheitsverlauf zu einem komplizierten Wechselspiel medizinischer, psychosozialer und sonstiger Einflüsse kommt, die sowohl stärker als auch schwächer werden können.

Bei der Alzheimer Krankheit sind sehr viele verschiedene Medikamente eingesetzt worden, von denen man inzwischen zum Teil weiß, daß sie nicht wirksam sind. Dabei handelt es sich zum Beispiel um unterschiedliche Vitamine und Hormone, Hefe oder die Substanz Procainhydrochlorid. Dies verhindert aber nicht, daß sie nach wie vor angepriesen werden; so ist Procainhydrochlorid Hauptbestandteil vieler in Deutschland verkaufter »Geriatrika« (siehe auch S. 138).

Die im folgenden Abschnitt ausführlicher besprochenen medikamentösen Behandlungsversuche der Alzheimer Krankheit sind:

- durchblutungssteigernde oder gefäßerweiternde Mittel (Vasodilatantien),
- den Gehirnstoffwechsel anregende Mittel (Nootropika),
- die cholinerge Erregungsübertragung steigernde Mittel,
- Mittel zur Beeinflussung anderer Überträgersysteme und
- sogenannte Kalziumantagonisten.

☰ Was sind die derzeitigen medikamentösen Behandlungsversuche der Alzheimer Krankheit?

Alle die nachfolgend besprochenen medikamentösen Behandlungsansätze und -versuche der Alzheimer Krankheit sind als mehr oder weniger enttäuschend anzusehen, wenn man eine Heilung oder zumindest entscheidende Besserung erwartet. Selbst die bislang noch am besten wirksamen Medikamente können nur vergleichsweise geringe Besserungen bewirken und auch dies meist nur in frühen bis mittleren Stadien der Krankheit. Alle Behandlungsversuche erfahren letztlich aber dadurch eine Rechtfertigung, daß ihnen als Alternative lediglich ein Nichtstun gegenübersteht. Es ist nur allzu verständlich, daß viele Betroffene und ihre Angehörigen nichts unversucht sein lassen wollen und immer wieder Hoffnungen in noch nicht verabreichte oder neuentwickelte Medikamente setzen.

Die Versuche, den Verlauf der Alzheimer Krankheit durch eine *Verbesserung der Hirndurchblutung* günstig zu beeinflussen, sind bislang ohne nachhaltige Wirkung geblieben. Mit manchen Substanzen (zum Beispiel Coergocristin; Handelspräparate unter anderem Hydergin, DCCK, Defluina, Ergoplus, Orphol) lassen sich zwar auch bei der Alzheimer Krankheit Verbesserungen der Hirndurchblutung erreichen, insgesamt spricht aber alles dafür, daß die verminderte Hirndurchblutung nicht Ursache, sondern Folge der Alzheimer Krankheit ist. Damit erscheint es auch nicht allzu erfolgversprechend, die Krankheit über eine Anhebung der Hirndurchblutung zu bessern oder aufzuhalten. Dennoch hat Coergocristin eine breite Anwendung bei der Alzheimer Krankheit gefunden. In Europa gilt dies auch für andere »vasoaktive« Mittel wie Pentoxifyllin (zum Beispiel Trental) oder Naftidrofuryl (zum Beispiel Dusodril).

Substanzen, die den *Zuckerstoffwechsel und die Sauerstoffverwertung* von Nervenzellen verbessern und damit die Hirnleistung steigern sollen (sogenannte Nootropika wie zum Beispiel Piracetam; Handelspräparate unter anderem Nootrop oder Normabrain), können jedoch bei leichten Formen einer Hirnleistungsschwäche beziehungsweise im Vorfeld der Krankheit helfen. Bei einer einmal eingetretenen Demenz ist kein nennenswerter Effekt mehr zu erwarten. Insgesamt sind die

Wirkungsnachweise in der Frühphase der Krankheit überzeugender als beim Coergocristin. Zu den Nootropika wird auch Pyritinol (Enccphabol) gerechnet.

Es ist versucht worden, den krankheitsbedingten Mangel an Acetylcholin im Gehirn durch eine Diät zumindest teilweise auszugleichen. Dazu hat man sich vorwiegend des *Lecithins* bedient, das in vielen Nahrungsmitteln (zum Beispiel Eidotter, Fleisch und Fisch) vorkommt und auch als Reinsubstanz in Reformhäusern und Gesundheitsläden verkauft wird. Lecithin enthält eine als Phosphatidylcholin bezeichnete Substanz, die Bestandteil der Wand unserer Körperzellen ist. Einige Untersuchungen konnten zwar bei einem Teil der mit einer lecithinreichen Diät behandelten Alzheimer Kranken eine Besserung erreichen, überwiegend waren die Ergebnisse derartiger Versuche aber nicht ermutigend. Es scheint im Gehirn Mechanismen zu geben, die die Konzentration von freiem Cholesterin unabhängig von der Nahrungszufuhr weitgehend konstant halten.

Auch andere Behandlungsversuche mit *Anregung oder Verstärkung der cholinergen Erregungsübertragung* haben zwar bei einem Teil der Kranken zu einer geringfügigen Verbesserung von Lern- und Gedächtnisleistungen geführt, die jedoch meist nur vorübergehend war. Dies gilt auch für Hemmstoffe der sogenannten Cholinesterase, einer Substanz, die den Überträgerstoff Acetylcholin aufspaltet und wirkungslos macht (zum Beispiel Physostigmin). Außerdem konnte eine Verbesserung in der Regel nur in psychologischen Tests, aber nicht im täglichen Leben nachgewiesen werden. Allerdings wurde Physostigmin in den meisten bisherigen Studien nur relativ kurz gegeben, und möglicherweise ist die Wirkung bei Langzeitgabe günstiger.

Darüber hinaus ist versucht worden, durch gleichzeitige Gabe von Lecithin und Physostigmin die Wirkung der Substanzen zu verstärken. Es gibt zwar einige Studien mit positiven Ergebnissen, insgesamt ist aber auch dabei der Effekt nicht durchgängig nachweisbar oder beeindruckend gewesen. Erste positive Untersuchungsergebnisse mit der in der klinischen Prüfung befindlichen Substanz Phosphatidylserin bedürfen ebenfalls der weiteren Bestätigung.

Bei einer 1986 veröffentlichten und vielbeachteten amerikanischen Untersuchung mit einem anderen Cholinesterase-Hemmer (Tetrahydroaminoacridin, THA) bei 17 Alzheimer Kranken mit gering bis mittelgradig ausgeprägter Demenz wurde zwar ein deutlicher Effekt gesehen, dieses Ergebnis wurde nach der Gabe dieses Cholinesterase-Hemmers durch andere Forscher aber nur teilweise bestätigt. Zudem zeigten sich eine Reihe zum Teil schwerer Nebenwirkungen im Magen-Darm-Bereich und an der Leber. So wurde 1991 auch aus England über sehr günstige Behandlungsergebnisse mit THA berichtet. In einer sogenannten Doppelblindstudie erhielten 89 Alzheimer Kranke abwechselnd über jeweils drei Monate sowohl das Medikament als auch ein unwirksames Placebo (ein Scheinpräparat). Bei den 65 Patienten, die die Studie beendeten, betrug die Besserung unter THA immerhin 45%, während sie unter Placebo nur bei 11% lag. Die Beschwerdesymptomatik wurde auch nicht nur aufgehalten, sondern es kam zu einer echten Verbesserung. Allerdings traten auch in dieser Studie bei fast der Hälfte der Kranken unter THA Zeichen einer Leberschädigung auf. In Deutschland ist THA ohnehin nicht erhältlich.

Durch die Einspritzung der dem Acetylcholin ähnlichen Substanz Bethanecholchlorid in die Hirnkammern konnte von einer Arbeitsgruppe bei der Alzheimer Krankheit eine Besserung von Aufmerksamkeit, Wachheit, Antrieb und Verhalten beobachtet werden. Dieses Behandlungsverfahren hat sich bei weiteren Untersuchungen aber nicht als wirksam bestätigt und wird nicht mehr empfohlen. In Deutschland ist es nie zum Einsatz gekommen.

Die Menge von Acetylcholin kann auch durch Gabe des sogenannten Nervenwachstumsfaktors (englisch = nerve growth factor, NGF) erhöht werden. Dieses Eiweiß unterstützt im Gehirn die Funktions- und Lebensfähigkeit von Nervenzellen, insbesondere denjenigen, die Acetylcholin herstellen. Ein großer Nachteil des Einsatzes von Nervenwachstumsfaktor als Medikament ist, daß er als Eiweiß nicht unverändert aus dem Magen über die sogenannte Blut-Hirn-Schranke ins Gehirn gelangen kann. Er muß daher wie Bethanecholchlorid direkt ins Gehirn gespritzt werden, was außerhalb Deutschlands in Einzelfällen auch durchgeführt wurde und zu einer vorübergehenden Besserung geführt hat.

Weitere Behandlungsansätze zielen auf einen Ausgleich der anderen, nichtcholinergen Transmitterstörungen. Die mit zunehmendem Lebensalter im Gehirn ansteigende Aktivität des Enzyms Mono-Amino-Oxidase (MAO), das für den Abbau vieler Transmitter verantwortlich ist, erklärt, daß es zu einem Mangel der entsprechenden Überträgerstoffe kommen kann. Über den in der Behandlung der Parkinson Krankheit eingesetzten MAO-Hemmer Selegilin (Movergan) liegen positive Berichte auch für die Alzheimer Krankheit vor, besonders bei Langzeit-Gabe. Auch durch die Gabe von Glutaminsäure oder Glutamat, einer erregenden Überträgersubstanz der sogenannten Pyramidenzellen, die für das In-Gang-Setzen von Bewegungen verantwortlich sind, sind vereinzelt positive Ergebnisse erzielt worden. Über eine Stimulierung dieses Überträgersystems wird auch ein positiver Effekt von Memantine (Akatinol) gerade bei psychomotorisch gehemmten Alzheimer Kranken erklärt.

1991 wurde in Deutschland der sogenannte Kalziumantagonist Nimodipin (Nimotop) zur Behandlung von Hirnleistungsstörungen zugelassen. Für diese Substanz liegen auch eine Reihe methodisch aufwendiger und aussagekräftiger Untersuchungen vor, die teilweise bei Alzheimer Kranken durchgeführt wurden und eine in Vergleich zu Nootropika oder Placebo überlegene Wirksamkeit bezüglich der Aufmerksamkeit sowie eine Verbesserung der Lernleistung nachweisen konnten. Andere Kalziumantagonisten wie Flunarizin (Sibelium) werden sehr zurückhaltend bewertet, weil es gerade bei sehr alten Menschen als Nebenwirkung zu Depressionen und zu Zeichen einer Parkinson Krankheit gekommen ist.

Weitere Medikamente, die in Deutschland ebenfalls zur Behandlung von Hirnleistungsstörungen zugelassen wurden, sind die weit verbreiteten Gingko-biloba-Extrakte (zum Beispiel Kaveri, rökan oder Tebonin), Meclofenoxat (zum Beispiel Helfergin) oder Nicergolin (zum Beispiel Sermion). Diesen Medikamenten werden zwar leicht positive Wirkungen auf die geistige Leistungsfähigkeit unterstellt, die jedoch bislang nicht als ausreichend belegt angesehen werden können.

≡ Welche Medikamente stehen gegen begleitende Störungen zur Verfügung?

Zur Behandlung von begleitenden Störungen der Alzheimer Krankheit spielen sogenannte Psychopharmaka (Medikamente zur Behandlung psychischer Störungen) die wichtigste Rolle. Diese sind in den letzten Jahren in der Öffentlichkeit wegen zum Teil mißbräuchlicher Anwendung etwas in Verruf geraten. Für viele Alzheimer Kranke ist die zeitweise oder auch dauernde Einnahme von Psychopharmaka jedoch eine unabdingbare Voraussetzung für eine sinnvolle Betreuung.

Unruhe- oder Erregungszustände sprechen zunächst gut auf Benzodiazepine (zum Beispiel Diazepam [unter anderem Valium]) an, später sind oft Neuroleptika erforderlich. Dabei sind sogenannte Butyrophenone wie Haloperidol (Haldol), Melperon (Eunerpan) oder Pipamperon (Dipiperon) den sogenannten Phenothiazinpräparaten wie Promethazin (Atosil), Thioridazin (Melleril) oder Levomepromazin (Neurocil) wegen deren anticholinerger Nebenwirkungen vorzuziehen. Auf Barbiturate (Handelspräparate zum Beispiel Neodorm, Phanodorm, Speda) sollte verzichtet werden. Auch bei Verwirrtheitszuständen und Wahnvorstellungen ist häufig die Gabe von Neuroleptika erforderlich.

Eine begleitende **Depression** kann zwar erfolgreich mit sogenannten trizyklischen Antidepressiva wie Amitriptylin (Laroxyl, Saroten etc.), Clomipramin (Anafranil) oder Imipramin (Tofranil) behandelt werden, allerdings haben alle diese Mittel auch eine anticholinerge Begleitwirkung. Diese ist bei der Alzheimer Krankheit mit gestörter cholinerger Erregungsübertragung nachteilig und kann sowohl zu einer Verstärkung der Demenz als auch zu einem Delir (Verwirrtheitszustand mit Sinnestäuschungen und anderen körperlichen Störungen, siehe auch S. 54) führen. Daher sollten Antidepressiva in der für die Betroffenen geringsten wirksamen Dosis eingesetzt oder auf Mittel mit schwacher anticholinerger Wirkung wie Fluoxetin (Fluctin), Maprotilen (Ludiomil), Mianserin (zum Beispiel Tolvin) oder Trazodon (Thombran) ausgewichen werden. Soweit möglich, besteht eine sinnvolle und vor allem nebenwirkungsfreie Alternative zur Medikation in einer intensiven Beratung der Kranken oder in sehr frühen Stadien der Krankheit auch in der Durchführung einer Psychotherapie.

Schlafstörungen sollten zunächst durch Maßnahmen wie regelmäßige Zeiten des Zu-Bett-Gehens und Meiden von anregenden Medikamenten und Nahrunsgmitteln (koffeinhaltiger Kaffee nicht mehr am späten Nachmittag oder Abend, wenngleich es bei manchen Betroffenen, besonders mit niedrigem Blutdruck, paradoxerweise durch Koffeingenuß zu einer schlafinduzierenden Wirkung kommt) behandelt werden. Wenn dies nicht ausreicht, kommen als Medikamente wegen ihrer vergleichsweise geringen Nebenwirkungen zunächst Benzodiazepine in Frage, daneben niedrigpotente Neuroleptika wie Chlorprothixen (Taractan, Truxal) oder Melperon (Eunerpan) und die Substanz Chloralhydrat (Chloraldurat). Barbiturathaltige Mittel sollten möglichst vermieden werden.

Eine **Inkontinenz** (Verlust der Blasenentleerungskontrolle) bei der Alzheimer Krankheit ist meist keiner wirksamen medikamentösen Behandlung zugänglich. Dies auch deshalb, weil eine auf die Alzheimer Krankheit zurückgehende Inkontinenz meist erst in sehr fortgeschrittenen Krankheitsphasen mit ausgeprägter Demenz auftritt (siehe auch S. 76 f). Anticholinergika verbieten sich schon wegen der zugrunde liegenden cholinergen Störung im Gehirn. Durch eine häufigere Untersuchung des Urins auf Erreger, die eine Inkontinenz noch verstärken können, können Entzündungen der Harnwege erkannt und mit Antibiotika behandelt werden.

Epileptische Anfälle werden mit den auch sonst üblichen Medikamenten behandelt. Wegen der vergleichsweise besten Verträglichkeit bei gleicher Wirksamkeit wird meist Carbamazepin (zum Beispiel Tegretal) der Vorzug vor Phenytoin oder anderen Antikonvulsiva gegeben.

Das Gehirn von Kranken mit einer Demenz ist gegenüber allen zusätzlichen Schädigungen des Gehirns vermehrt empfindlich. So können ein grippaler Infekt, leichte Überdosierungen von Medikamenten oder Kopfverletzungen zu einer deutlichen Zunahme der Beschwerden führen. An solche Möglichkeiten sollte bei jeder relativ plötzlich eintretenden Verschlechterung gedacht werden. Eine entsprechende Therapie oder Änderung der Medikation führt meist wieder zu einer Stabilisierung.

≡ Können die eingesetzten Medikamente Nebenwirkungen haben?

Ja. Grundsätzlich können alle Medikamente mit einer erwünschten Wirkung auch unerwünschte Wirkungen bzw. Nebenwirkungen haben. Hier sollen nicht alle denkbaren oder vielleicht nur in Einzelfällen beobachteten Nebenwirkungen der verschiedenen Präparate aufgezählt werden (über diese kann man sich unter anderem auch anhand der Beipackzettel in den Medikamentenschachteln informieren), sondern es soll nur auf die erfahrungsgemäß häufigsten Probleme eingegangen werden.

Es sollten nur unbedingt erforderliche Medikamente und diese möglichst in der geringsten wirksamen Dosis gegeben werden. Dies ist zwar eigentlich ein für die Behandlung aller Krankheiten gültiger Grundsatz, der jedoch oft gerade bei älteren Menschen zu wenig beachtet wird. Es ist eher die Regel als die Ausnahme, daß fünf oder mehr Mittel eingenommen werden, die manchmal von verschiedenen Ärzten verordnet wurden, wobei diese nicht voneinander wußten. Es kann dann durchaus vorkommen, daß die Medikamente für den schlechten Zustand der Betroffenen mitverantwortlich sind, anstelle ihn zu lindern. Außerdem kommt es bei einer Behandlung mit vielen unterschiedlichen Medikamenten häufiger zu unerwünschten Wechselwirkungen zwischen den verschiedenen Mitteln, die sowohl zu einem Wirkungsverlust als auch zu Vergiftungserscheinungen führen können.

Im allgemeinen ist sowohl die wirksame als auch verträgliche Dosis für ältere Menschen deutlich geringer als für jüngere. Dies liegt vorwiegend an einer langsameren Metabolisierung (Verstoffwechslung) oder Ausscheidung. Die auf den Beipackzetteln angegebenen Dosierungsrichtlinien sind meist aus der Erfahrung bei jüngeren Kranken abgeleitet und daher für Alzheimer Kranke zu hoch. So beträgt die wirksame Dosis von Diazepam (zum Beispiel Valium), einem der am häufigsten verordneten Benzodiazepine, bei 70jährigen nur ungefähr ein Viertel der üblichen Menge. Der Beginn einer Behandlung sollte bei den meisten Medikamenten mit einer kleinen Dosis und nur langsamer Steigerung (einschleichend) erfolgen.

Die häufigsten Nebenwirkungen von *Benzodiazepinen* bestehen in zu starker Müdigkeit oder Schläfrigkeit, Konzentrationsstörungen, Vergeßlichkeit und Gangstörungen. Ein Großteil dieser Nebenwirkungen sind Beschwerden, die Alzheimer Kranke ohnehin schon haben, so daß eine Verstärkung von Krankheitszeichen durchaus möglich ist. Gerade bei älteren Menschen besteht daher unter der Einnahme von Benzodiazepinen eine erhöhte Sturzgefahr mit dem damit verbundenen Risiko, sich beispielsweise einen Oberschenkelbruch zuzuziehen. Dieses Risiko ist für solche Benzodiazepine, die nur langsam wieder aus dem Körper entfernt werden (wie Diazepam [zum Beispiel Valium] oder Flurazepam [zum Beispiel Dalmadorm oder Staurodorm Neu]) deutlich höher als für schnell ausgeschiedene Benzodiazepine (wie Lorazepam [zum Beispiel Tavor], Lormetazepam [zum Beispiel Noctamid] oder Temazepam [Planum, Remestan]).

Tab. 15   Zusammenstellung häufiger eingesetzter Medikamente mit anticholinerger Haupt- oder Nebenwirkung

Stoffklasse	Wirkstoff	Handelsname
Parkinsonmittel	Biperiden	Akineton
	Bornaprin	Sormodren
	Metixen	Tremarit
	Trihexyphenidyl	Artane
Neuroleptika	Chlorprothixen	Taractan, Truxal
	Levomepromazin	Neurocil
	Thioridazin	Melleril
Antidepressiva	Amitriptylin	Laroxyl, Saroten
	Doxepin	Aponal, Sinquan
Antihistaminika	Diphenhydramin	viele rezeptfreie Schlafmittel sowie Grippe- und Hustenmittel
	Promethazin	Atosil
Antiarrhythmika	Chinidin	Chinidin-Duriles
	Disopyramid	Norpace, Rhythmodul
Magen-Darm-Mittel	Metoclopramid	Paspertin

Wegen des bestehenden Mangels an Acetylcholin sind auch alle Medikamente von Nachteil, deren Haupt- oder Nebenwirkung anticholinerg ist. Alzheimer Kranke sollten daher möglichst keine Anticholinergika erhalten. Medikamente mit anticholinergen Nebenwirkungen sind zum Beispiel Antidepressiva und Neuroleptika, aber auch sogenannte Antihistaminika (siehe Tab. 15).

Die häufigsten Nebenwirkungen von *Neuroleptika* bestehen neben einer unerwünscht starken Sedierung (müdemachenden Beruhigung) im Auftreten sogenannter extrapyramidal-motorischer Symptome. Die wichtigsten Formen bestehen in einem medikamentös bewirkten Parkinson-Syndrom (unter anderem verlangsamte Bewegungen, kleinschrittiger Gang, Erhöhung der Muskelspannung und Muskelzittern) und in sogenannten Dyskinesien. Damit werden verschiedenartige unwillkürliche Bewegungen bezeichnet, die zum Beispiel in einem krampfartigen Herausstrecken der Zunge, Krämpfen der Zungen- und Schlundmuskulatur oder anderen, immer wiederkehrenden Bewegungsstörungen bestehen können, die ebenfalls vor allem im Bereich der Mund- und Gesichtsmuskulatur zu beobachten sind. Daneben können Neuroleptika auch zu einer Zunahme einer Inkontinenz und zu vermehrten Stürzen führen.

Die wichtigsten Nebenwirkungen von *Antidepressiva* bestehen in Blutdruck- und Pulsveränderungen, Mundtrockenheit, Verstopfung, vermehrter Müdigkeit, Schwindel, Verschwommensehen und anderem mehr, die zum Teil darauf beruhen, daß Antidepressiva auch anticholinerg wirken. Bei der Therapie einer die Alzheimer Krankheit begleitenden Depression kann es daher unter Umständen zwar zu einer Besserung der Stimmungslage, aber auch zur Zunahme der Demenz und zu Verhaltensauffälligkeiten wie Unruhe- und Erregungszuständen sowie einem Delir (Verwirrtheitszustand mit Sinnestäuschungen, siehe auch S. 54) kommen.

Bei *Nootropika* wie Piracetam (zum Beispiel Nootrop oder Normabrain) kann es unter anderem zu einer sehr störenden gesteigerten Erregbarkeit kommen, die sich zum Beispiel in Schlafstörungen, sexueller Enthemmung oder aggressivem Verhalten äußern kann.

≡ Was ist von »Gehirn-Jogging« (Gedächtnis-, Hirnleistungstraining) zu halten?

Es gibt Hinweise darauf, daß ein bewußtes Aufrechterhalten geistiger Interessen und Aktivität (außer als Gehirn-Jogging auch als Gedächtnis- oder Hirnleistungstraining bezeichnet) für Betroffene mit leichteren Gedächtnisstörungen günstig ist. Auch alte Menschen haben noch Intelligenzreserven und können geistige Funktionen trainieren. Gerade Menschen, die sich selbst vom Leben zurückziehen, tritt manchmal eine besonders schnelle Verschlechterung ihrer geistigen Fähigkeiten auf.

Auf der anderen Seite sind die Ergebnisse von Trainingsprogrammen zur Verbesserung des Gedächtnisses und der Orientierung bei Alzheimer Kranken insgesamt nicht sehr ermutigend. Das Gehirn ist nicht mit einem Muskel zu vergleichen, der durch regelmäßiges Training kräftig gehalten werden kann. Eine Steigerung von Hirnleistungen durch Gehirnjogging ist nur bei beginnender Demenz möglich und verliert sich bei Unterbrechung des Trainings meist rasch wieder. Manche Betroffene empfinden die Übungsprogramme auch als unangenehm, weil sie ihnen immer wieder vor Augen führen, was sie alles nicht können. Dies führt zur Beschämung der Kranken und meist auch zu verstärktem Vermeidungsverhalten. Es ist also bei der Auswahl und Anwendung von derartigen, manchmal recht kritiklos propagierten Programmen Vorsicht und Berücksichtigung der Besonderheiten jedes einzelnen Kranken angebracht.

Viele Hausärzte haben von der pharmazeutischen Industrie zur Verfügung gestellte Broschüren mit Anleitungen zum Hirnleistungstraining, die sie kostenlos an Interessierte abgeben. Besonders in frühen Krankheitsstadien kann ein Versuch mit derartigen Trainingsprogrammen sinnvoll sein. Außerdem gibt es Hinweise, daß die Wirkung einer medikamentösen Behandlung durch gleichzeitiges Gehirn-Jogging dann noch etwas verbessert werden kann.

≡ Welche sonstigen nichtmedikamentösen, beschäftigungstherapeutischen und krankengymnastischen Behandlungsmöglichkeiten gibt es?

Die derzeit zur Verfügung stehenden Medikamente haben auf die geistige Leistungsfähigkeit von Alzheimer Kranken allenfalls einen recht bescheidenen Effekt. Umso wichtiger sind nichtmedikamentöse Maßnahmen.

Als sogenanntes Realitäts-Orientierungs-Training (manchmal auch ROT abgekürzt) oder Realitäts-Orientierungs-Programm werden gedächtnisstützende Verfahren bezeichnet, die den Alzheimer Kranken helfen sollen, sich wieder besser in ihrer Umwelt zurecht zu finden. Dies soll durch die Verwendung von Hilfsmitteln wie großen Anzeigetafeln, Kalendern, Uhren, Fotos und Zeitplänen für anstehende Aktivitäten erreicht werden. Auch das häufige Wiederholen von Informationen wie Datum, Ort, Zeit und insbesondere Namen von anderen anwesenden und nicht anwesenden Menschen ist günstig. Das Ziel des Trainings besteht darin, die noch vorhandenen geistigen Leistungsmöglichkeiten bestmöglich auszunutzen.

Man sollte allerdings die Kenntnis einzelner Bereiche wie zum Beispiel des genauen Datums nicht zum höchsten Ziel erklären. Auch viele Gesunde sind dazu auf die entsprechende Anzeige ihrer Armbanduhr angewiesen. Außerdem sind andere Informationen wichtiger, wie zum Beispiel die Kenntnis der Namen von Menschen, die die Betroffenen häufiger besuchen. Es ist darauf zu achten, den Kranken bei derartigen Trainingsprogrammen nicht ununterbrochen ihre Probleme vor Augen zu führen, sondern ihnen zu Erfolgserlebnissen zu verhelfen.

Ein derartiges Trainieren von Alzheimer Kranken setzt keine spezielle psycho- oder verhaltenstherapeutische Ausbildung voraus. Viele Angehörige entwickeln schon aufgrund ihrer eigenen Erfahrungen – oft unbewußt – ein derartiges stützendes Verfahren. Insgesamt hilft das Realitäts-Orientierungs-Training vielen Kranken, sich besser zurechtzufinden.

Auch das Gefühl der Rhythmik scheint bei Alzheimer Kranken lange bestehen zu bleiben. Entsprechende Tätigkeiten wie Gruppengymnastik, Tanzen, Singen oder auch manche Handarbeiten aktivieren und muntern auf.

Obwohl Krankengymnastik erst in mittleren und späten Stadien der Alzheimer Krankheit erforderlich ist, sollte schon zu Beginn auf eine ausreichende körperliche Aktivität geachtet werden. Dies kann durch Bewegungsmangel begünstigte Folgeprobleme wie Venenthrombosen oder Lungenentzündungen verhindern helfen und fördert einen normalen Nachtschlaf. Besonders tagsüber körperlich inaktive Alzheimer Kranke sind nachts häufiger wach und umtriebig.

Bei bettlägerigen Kranken ist auf eine häufige Umlagerung und sonstige Maßnahmen zur Verhinderung eines Aufliegens mit der Entwicklung von Dekubitalulzera (Druckgeschwüren, Wundliegen) zu achten.

≡   ## Was ist von Behandlungsmethoden mit »sensationellen« Erfolgen zu halten?

In aller Regel nichts. Je weniger die Schulmedizin an Heilungs- und Behandlungsmöglichkeiten anzubieten hat, desto eher werden Kranke und ihre Angehörigen bereit sein, sich an jeden sich darbietenden Strohhalm zu klammern und auch andere Möglichkeiten auszuprobieren. Dies ist verständlich, und dagegen ist zunächst auch überhaupt nichts einzuwenden. Allerdings sollte man vorsichtig sein, um nicht auf unseriöse Versprechungen hereinzufallen, deren Befürworter lediglich das Ziel haben, die Verzweiflung der Betroffenen zur persönlichen Bereicherung auszunutzen.

Auch innerhalb der Schulmedizin wurde immer wieder über vermeintliche dramatische Behandlungserfolge berichtet, die aber entweder noch nicht ausreichend erforscht sind oder einer Nachprüfung nicht standgehalten haben. Dies gilt zum Beispiel für die folgenden Behandlungsmethoden:

– Mit einer *Sauerstoffüberdruck-Therapie* wurde versucht, dem kranken Gehirn ein erhöhtes Sauerstoffangebot zur Verfügung zu stellen. Eine Wirksamkeit hat sich aber nicht nachweisen lassen.
– Die in vielen *»Geriatrika«* (wie Gero-H³-Aslan oder K.H.3) enthaltene Substanz *Procainhydrochlorid* wirkt allenfalls bei einem kleineren Teil der Alzheimer Kranken und auch dort nicht auf die Demenz, sondern antidepressiv.
– Sogenannte *Psychostimulanzien* wie Amfetaminil (AN 1), Methylphenidat (Ritalin) oder Pemolin (Tradon) können die Vigilanz (Wachheit) und andere Krankheitszeichen zwar kurzfristig bessern, eine Langzeit-Gabe scheitert jedoch bereits an den Nebenwirkungen wie Schlaflosigkeit und Erregungszustände.
– Die Empfehlung von *Vitamin E* (Tocopherol) beruht auf der Vorstellung, über eine Stabilisierung der Membranen von Nervenzellen deren Untergang zu verhindern. Bislang wurde jedoch bei der Alzheimer Krankheit keine methodisch aussagekräftige Studie mit Vitamin E durchgeführt. Auch für die anderen Vitamine hat sich bisher keine Wirkung auf den Verlauf der

Alzheimer Krankheit nachweisen lassen. Ein Vorteil aller Vitamin-Therapien besteht darin, daß sie auch in hohen Dosen meist nebenwirkungsfrei sind.

— Bei einer sogenannten *Chelat-Therapie* werden unter der Vorstellung einer Entfernung schädlicher Stoffe aus dem Körper zum Beispiel 30 oder 40 Kurzinfusionen mit Stoffen wie EDTA (Äthylendiamintetraessigsäure) gegeben, ohne daß es bis heute irgendwelche überzeugenden Hinweise auf eine Wirksamkeit dieses Vorgehens bei der Alzheimer Krankheit gibt.

— In Analogie zu der bereits mehrfach angesprochenen Parkinson Krankheit besteht bei der Alzheimer Krankheit zwar die theoretische Möglichkeit, durch eine *Transplantation (Verpflanzung) von acetylcholin-produzierendem Gewebe* in das Gehirn Betroffener eine Besserung zu erreichen. Tierversuche hatten zum Teil auch ermutigende Ergebnisse gezeigt, Erfahrungen am Menschen fehlen jedoch bislang.

≡ Welche Behandlungsansätze werden zur Zeit erforscht und stehen möglicherweise in Zukunft zur Verfügung?

Bei der großen sozialmedizinischen Bedeutung der Alzheimer Krankheit ist es nicht erstaunlich, daß weltweit intensiv daran geforscht wird, wirksame Medikamente oder andere Behandlungsansätze zu entwickeln. Obwohl diese Medikamente teilweise erst in der tierexperimentellen Testung oder allenfalls in der klinischen Erprobung sind und damit frühestens in einigen Jahren in den Handel kommen werden, sollen einige Ansätze hier kurz erwähnt werden. Dies auch deshalb, weil es besonders in Zeitungen und Illustrierten immer wieder Meldungen über den vermeintlich bevorstehenden Durchbruch in der Behandlung der Alzheimer Krankheit gibt.

Noch mit am erfolgversprechendsten scheinen Ansätze zum Ausgleich der verschiedenen Störungen in den Überträgerstoffen zu sein. Dies betrifft sowohl verbesserte Medikamente für den Mangel an Acetylcholin als auch die anderen Überträgerstoffe.

Eine Möglichkeit, die Acetylcholinfreisetzung im Gehirn indirekt zu steigern, könnte in der Gabe des Neuropeptids Somatostatin oder von sogenannten inversen (umgekehrten) Benzodiazepinagonisten (wie Benzodiazepine wirkenden Stoffen) sowie der chirurgischen Einpflanzung von cholinergem Gewebe in das Gehirn bestehen (der letztgenannte Ansatz wurde bereits im letzten Abschnitt erwähnt). Ansätze zum Ausgleich der Störungen in den anderen Transmittersystemen bestehen sowohl im Ausgleich beispielsweise des Glutamatmangels als auch – unter der Vorstellung, daß dieser erregende Neurotransmitter schädlich ist – in der Gabe sogenannter Glutamat-Rezeptorantagonisten.

Ausgehend von der Tatsache, daß bei der Alzheimer Krankheit Veränderungen der Nervenzellmembran eine wichtige Rolle spielen, könnte die Gabe von Substanzen wie Phosphatidylserin, Liponsäure oder sogenannten Gangliosiden sinnvoll sein. Ebenso wie bei anderen untersuchten Krankheitsbildern – wie zum Beispiel sogenannten Polyneuropathien im Rahmen einer Zuckerkrankheit – sind die bisherigen

Ergebnisse bei der Alzheimer Krankheit aber nicht beeindruckend. Dies gilt auch für die Gabe des sogenannten Nervenwachstumsfaktors NGF (englisch: nerve growth factor).

Einige möglicherweise wirksame Behandlungsansätze zielen schließlich noch auf die Verhinderung einer Schädigung der Nervenzellen durch sogenannte freie Sauerstoffradikale. Dabei wird angenommen, daß diese Stoffe bei der Alzheimer Krankheit in der Nervenzelle zu Reaktionen mit der Zellmembran (Zellwand) führen und dort möglicherweise den Vorgang in Gang setzen, der zum Austritt des Vorläuferproteins aus der Nervenzelle führt (siehe S. 44). Von Mitteln wie Selen hofft man, daß sie sich auf solche Vorgänge günstig auswirken könnten.

Weitere denkbare Behandlungsansätze beruhen auf einer Beeinflussung des Immunsystems oder auch der genetisch gesteuerten, dauernd ablaufenden Reparaturvorgänge in unseren Körperzellen. Es sprengt den Rahmen dieses Buches, auf diese und weitere Ideen näher einzugehen.

Praktische Tips – auch bei pflegerischen und rechtlichen Problemen

≡ Welche Grundsätze für die Betreuung von Alzheimer Kranken gibt es?

Ein zentraler Punkt der Betreuung von Alzheimer Kranken besteht in einer Anpassung ihrer Lebensbedingungen an ihr Leiden, soweit dies möglich ist. Dabei sind sowohl der schleichende geistige Verfall als auch die Veränderungen des Gefühlslebens zu berücksichtigen. Die Betroffenen verhalten sich oft ablehnend, sowohl gegenüber der ihnen selbst immer mehr bewußt werdenden, ausweglos erscheinenden Situation als auch gegenüber belastenden Umweltbedingungen. Häufiger kommt es zu Kurzschluß- oder Panikreaktionen, zum Beispiel wenn Anforderungen an sie gestellt werden, denen sie nicht nachkommen können, oder wenn sich ihre Umgebung so verändert, daß sie ihnen nicht mehr vertraut ist.

Familienmitglieder und andere Bezugspersonen müssen über die Krankheit möglichst gut Bescheid wissen, damit sie sich angemessen verhalten können. Dabei geht es keineswegs darum, die Betroffenen frühzeitig als hilflos zu betrachten oder wie Kleinkinder zu behandeln. Die Kranken haben auch nach wie vor Hoffnungen und Erwartungen an das Leben. Gerade für Alzheimer Kranke sind Erfolgserlebnisse wichtig, und sie sollten weiterhin als Familienmitglied respektiert werden. Die Bezugspersonen sollten ihre Anforderungen jedoch in Ausmaß und Geschwindigkeit an die Krankheit anpassen, zum Beispiel durch langsames und deutliches Sprechen sowie Geduld beim Zuhören. Sowohl überforderndes als auch unterforderndes Verhalten der Angehörigen ist ungünstig.

Häufiger kommt es durch die Krankheit in Familien zu einer Umkehr der Rollen. Ist zum Beispiel ein Mann betroffen, der seine Frau bisher von allen finanziellen Problemen ferngehalten hat, muß diese sich erst einmal mühsam in Steuer-, Versicherungs- und ähnliche Fragen einarbeiten. Umgekehrt wird es den meisten Männern schwerfallen, sich um das Einkaufen und Kochen oder die Wäsche zu kümmern.

Andererseits sollten den Betroffenen aber auch nicht sofort alle Aufgaben abgenommen werden, nur weil sie ihnen schwererfallen als früher. Eingefahrene Gewohnheiten der Betroffenen sollten möglichst unverändert beibehalten werden.

Es ist in aller Regel nicht sinnvoll, die Betroffen immer wieder auf Fehler hinzuweisen. Ein allgemeingültiger Grundsatz der Betreuung von Alzheimer Kranken ist es, sie *so zu nehmen wie sie sind* und nicht zu versuchen, sie zu ändern. Angehörige oder Betreuer müssen sich immer bewußt machen, daß die Betroffenen krankheitsbedingt praktisch nichts Neues mehr lernen und ihr Verhalten daher auch nicht mehr an neue Anforderungen anpassen können. Weitaus sinnvoller als dauernde Berichtigungen ist ein großzügiges Übersehen von Fehlern und Ermutigen auch nach kleinen Erfolgen. Dabei kann man an vertraute Tätigkeiten wie Geschirrspülen oder Abtrocknen, Gartenarbeit oder auch Musizieren anknüpfen.

Alle Anweisungen und Aufforderungen sollten in kurzen, einfach und eindeutig formulierten Sätzen mit möglichst ruhiger Stimme erfolgen. Unklare oder mit Auswahlmöglichkeiten verbundene Formulierungen sind ungünstig. So ist es besser, zu einem Kranken zu sagen: »Jetzt müssen wir einkaufen gehen« anstatt: »Hättest Du lieber jetzt oder nach dem Mittagessen Lust, mit mir in die Stadt zu fahren?«. Den Kranken sollte in die Augen geschaut werden. Ein Unterstützen des Gesagten durch Gesten und Berührungen ist oft sehr hilfreich. Komplizierte Abläufe in Handlungen sind am besten in mehrere Teilschritte zu gliedern. Auf benötigte Gegenstände zu deuten oder Handlungen vorzumachen ist besser verständlich als theoretisches Erklären und allgemeines Auffordern. Die Kranken haben nämlich oft erhebliche Schwierigkeiten, allgemein gehaltenen Aufforderungen, wie zum Beispiel der Bitte den Müll hinauszutragen, nachzukommen. Geht man jedoch gemeinsam mit ihnen zum vollen Mülleimer, zeigt darauf und sagt: »Ich glaube, der Mülleimer müßte mal wieder geleert werden«, gibt es meist keine größeren Probleme.

Auch bei völlig unsinnig erscheinenden Handlungen von Betroffenen wie Zeitunglesen in einem Krankheitsstadium, in dem kein Lesen mehr möglich ist, oder frühem morgendlichen Aufstehen und Fertigmachen für die Arbeit ist es viel günstiger, dieses Verhalten so weit wie möglich zu akzeptieren und zu tolerieren, als immer wieder zu versuchen, die Wahrheit zu verdeutlichen. Die Kranken leben in ihrer eigenen Wirklichkeit und empfinden es als sehr angenehm, wenn sie gelegentlich eine Bestätigung erhalten, obwohl dies objektiv falsch ist. Es ist völlig abwegig, Alzheimer Kranke »zu Verstand« bringen zu wollen. Alle Diskussionen wegen unberechtigter Anschuldigungen sind fruchtlos. Überhören und Ablenken ist in solchen Fällen zu bevorzugen, nötigenfalls auch teilweises Einlenken.

Beharren die Betroffenen auf ihrer Meinung und sind sie nicht zu einem angemessenen Handeln zu bringen, wird es oft durch gezieltes kurzfristiges Ablenken möglich, doch noch das gewünschte Verhalten zu bewirken. Meint eine früher als Verkäuferin tätige Kranke etwa, sie müsse jetzt ins Geschäft, kann man sie zum Beispiel dadurch von ihrem Vorhaben abbringen, indem man ihr erzählt, heute sei das Geschäft aus irgendeinem Grund geschlossen. Bei manchmal erforderlichen Notlügen sollte man immer daran denken, daß die Betroffenen schon nach kurzer Zeit nichts mehr davon wissen.

Wiederholungen langweilen Alzheimer Kranke im Gegensatz zu Gesunden nicht, sondern geben ihnen ein Gefühl der Sicherheit. Wenn es zunächst nicht gelingt, ihre Aufmerksamkeit zu gewinnen, ist es meist am besten, es einfach nach einigen Minuten erneut zu versuchen.

Bei all den nachfolgenden Tips und Ratschlägen muß jeder Leser stets in Erinnerung behalten, daß es wohl wenig andere Krankheiten gibt, bei denen das Individuelle und Einzigartige jedes Kranken eine so große Rolle spielt. Regeln und Empfehlungen können immer nur einen Rahmen darstellen, der durch Besonderheiten jedes einzelnen Kranken verändert werden und auch einmal falsch sein kann. Es lohnt sich, bei jedem Betroffenen herauszufinden, was ihm besonders viel Freude macht.

☰ Soll man weitere Freunde und Nachbarn informieren?

In aller Regel ja. Dieses »an die Öffentlichkeit gehen« kostet zwar die meisten Angehörigen viel Überwindung, ist aber dennoch mittel- und langfristig fast immer günstiger als ein Verheimlichen. Allerdings ist dieses Vorgehen ganz am Anfang, wenn noch keine ausreichend sichere Diagnose gestellt wurde und die Beschwerden auch noch vergleichsweise gering sind, noch nicht erforderlich. Spätestens beim Auftreten von Verhaltensstörungen wie zum Beispiel Weglaufen oder anderen Auffälligkeiten ist es aber günstig, die Mitmenschen aufzuklären.

Informierte Nachbarn und Freunde sind meist auch hilfsbereiter, wenn es um ein vorübergehendes Aufpassen oder andere Unterstützungsmöglichkeiten geht. In Kenntnis der Krankheit sind Freunde und Bekannte häufiger zu einem Aufrechterhalten einer Beziehung bereit und können die damit verbundenen Belastungen besser ertragen. Die Hauptbetreuer müssen unbedingt darauf achten, in- und außerhalb der Familie Unterstützungsmöglichkeiten zu erkennen und in Anspruch zu nehmen.

Mitmenschen, die über die Krankheit von Betroffenen Bescheid wissen, werden ihnen mit mehr Verständnis begegnen und über Fehlverhalten wie Nicht-Grüßen oder falsche Antworten auf gestellte Fragen weder erstaunt noch erbost sein. Es ist ohnehin sinnvoll, mit dem Problem einer Alzheimer Krankheit offen umzugehen.

Die Alzheimer Krankheit ist nicht ansteckend und stellt auch sonst keine Gefahr für andere Menschen dar. Obwohl es den Anschein haben kann, hat sie auch nichts mit Verrücktheit oder Geisteskrankheit zu tun. Es gibt keinerlei Grund, sich seiner kranken Angehörigen zu schämen oder diese zu verstecken. Wann immer möglich, sollte man Alzheimer Kranke zum Einkaufen oder sonstigen Erledigungen mitnehmen. Auch Essengehen in Gaststätten oder das Besuchen von Gottesdiensten, Museen oder sonstigen Veranstaltungen gelingt häufig weitgehend problemlos.

Wie sieht es mit der Leistungs- und Arbeitsfähigkeit der Kranken aus?

Unter der zunehmenden Einschränkung der geistigen Funktionen leidet die Leistungs- und Arbeitsfähigkeit der Alzheimer Kranken erheblich. Um sich einen Überblick über die Leistungsfähigkeit im Alltag zu verschaffen, kann man sich einfacher Listen bedienen, die die wichtigsten Bereiche abfragen (siehe Tab. 16).

Tab. 16   Liste zur Überprüfung der Leistungsfähigkeit von Alzheimer Kranken im Alltag

Tätigkeit	nicht gestört	leicht gestört	Aufsicht nötig	Hilfe nötig	völlig abhängig
Körperpflege					
Duschen/Baden					
Toilettenbenutzung					
Blasen-/Darmentleerung					
An- und Auskleiden					
Nahrungszubereitung/Kochen					
Nahrungsaufnahme (Essen/ Trinken)					
Gehen/Stehen/Treppensteigen					
Spazierengehen					
Auto fahren					
Öffentliche Verkehrsmittel benutzen					
Telefonieren					
Lesen					
Musikhören					
Fernsehen					
Hobbys					
Einkaufen					
Versorgen des Haushalts					
Umgang mit Geld					
Einnahme von Medikamenten					

Arbeitsfähigkeit ist nur zu Beginn der Krankheit noch gegeben. Vorübergehend können Hilfsmittel wie Notizzettel oder ein Diktiergerät zur Unterstützung des nachlassenden Gedächtnisses dienen (siehe S. 27). Dennoch sollte frühzeitig eine Berentung bzw. Pensionierung eingeleitet werden, auch wenn dies sehr belastend und mit finanziellen Nachteilen verbunden sein kann. Beamte sind mit der Diagnosestellung dienstunfähig, bei ihnen ist aber eine Pensionierung im höheren Lebensalter in aller Regel unproblematisch und ohne wesentliche finanzielle Nachteile. Auch Selbständige sollten sich nicht zu spät aus verantwortlichen Stellungen zurückziehen.

Es ist aber keineswegs so, daß Alzheimer Kranke nichts mehr tun können. Einfache Hilfestellungen im Haushalt wie Kartoffelschälen, Abtrocknen, Staubwischen, Wäschezusammenlegen, Blumengießen oder Gartenarbeiten gelingen lange Zeit und stellen zwar einfache, aber dennoch sinnvolle Beschäftigungen mit der Möglichkeit einer Selbstbestätigung dar. Sie werden offenbar auch von den meisten Betroffenen gegenüber einem nutzlosen Herumsitzen oder Hinterherlaufen bevorzugt. In diesem Sinn kann auch ein Stopfen alter Socken sinnvoll sein, in die zuvor Löcher geschnitten werden.

≡ Sind die Betroffenen noch in der Lage, für sich selbst zu sorgen, und können sie zu Hause allein gelassen werden?

Dies betrifft alltägliche Dinge wie Einkaufen, Bezahlen von Rechnungen oder Kochen. Zu Beginn der Krankheit stellt dies noch kein nennenswertes Problem dar, und die meisten Betroffenen sind zumindest in ihrer vertrauten Umgebung in der Lage, einem normalen Tagesablauf nachzugehen. Mit zunehmender Krankheitsdauer sieht dies aber anders aus. Die Kranken können dann zum Beispiel nicht mehr kochen, sich nicht mehr, richtig ankleiden, und im Zweifelsfall sollte man sie beaufsichtigen.

Solange ein von der Alzheimer Krankheit Betroffener mit einem gesunden und rüstigen Partner zusammenlebt, wird dieser meist die Pflege und Betreuung übernehmen. Bei Verwitweten oder sonstigen Alleinstehenden sieht die Situation aber meist anders aus. Gerade bei diesen Menschen stellt sich sehr bald die Frage, wie lange sie noch in der Lage sind, in ihrer Wohnung alleine für sich zu sorgen.

Bei Beginn der Krankheit ist das Alleinlassen noch unproblematisch, mit zunehmender Dauer aber nur noch ausnahmsweise möglich. Auch ein Alleinleben ist dann nicht mehr länger möglich, und die Betroffenen sollten wenn immer möglich von ihren Kindern oder sonstigen Angehörigen aufgenommen werden. Sofern dies zum Beispiel aus Platzgründen nicht möglich ist, ist ein Umzug zu jemand anderem oder in ein Alten- oder Pflegeheim erforderlich (siehe auch S. 183 f). Das Alleinlassen zu Hause kann auch rechtliche Probleme mit sich bringen.

≡ Welche Hilfsmöglichkeiten gibt es bei der zunehmenden Vergeßlichkeit?

Bei den oft am Beginn der Krankheit stehenden Gedächtnisstörungen kann ein vermehrtes *Aufschreiben* und *Verteilen von Zetteln und Erinnerungen* (zum Beispiel am Badezimmerspiegel »Waschen, Zähneputzen, Kämmen«) günstig sein. Dem gleichen Zweck dienen Terminkalender oder das Anfertigen von Listen mit den erforderlichen Einkäufen oder sonstigen Besorgungen. Es ist sinnvoll, zum Beispiel *wichtige Telefonnummern* besonders zu kennzeichnen und hervorzuheben. Hier sind moderne Telefone mit unter besonderen Tasten gespeicherten Nummern (sogenannter Babyruf) oft sehr günstig. *Uhren* sollten möglichst große Ziffern, keinen Sekunden- und einen gut vom Stundenzeiger unterscheidbaren Minutenzeiger haben. Manche Betroffene bevorzugen *Digitaluhren*, die Stunden und Minuten mit Zahlen anzeigen.

Außerdem empfiehlt es sich unter anderem, vorsorglich *zusätzliche Schlüssel* inner- und außerhalb der Wohnung beziehungsweise des Hauses zu hinterlegen (zum Beispiel bei Nachbarn), weil Betroffene sich einschließen und nicht mehr in der Lage sein können, selbst aufzuschließen.

Der Kontakt der Betroffenen zur Umwelt sollte nicht zu früh abreißen. Dabei hilft zum Beispiel das tägliche Erzählen und Besprechen von Nachrichten oder Neuigkeiten aus der Nachbarschaft, wobei mehrfach das Datum und die Namen der Beteiligten genannt werden sollten. Hobbys sollten möglichst lange aktiv weiterbetrieben werden; es ist zum Beispiel erstaunlich, wie gut manche Kranken früher erlernte und häufiger geübte komplizierte Musikstücke noch auswendig spielen, während sie schon lange nicht mehr lesen können. Dies gilt auch für Freizeitbeschäftigungen wie Ballspiele oder Wandern, die zwar oft nicht mehr mit der gewohnten Geschicklichkeit und Dauer, aber dennoch zufriedenstellend ausgeübt werden können.

Auf anstehende besondere Ereignisse wie Geburtstage oder Jubiläen sollten die Kranken rechtzeitig und wiederholt hingewiesen werden. Das verhindert aber nicht, daß diese besonders in späteren Krankheitsstadien sofort wieder vergessen werden. Zu Übungsprogrammen für das Gedächtnis siehe auch S. 135.

☰ Was sollte bei der Wohnungseinrichtung bedacht werden?

Der Lebensraum und die Lebensbedingungen der Kranken sollten möglichst unverändert bleiben. Möbel und sonstige Einrichtungsgegenstände sollten auch innerhalb der Wohnung oder des Hauses soweit wie möglich an ihrem Stammplatz bleiben. Dasselbe gilt für die Einordnung von Wäsche oder Schuhen in Schränken und Kommoden oder den Aufbewahrungsort von Geld und Schmuck. Viele Alzheimer Kranke neigen dazu, Wertsachen zu verstecken. Wenn sie sie später dann nicht mehr wiederfinden, weil sie das Versteck vergessen haben, reagieren sie häufig aggressiv und argwöhnen, sie seien bestohlen worden (siehe auch S. 74).

Es sollten keine Möbel oder anderen Gegenstände im Weg stehen, besonders dann nicht, wenn sie harte oder scharfe Kanten haben. Im Zweifelsfall sollte die Einrichtung etwas vereinfacht werden, um mehr Platz zu schaffen. Dabei ist allerdings darauf zu achten, daß den Betroffenen besonders vertraute oder liebgewordene Gegenstände nicht einfach entfernt werden. Wackelige Schränke, Kommoden oder Treppengeländer sollten befestigt werden.

Die Einrichtung sollte insgesamt möglichst klar strukturiert sein, wobei es manchmal erforderlich ist, auch zur Verminderung der Unfallgefahr (siehe nächster Abschnitt), eine Vereinfachung vorzunehmen. Sehr günstig sind natürlich getrennte Bäder und Toilette oder sogar eine Einliegerwohnung, was aber nur in Ausnahmefällen zur Verfügung steht.

Spiegel werden teilweise auch zur Verbesserung der Selbstkontrolle empfohlen. Oft ängstigen sich Alzheimer Kranke in fortgeschrittenen Stadien beim Sehen ihres eigenen Spiegelbildes. Ein bewährter Trick ist dann beispielsweise, den Kranken zu raten, die Person im Spiegel anzulachen, dann lache auch diese.

≡ Was kann man tun, um Unfälle zu verhindern?

Jeder Mensch wird im Alter in seinen körperlichen Abläufen langsamer und schwerfälliger, und die Leistungsfähigkeit der Sinnesorgane (Sehen, Hören, Gleichgewicht usw.) nimmt ab. Bei Alzheimer Kranken treten die durch die nachlassende geistigen Funktionen bedingten Störungen hinzu, was zusätzlich zu einer deutlich erhöhten Unfallgefährdung führt. Die Art der Unfälle und die Möglichkeiten der Verhütung hängen sehr vom Krankheitsstadium jedes einzelnen Betroffenen ab.

Zu Beginn kann schon die eingeschränkte Urteilsfähigkeit dazu führen, daß beim Überqueren einer Straße nicht ausreichend auf den Verkehr geachtet oder zu Hause eine wackelige Leiter benutzt wird. In mittleren Stadien stehen wiederholte Stürze und häusliche Unfälle im Vordergrund. Die Stürze werden sowohl durch körperliche Probleme wie Blutdruckabfall, Herzrhythmus- oder Sehstörungen als auch durch Umwelteinflüsse wie schlechte Beleuchtung, locker liegende Teppiche oder gefährlich plazierte Gegenstände verursacht.

Häufige Ursachen für Unfälle von Alzheimer Kranken sind ein zu glatter oder unregelmäßiger Boden mit Stufen oder zu dicken und ungleichmäßigen oder locker liegenden Teppichen. Die Kranken können mit ihren Füßen an hochliegenden oder umgeschlagenen Ecken von Teppichen hängenbleiben und dadurch stürzen. Am besten sind fest verlegte Teppichböden. Einzelteppiche und Brücken sollten rundherum mit doppelseitigen Klebebändern befestigt werden. Treppen können durch rutschfeste Auflagen für die Trittstufen und gegebenenfalls ausreichend hohe Gittertüren an den oberen Absätzen gesichert werden. Fenster in oberen Etagen sollten möglichst abschließbare Griffe haben.

Für viele Alzheimer Kranke in mittleren bis fortgeschritten Stadien sind *zusätzliche Orientierungshilfen* in ihrem Lebensraum eine große Hilfe, Unfällen vorzubeugen. Dabei spielt eine ausreichende Beleuchtung aller Zimmer, Flure und Treppen eine wichtige Rolle. Farben und Symbole an Wänden, Türen und Gegenständen können günstig sein. So ist eine deutliche Unterscheidung der *heißen Wasserhähne* sinnvoll, und rote Kreuze (zum Beispiel aus Plastik-Klebestreifen) können auch auf andere Gefahrenpunkte wie zum Beispiel am Herd hinweisen.

Giftige Flüssigkeiten wie Reiniger, Möbelpolitur oder Blumendünger sollten unter Verschluß gehalten werden. Durch die ausgeprägte Störung des Geruchs- und Geschmackssinnes von Alzheimer Kranken kommt es nämlich immer wieder vor, daß sie gesundheitsschädliche Stoffe trinken.

Regelmäßig benutzte elektrische Stecker oder Schalter sollten leicht erreichbar sein. Ein Lichtschalter, zumindest aber ein Notlicht sollte direkt am Bett der Betroffenen sein. Großflächige und unter Umständen zusätzlich farblich hervorgehobene Bedienungselemente von Lampen sind zu empfehlen. Weiterhin ist es häufig günstig, wichtige Funktionen wie *Ein- und Ausschaltknöpfe* anderer Elektrogeräte besonders hervorzuheben. Neuere Küchenherde haben teilweise zusätzliche Kontrollknöpfe, ohne deren gleichzeitige Bedienung kein Anstellen möglich ist. Gefährliche Elektrogeräte wie Haarföne, Bügeleisen und Brotschneidemaschinen sollten außer Reichweite der Kranken sein, sobald sie von ihnen nicht mehr gefahrlos alleine bedient werden können.

Im Bad haben sich rutschfeste Matten in der Dusche und Badewanne bewährt. Flauschige, aber sehr rasch wegrutschende Vorleger sind besonders auf Fliesenböden nicht zu empfehlen. Zusätzlich sind Greifstangen an der Badewanne und in der Dusche günstig, möglichst auch neben dem Toilettensitz. Ein Thermostat für heißes Wasser mit der Möglichkeit, eine Höchsttemperatur fest einzustellen, dient der Verhütung von Verbrühungen. Erhöhte und weich gepolsterte Toilettensitze erleichtern die Benutzung.

Wenn erforderlich, sollte man bei den Kranken auf das Tragen ihrer Brillen und Hörgeräte achten. Alle Schlüssel, speziell die Autoschlüssel, sollte man vor ihnen verstecken. Dies ist auch für die Schlüssel der Zimmertüren wichtig, damit sich Kranke nicht versehentlich selbst einschließen.

≡ Was sollte beim Tagesablauf beachtet werden?

In der Betreuung von Alzheimer Kranken hat sich die Beibehaltung der vertrauten Umgebung innerhalb des Wohnbereichs als günstig erwiesen. Dies gilt auch für den Tagesablauf. Für Essen, Baden, Schlafengehen oder Besuche sollte es einen überschaubaren und gleichbleibenden Ablauf mit festen Zeiten geben, der den Betroffenen dabei hilft, ihrem Leben feste Formen zu geben und Unvorhersagbarkeiten und Unsicherheit zu vermindern.

Oft wird behauptet, Alzheimer Kranke in fortgeschrittenen Stadien seien nicht mehr zu sinnvollen Tätigkeiten in der Lage. Dies trifft aber nur zu, wenn man die Maßstäbe eines Gesunden zugrundelegt. Es ist natürlich nicht mehr möglich, früher mögliche anspruchsvolle Tätigkeiten zu verlangen. Dies sollte aber nicht daran hindern, den Kranken durch das Bewältigen einfacherer Aufgaben zu Erfolgserlebnissen zu verhelfen (siehe auch S. 143). Dabei merken die Betroffenen zum Beispiel auch nicht mehr, daß sie täglich immer wieder dieselben Handtücher zum Zusammenlegen bekommen.

Dies ist auch bei Freizeitbeschäftigungen wie Karten- oder Brettspielen zu berücksichtigen, deren Schweregrad dem Krankheitsverlauf angepaßt werden muß. Bei Scrabble können zum Wörterlegen alle Buchstaben zur Verfügung gestellt werden, und Memory kann auch mit wenigen und offen auf dem Tisch liegenden Bilderpaaren gespielt werden. Bei allen Spielen sollten offensichtliche Niederlagen der Alzheimer Kranken vermieden werden. Andere mögliche Spiele bestehen im Erkennen oder Ertasten von Gegenständen mit verbundenen Augen wie zum Beispiel einen Löffel, eine Zitrone oder auch Geldstücke). Manche Alzheimer Kranke in weit fortgeschrittenen Stadien finden wieder Gefallen an Stofftieren oder Puppen.

Auch wenn die Sprache schwer gestört ist, kann ein Singen alter, vertrauter Lieder wegen deren Gefühlsgehalt noch gut gelingen. Dann sind Musikkassetten, Schallplatten oder Compact-Discs mit der jeweiligen Lieblingsmusik sehr günstig und tragen oft zur Stimmungsverbesserung bei. Ein oft lange erhalten bleibendes Gefühl für Rhythmus zeigt sich beim Händeklatschen oder Schlagen des Taktes mit einem Löffel zur Musik. Aus denselben Gründen kann auch trotz deutlicher Gehschwierigkeiten das Tanzen noch vergleichsweise gut sein. Auch das Anschauen von alten Fotobänden mit Familienbildern kann erstaunliche Erinnerungen wachrufen.

Eine regelmäßige körperliche Aktivität wie ein täglicher Spaziergang, sofern vorhanden auch mit einem Hund, ist sehr empfehlenswert. Wenn keine längeren Spaziergänge möglich sind, stellt ein Heimfahrrad eine sinnvolle Ausweichmöglichkeit dar. Geeignete Ausflugsziele sind zum Beispiel zoologische Gärten oder Wild- und Freizeitparks, Botanische Gärten, Wochenmärkte oder Stadtrundfahrten.

☰ Was sollte bei der Kleidung bedacht werden?

Bei der Kleidung sind einfach zu handhabende, pflegeleichte (waschbare und bügelfreie) Stücke zu bevorzugen. Diese sollten möglichst einfache, leicht zu erreichende Verschlüsse – wie zum Beispiel elastische Bünde bei Röcken – haben. Darüber hinaus sind auch bei Frauen kurze Strümpfe problemloser an- und auszuziehen als Strumpfhosen. Allgemein sollten alle Kleidungsstücke bequem und locker sein. Auf überflüssiges Zubehör wie Gürtel sollte weitestgehend verzichtet werden. Bei Schuhen sind leichte Modelle mit Klettverschluß und Gummisohlen zu bevorzugen. Nicht rutschfeste, weiche Pantoffeln sind als Hausschuhe nicht zu empfehlen.

Komplizierte Kleidungsstücke können schon sehr bald nicht mehr alleine an- und ausgezogen werden. Das selbständige An- und Auskleiden sollte aber möglichst lange gefördert werden. Um den Kranken dabei die Auswahl zu erleichtern, sollte man ihnen in ihrem Schrank oder abends auf einer Kommode oder einem Stuhl vorsortierte und zusammenpassende Stücke in der richtigen Reihenfolge hinlegen. Dabei müssen die Auswahlmöglichkeiten aber unbedingt begrenzt werden, zum Beispiel auf zwei Hemden oder Blusen.

Manche Betroffene bestehen darauf, jeden Tag dieselben Kleidungsstücke anzuziehen. Sofern möglich, kann man dann mehrere gleichartige Stücke anschaffen. Ist dies nicht machbar, hilft es manchmal, die gebrauchten Kleidungsstücke nachts während des Schlafes der Betroffenen wegzunehmen. Am nächsten Morgen wissen die Kranken dann häufig nicht mehr, was sie am Vortag getragen haben.

≡ Was sollte bei der Einnahme von Medikamenten beachtet werden?

Eine zuverlässige Einnahme von Medikamenten kann von Alzheimer Kranken in fortgeschrittenen Stadien nicht mehr erwartet werden. Die Betroffenen wissen oft schon nach kurzer Zeit nicht mehr, ob sie eine Dosis bereits eingenommen haben oder nicht und sind auch bei der Zusammenstellung der Tagesrationen bei unterschiedlichen Medikamenten überfordert.

So können Betroffene, denen die Medikamenteneinnahme überlassen worden ist, ihre Schlafmittel frühmorgens als erstes und ihre Mittel zur vermehrten Urinbildung (Diuretika) abends vor dem Schlafengehen einnehmen. Eine allein dadurch bedingte vermehrte Müdigkeit und Interesselosigkeit am Tag sowie Unruhe in der Nacht wird dann fälschlicherweise auf die Alzheimer Krankheit bezogen.

Sehr sinnvoll ist das Aufteilen der Medikation in Döschen mit verschiedenen Fächern für die Einnahme morgens, mittags, abends und zur Nacht. Solche Döschen können zum Beispiel für eine Woche im voraus gerichtet und dann täglich den Betroffenen ausgehändigt werden. Die Packungen mit dem Hauptvorrat aller Medikamente sollten für Alzheimer Kranke unzugänglich aufbewahrt werden.

Der behandelnde Hausarzt sollte stets über alle, gerade auch von anderen Ärzte verschriebenen oder – was bei Alzheimer Kranken wie anderen alten Menschen häufiger geschieht – von Freunden und Nachbarn zum Probieren ausgeliehenen Medikamente informiert werden. Sehr wichtig ist auch, daß Bezugspersonen und Betreuer möglichst über alle Medikamente, den Grund ihrer Verordnung und möglichst auch über ihre häufigsten Nebenwirkungen informiert sind.

≡ Was sollte beim Fernsehen beachtet werden?

Alzheimer Kranke können beim Fernsehen anspruchsvolleren Sendungen bald nicht mehr folgen und sind oft nicht mehr fähig, zwischen Schein und Wirklichkeit zu unterscheiden. Sie glauben dann beispielsweise, im Fernsehen zu sehende Tiere oder Menschen seien bei ihnen im Zimmer oder sie verstecken sich bei einer bedrohlichen Szene. Wenn im Fernsehen Menschen aufeinander einschlagen oder schießen, ein Feuer ausbricht, Unfälle geschehen oder über Kriege und Katastrophen berichtet wird, reagieren Alzheimer Kranke oft unruhig und ängstlich.

Angehörige und sonstige Betreuer werden sehr rasch selbst feststellen, welche Sendungen noch angesehen werden können. Dazu gehören häufiger Familienshows und auch Tierfilme, während Krimis und andere aufregende oder schwerverständliche Beiträge und Sendungen ungünstig sind und zu einer vermehrten Unruhe führen können. Für religiöse Menschen bieten sich Übertragungen von Gottesdiensten an Sonn- und Feiertagen an, wo unter Umständen Lieder mitgesungen werden können. Auch für Freunde von Volks- oder klassischer Musik gibt es geeignete Sendungen.

In diesem Zusammenhang sollte man sich durchaus die heutigen technischen Möglichkeiten zunutze machen und den Betroffenen beispielsweise Videoaufzeichnungen ihrer alten Lieblingsfilme oder -sendungen kaufen oder anfertigen, die sie sich dann wiederholt anschauen können. Sofern vorhanden, können dies natürlich auch Filme aus der eigenen Familie von früheren Urlauben oder Familienfeiern sein.

≡ Was sollte bei Besuchen bedacht werden?

Soziale Kontakte mit alten Freunden oder Besuche von und bei Nachbarn und Verwandten sind für Alzheimer Kranke lange Zeit sinnvoll und wichtig, um Gefühle von Verbundenheit und Dazugehörigkeit zu erhalten. Allerdings sollten dabei einige Grundregeln beachtet werden.

Wann immer möglich. sollten Termine längere Zeit im voraus festgelegt und mit den Betroffenen wiederholt besprochen werden. Es sollte sich sowohl von der Zahl der Besucher als auch der Besuchten um eine kleine, überschaubare Gruppe mit möglichst wenig Fremden handeln. Es sollte vermieden werden, daß mehrere Menschen gleichzeitig auf den Betroffenen einreden oder mehrere Gespräche gleichzeitig laufen.

Besucher und Besuchte sollten Grundkenntnisse von der Alzheimer Krankheit haben. Sie sollten zum Beispiel wissen, daß zeitweise eigenartig erscheinendes Verhalten Folge einer Krankheit des Gehirns ist und nicht bewußt erfolgt, um jemanden zu ärgern oder den eigenen Willen durchzusetzen.

Gesprächsinhalte sollten bevorzugt gemeinsam erlebte Geschichten aus der weiter zurückliegenden Vergangenheit sein, keine aktuellen politischen oder sonstigen Ereignisse.

Es sollte den Betroffenen gegenüber eine großzügige Atmosphäre herrschen, in der zum Beispiel ein plötzliches Weggehen der Kranken ohne Angabe von Gründen nicht übelgenommen wird.

☰ Wie reagiert man am besten auf Gereiztheit und aggressives Verhalten?

Obwohl es keine allgemeingültigen Ratschläge gibt, wie man auf gereiztes und aggressives Verhalten von Alzheimer Kranken reagieren soll, haben sich doch einige Punkte als meistens günstig erwiesen. Als erste Regel gilt, sich nicht nutzlos aufzuregen. Die Tochter einer Alzheimer Kranken hat dies einmal in folgender Empfehlung ausgedrückt: »Langsam bis zehn zählen und dann ruhig auf den Kranken einreden. Das hilft einem selbst, und man muß später nichts bereuen«.

Oft ist es möglich, den Grund oder Auslöser für das jeweilige Verhalten, das auf den ersten Blick völlig abwegig und überzogen erscheint, herauszufinden. So mag es zunächst verwundern, daß ein Alzheimer Kranker im fortgeschrittenen Stadium böse wird und sogar um sich schlägt, wenn seine Tochter ihn zum Baden oder Duschen ausziehen will. Wenn man aber bedenkt, daß seine Tochter für ihn wieder zu einem fremden Menschen geworden ist, den er nicht mehr erkennt, erscheint das Verhalten überhaupt nicht mehr so unangemessen.

Es kann notwendig sein, sich einige Minuten Zeit zu nehmen, um den Kranken bevorstehende Dinge wie beispielsweise einen Besuch beim Arzt anzukündigen und ihnen Schritt für Schritt zu erklären, was als nächstes von ihnen erwartet oder was mit ihnen gemacht wird. Versuche, aufgeregte und aggressive Kranke durch Argumente zu beruhigen sind ebenso nutzlos wie allzu energisches Zureden. Obwohl es schwerfallen kann, sollte man so ruhig wie möglich bleiben. Es erfordert viel Einfühlungsvermögen und Taktgefühl, um das Verhalten von Alzheimer Kranken in eine gewünschte Richtung zu lenken, ohne sie zu kränken.

Häufiger liegt der Grund für Verhaltensauffälligkeiten beim Patienten selbst und nicht in seiner Umgebung. So können die Betroffenen Schmerzen oder stärkeres Unwohlsein verspüren, ohne dies genauer mitteilen zu können. Ursache können banale Dinge wie eine volle Blase oder Muskelkrämpfe sein.

Entspannende und müdemachende Medikamente sollten nur dann eingesetzt werden, wenn andere Maßnahmen versagen und auch dann nicht als Dauerbehandlung. Es sollte mit geringen Dosen begonnen und die niedrigste wirksame Dosis gewählt werden. In regelmäßigen Abständen sollte überprüft werden, ob der Grund für die Gabe des Medikamentes noch weiterbesteht oder ein Absetzversuch gerechtfertigt ist.

Das besonders in Alten- und Pflegeheimen und geriatrischen Kliniken noch immer zu oft anzutreffende Festbinden von Kranken sollte auf das absolut notwendige Maß reduziert werden (siehe auch S. 185). Es fördert eher aggressives Verhalten anstatt es zu mildern.

Aggressives Verhalten von Alzheimer Kranken ist fast nie zielgerichtet. Von daher sind die Betroffenen auch meist leicht abzulenken, indem man zum Beispiel gemeinsam eine Tasse Tee trinkt oder Musik hört. Ablenken und freundliches Zuwenden sind stets besser als Diskutieren oder gar Bestrafen. Gerade bei aggressivem Verhalten zeigt sich auch, daß die Vergeßlichkeit bei der Alzheimer Krankheit ihre guten Seiten hat. Die Betroffenen wissen schon kurze Zeit später nichts mehr von noch so unangenehmen Zwischenfällen.

☰ Was kann man gegen Schlafstörungen und nächtliches Umherwandern tun?

Für viele alten Menschen sind sechs bis acht Stunden Schlaf ausreichend. Im höheren Lebensalter schläft man ganz allgemein schlechter als in jüngeren Jahren. Bei Alzheimer Kranken verstärkt sich dies noch, wozu anfangs Angst und Sorgen in Anbetracht der ungewissen Zukunft beitragen. Später kommt ein völlig gestörter Schlaf-Wach-Rhythmus hinzu.

Damit ihre ohnehin schon gestörte »biologische Uhr« nicht völlig verstellt wird, sollten Betroffene abends nicht zu früh ins Bett gehen und morgens nicht zu lange im Bett bleiben. Werden Betroffene regelmäßig abends gegen 20 Uhr ins Bett gebracht, kann ein Aufwachen gegen 4 Uhr in der Nacht völlig normal sein.

Bei vorzeitigem Aufwachen in der Nacht sollte den Betroffenen geraten werden, sich zu entspannen und zu versuchen, erneut einzuschlafen. In frühen Krankheitsphasen ist ein vorübergehendes Aufstehen, Lesen oder Radiohören mit erneutem Zubettgehen und Einschlafen möglich. In späten Krankheitsphasen sollten die Kranken tagsüber möglichst nicht oder nur ganz kurz schlafen, um abends ausreichend müde zu sein.

Wenn die Betroffenen dazu neigen, sich viele Sorgen zu machen, sollte man diese von sich aus bereits am frühen Abend ansprechen, die Unterhaltung darüber aber auf höchstens eine Stunde begrenzen. Schwerere Mahlzeiten sollten spätestens zwei Stunden vor dem Zubettgehen eingenommen werden.

Im Schlafzimmer der Betroffenen sollte man ausprobieren, welche Beleuchtung, Zimmertemperatur und eventuell leise Hintergrundmusik als angenehm empfunden wird. Bei Paaren wird es im Verlauf der Krankheit meist erforderlich, getrennte Schlafzimmer zu benutzen, damit wenigstens der pflegende Partner am nächsten Tag ausgeruht ist.

☰ Was kann man gegen Weglaufen tun?

Nur spezielle Pflegeheime und Kliniken verfügen über mehr oder weniger abgschlossene Gärten oder Höfe, in denen sich Alzheimer Kranke ohne das Risiko eines Weglaufens bewegen können. Bei vielen Hausgärten sind die Zäune oder Begrenzungsmauern nicht ausreichend hoch, um ein Weglaufen zu verhindern.

Obwohl auch Alzheimer Kranken soviel Selbständigkeit und Unabhängigkeit wie möglich gewährt werden sollte, muß die erhöhte Unfallgefahr beim Verlassen der vertrauten häuslichen Umgebung ohne Begleitung bedacht werden. Diese hängt natürlich von dem jeweiligen Wohnort ab und ist in einem kleinen Dorf mit funktionierender Nachbarschaft weitaus geringer als in einer Großstadt, wo meist keiner auf den anderen achtet.

Jeder Angehörige und Betreuer muß für sich und seine Situation die Entscheidung fällen, welchen Mittelweg zwischen Einsperren auf der einen Seite und dem Risiko eines plötzlichen Weglaufens der Kranken auf der anderen Seite er eingeht. Gerade früher sehr aktive Alzheimer Kranke können nach wie vor einen starken Selbstbestimmungsdrang haben. Sie möchten eigentlich möglichst wenig von anderen abhängig sein. Allgemein werden die meisten Kranken in mittleren bis späten Stadien der Alzheimer Krankheit meist zunehmend unruhig und laufen im Zimmer, in der Wohnung oder im Haus umher, als ob sie dauernd etwas suchen würden.

Schon ein Verstecken der Haustür durch einen Vorhang oder einen Wandschirm kann sehr nützlich sein. Ein Abschließen der Haustür oder der Einbau eines komplizierteren Zusatzschlosses stellt den nächsten Schritt dar, und im Extremfall können Warn- oder Alarmsysteme nötig werden.

Auch dann wird es sich aber nicht völlig verhindern lassen, daß Betroffene plötzlich einmal verschwunden sind. Einfache Mittel, die zu einem rascheren Zurückbringen oder Auffinden führen können, bestehen zum Beispiel in folgenden Maßnahmen:

- Man kann die Straßenschuhe der Betroffenen verstecken; in Hausschuhen fallen sie eher auf.
- Man kann den Kranken ein kleines Schildchen oder Armband mit Name, Adresse und Telefonnummer umhängen (allerdings sind nicht alle Betroffenen bereit, etwas Derartiges zu tragen).
- Man sollte stets mehrere Exemplare eines neueren Fotos der Kranken im Haus haben, um sie gegebenenfalls für Suchmaßnahmen zur Verfügung stellen zu können.

Wird der Kranke schließlich zurückgebracht, sind Vorwürfe weder angebracht noch nützlich. Stattdessen sollten die Betroffenen freundlich begrüßt werden, auch wenn es große Aufregung gegeben hat.

≡ Welche Tips zur Körperpflege und Hygiene gibt es?

Auch wenn die Körperpflege und Hygiene von Alzheimer Kranken etwas zu wünschen übrig läßt, sollten Angehörige und andere Betreuer nicht zu früh alle Verantwortung dafür übernehmen. Solange die Betroffenen dies selbst noch erledigen können, sofern sie nur regelmäßig daran erinnert werden, ist es im Interesse einer längeren Unabhängigkeit und des Selbstwertgefühls besser, auch erheblich längere Zeiten für die Erledigung in Kauf zu nehmen. Wenn die einzelnen Fertigkeiten einmal verlorengegangen sind, ist es nahezu unmöglich, sie wieder zu erlernen.

Bei Frauen ist es günstig, weniger aufwendige Frisuren zu tragen und Schminken sowie Lackieren von Nägeln auf ein Minimum zu reduzieren. Männer sollten sich von Naß- auf Trockenrasur umstellen. Auch das Zähneputzen ist ein gutes Beispiel für eine vermeintlich einfache alltägliche Verrichtung, die aber bei genauerer Betrachtung doch viel Einzelwissen erfordert (wo ist das Bad?, welches ist meine Zahnbürste?, wie wird die Zahnpastatube geöffnet?, wie wird die Paste aufgetragen?, welcher Wasserhahn ist wie zu öffnen?, welche Bewegungen sind beim Zähneputzen erforderlich? usw.). Oft gelingt das Zähneputzen noch alleine, wenn nur die Zahnpasta auf die Bürste aufgetragen wird. Das Pflegen und Schneiden der Finger- und Zehennägel muß überprüft und meist recht bald übernommen werden. Bei Gebißträgern muß auf eine regelmäßige Reinigung der Prothesen geachtet werden.

Das Baden beziehungsweise Duschen von Alzheimer Kranken bereitet manchmal größere Probleme. Auf der einen Seite deshalb, weil die Betroffenen aus verschiedenen Gründen – unter anderem wahrscheinlich auch dem verminderten Geruchssinn – die Notwendigkeit nicht mehr in der üblichen Weise bemerken. Auf der anderen Seite aber auch, weil die Angehörigen und Betreuer der Kranken oft einen zu großen Wert auf Sauberkeit legen, das Schamgefühl der Betroffenen nicht immer ausreichend berücksichtigen und die ganze Prozedur dann zu einer Art Bestrafung werden kann.

Druck sollte allenfalls sanft und möglichst humorvoll ausgeübt werden. Bei einem sehr starken Sträuben der Betroffenen ist es meist besser, dies zu respektieren und zu einem späteren Zeitpunkt einen erneuten Anlauf zu machen. Die pflegenden Partner können das Problem manchmal durch ein gemeinsames Duschen oder Baden lösen.

Es ist bei älteren Menschen auch durchaus ausreichend, wenn sie ein bis zweimal in der Woche duschen oder baden. Lediglich unter den Armen und im Unterleibsbereich ist ein tägliches Waschen erforderlich. Das Waschen sollte möglichst zu regelmäßig festen Zeiten und zur Vermeidung von Verbrühungen unter strenger Temperaturkontrolle erfolgen.

≡ Welche Tips gibt es bei Problemen mit dem Wasserlassen und Stuhlgang?

Alzheimer Kranke müssen regelmäßig daran erinnert werden, die Toilette aufzusuchen. Sie können die Füllung der Blase oder des Enddarms nicht mehr richtig beurteilen und wissen auch manchmal überhaupt nicht mehr, wo die Toilette ist, um sie bei Bedarf schnell aufsuchen zu können. Letztlich ist es jedenfalls auch für Angehörige und Betreuer einfacher und weniger belastend, Kranken mit Problemen beim Wasserlassen und Stuhlgang zu helfen als sie bei einer Inkontinenz jedesmal reinigen und neu anziehen zu müssen.

In Abhängigkeit vom Stadium der Krankheit kann es erforderlich werden, die Betroffenen auf die Toilette zu führen, ihnen das Toilettenbecken zu zeigen und zu benennen (»hier ist die Toilette«) und auch auf den Anlaß des Aufsuchens hinzuweisen. Dabei ist eine allzu gewählte Ausdrucksweise nicht sinnvoll. Um das Wasserlassen in Gang zu bringen, sind manchmal Tricks wie das Öffnen eines Wasserhahns erforderlich.

Bei *Blasenentleerungsstörungen* ist bei vielen Kranken ein regelmäßiger Toilettengang sinnvoll, auch wenn noch kein Harndrang besteht. Manche Betroffene reagieren aber beispielsweise auf einen Toilettenbesuch alle zwei oder drei Stunden mit vermehrter Unruhe und Aggressivität, weshalb bei ihnen unter Umständen nur eine Versorgung mit Windeln als Lösungsmöglichkeit übrigbleibt. In jedem Fall sollte abends die Flüssigkeitszufuhr auf ein Mindestmaß beschränkt werden, und harntreibende Getränke wie Bier oder Kaffee sind dann am besten zu meiden.

Probleme mit dem Stuhlgang können sowohl in Verstopfung als auch unkontrollierten Abgang und manchmal sogar Verschmieren von Stuhl bestehen. Eine gewisse Verstopfung ist bei vielen älteren Menschen anzutreffen, und ein Stuhlgang alle zwei bis drei Tage ist durchaus ausreichend. Allgemein günstig ist eine ballastreiche Ernährung. Manche Kranke reagieren günstig auf das Trinken eines heißen Getränkes ungefähr eine viertel bis halbe Stunde vor einem geplanten Stuhlgang. Dabei sollten unbedingt die von den Betroffenen bevorzugten

Zeitpunkte berücksichtigt werden. Bei einer üblicherweise morgens auf-
tretenden Stuhlinkontinenz reicht es häufig, die Betroffenen nach dem
Frühstück auf einen Toilettenstuhl zu setzen und ihnen ein heißes
Getränk zu geben. Dann kann einfach abgewartet werden, bis sich der
Darm entleert.

Bei häufigerer Inkontinenz kann das Tragen von *Windeln* erforderlich werden. Dieser Schritt sollte nicht zu früh erfolgen, da danach
meist keine Rückkehr mehr möglich ist. Die verschiedenen Arten von
Kathetern sind für noch gehfähige und nicht in Kliniken oder Heimen
befindliche Kranke meist ungeeignet, da sie die Betroffenen stören und
dann von ihnen eigenmächtig entfernt werden.

≡   Was sollte beim Essen beachtet werden?

Zu Beginn der Krankheit gibt es keine Besonderheiten; die Betroffenen können essen und trinken, was ihnen schmeckt und bekommt. In späteren Phasen essen sie zunehmend langsamer, können sich immer weniger selbst versorgen und müssen schließlich gefüttert werden. Das Problem besteht auch dann meist nicht darin, was sie zum Essen bekommen. Oft wird die Nahrungsaufnahme einfach vergessen, was über längere Zeit mit einem Gewichtsverlust einhergeht. Zusätzlich können sich Schluckstörungen einstellen, die beispielsweise eine Breikost erforderlich machen. Ein Problem beim Essen besteht darin, daß der Geruchs- und damit auch Geschmackssinn der Kranken deutlich nachläßt. Dies dürfte mit eine Ursache für ihre Appetitlosigkeit sein. Jedenfalls gibt es praktisch keine stark übergewichtigen Alzheimer Kranken.

Obwohl manche Alzheimer Kranke nach wie vor sehr rasch essen, muß den meisten Betroffenen eine ausreichend lange Zeit zum Essen gelassen werden. Am besten ist es, wenn auch einfache Mahlzeiten nacheinander in verschiedenen Gängen serviert werden, also beispielsweise nach einer Suppe den Salat, danach Fleisch mit Kartoffeln und zum Schluß den Nachtisch. Allgemein sind seltenere kleine Mahlzeiten verträglicher als wenige große.

Der Tisch sollte nicht besonders aufwendig gedeckt sein, es sollte aber auch nicht alles aus Plastik sein. Schnabeltassen verringern das Verschütten von Flüssigkeiten und Geschirr mit hohem Rand gewährleistet, daß kein Essen auf dem Tisch verteilt wird. Ein Tischtuch aus Kunststoff oder mit Kunststoffanteil ist ratsam, damit man bei einem eventuellen Mißgeschick nicht allzu viel Aufhebens machen muß. Um einen übermäßigen oder unangemessenen Gebrauch von Salz und Gewürzen zu verhindern, der das Essen ungenießbar machen kann, sollten diese Dinge überhaupt nicht auf dem Tisch stehen oder für die Kranken nicht erreichbar sein.

Wenn es allzu große Probleme bei gemeinsamen Mahlzeiten mit Alzheimer Kranken gibt, kann es für alle Beteiligten besser sein, wenn die Kranken alleine und bei Bedarf auch an einem anderen Ort essen, um den anderen Familienmitgliedern die Möglichkeit eines angenehmen gemeinsamen Abendessens zu geben.

Alzheimer Kranke sollten wie alle Menschen eine schmackhafte, abwechslungsreiche Kost zu sich nehmen; vielfach wird zu kohlenhydrat- und kalorienreich gegessen. Ab und zu kommt es bei der Alzheimer Krankheit vor, daß die Betroffenen plötzlich einige Tage lang unkontrolliert viel essen. Dies ist in aller Regel harmlos und kein Grund zur Besorgnis.

≡ Was sollte beim Trinken beachtet werden?

Die meisten älteren Menschen neigen ohnehin dazu, zu wenig zu trinken. Bei Alzheimer Kranken ist dies durch ihre Vergeßlichkeit noch verstärkt, und es gibt auch Hinweise, daß ihr Durstgefühl abnimmt. Zusätzlich läßt die Tätigkeit der Nieren nach, die nicht mehr so viel Wasser aus dem Urin zurückgewinnen können wie bei jungen Menschen, und viele Kranke nehmen außerdem Medikamente ein, die zu einer vermehrten Urinbildung führen. All dies führt dazu, daß Demenzkranke einem hohen Risiko ausgesetzt sind, innerlich auszutrocknen. Bei Alzheimer Kranken mit einer plötzlichen Verschlechterung ihres Zustandes ist besonders in der warmen Jahreszeit oder bei Fieber und Durchfall stets an diese Möglichkeit zu denken (siehe auch S. 85).

Ein Wassermangel im Körper führt zu einer Störung der Leistungsfähigkeit vieler Organe, darunter ganz besonders auch des Gehirns. Es muß daher unbedingt dafür Sorge getragen werden, daß Alzheimer Kranke ausreichend trinken, in der Regel am Tag mindestens 1,5 bis 2 Liter Flüssigkeit. Ein wie beim Essen gelegentlich zu beobachtendes Verhalten mit vorübergehendem unkontrollierten Trinken ungewohnt großer Flüssigkeitsmengen ist meist harmlos.

Es ist günstig, sich einen Trinkplan für den ganzen Tag zu machen, der etwa so wie in Abbildung 16 aussehen könnte. Insgesamt sollten es mindestens sechs bis acht Gläser oder Tassen Flüssigkeit pro Tag sein, wobei besonders an das Trinken zwischen den Mahlzeiten und zur Nacht gedacht werden sollte.

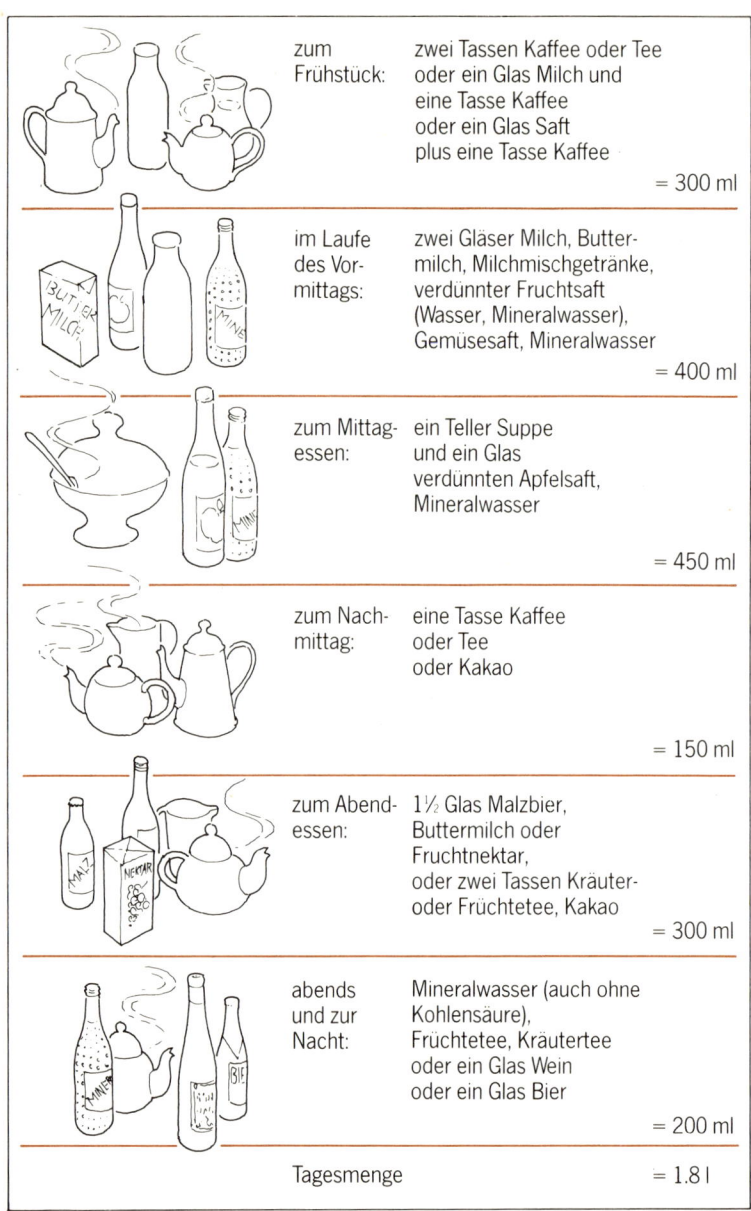

	zum Frühstück:	zwei Tassen Kaffee oder Tee oder ein Glas Milch und eine Tasse Kaffee oder ein Glas Saft plus eine Tasse Kaffee
		= 300 ml
	im Laufe des Vormittags:	zwei Gläser Milch, Buttermilch, Milchmischgetränke, verdünnter Fruchtsaft (Wasser, Mineralwasser), Gemüsesaft, Mineralwasser
		= 400 ml
	zum Mittagessen:	ein Teller Suppe und ein Glas verdünnten Apfelsaft, Mineralwasser
		= 450 ml
	zum Nachmittag:	eine Tasse Kaffee oder Tee oder Kakao
		= 150 ml
	zum Abendessen:	1½ Glas Malzbier, Buttermilch oder Fruchtnektar, oder zwei Tassen Kräuter- oder Früchtetee, Kakao
		= 300 ml
	abends und zur Nacht:	Mineralwasser (auch ohne Kohlensäure), Früchtetee, Kräutertee oder ein Glas Wein oder ein Glas Bier
		= 200 ml
	Tagesmenge	= 1.8 l

Abb. 16   Trinkplan für Alzheimer Kranke (aus Füsgen 1992)

Dürfen Alzheimer Kranke rauchen und Alkohol trinken?

Weder Nikotin noch Alkohol haben an und für sich einen nachteiligen Effekt auf eine einmal eingetretene Alzheimer Krankheit (zur Frage eines statistisch erhöhten Erkrankungsrisikos von Rauchern siehe S. 35). Von daher bestehen also zunächst keine Einwände. Die Problematik liegt aber unter anderem darin, daß jedes geschädigte Gehirn auf Nikotin und besonders Alkohol verstärkt reagiert und daher die Verträglichkeit deutlich abnimmt. Außerdem kann Alkohol auch bei Gesunden zu Gedächtnisstörungen führen, und schließlich können Alzheimer Kranke in fortgeschrittenen Stadien ihre Handlungen nicht mehr ausreichend kontrollieren. So kann es vorkommen, daß sie große Mengen Alkohol trinken oder zum Beispiel mit einer brennenden Zigarette im Bett einschlafen. Damit können sie sich und andere Menschen erheblich gefährden.

Deshalb sollten Kranke in fortgeschrittenen Stadien nicht mehr allein gelassen werden, wenn sie Alkohol trinken oder rauchen. Auch sonst sollte Alkoholgenuß möglichst auf ein Minimum reduziert werden. Wie bei den anderen Problemen der Krankheit sollte auch hier ein möglichst guter Kompromiß zwischen den berechtigten Sorgen wohlmeinender Angehöriger und den Wünschen der Betroffenen gefunden werden.

≡ Was sollte bei Reisen mit Alzheimer Kranken beachtet werden?

Es ist für Betroffene mit fortgeschrittenen Krankheitszeichen ungünstig, sie andauernd neuen und häufiger verwirrenden Eindrücken auszusetzen. Daher sind von den Angehörigen durchaus in wohlmeinender Absicht arrangierte Reisen oder Urlaubsaufenthalte an neuen, unbekannten Orten für sie manchmal eher eine Qual als eine Freude.

Dies heißt nicht, daß Alzheimer Kranke grundsätzlich nicht mehr in Urlaub fahren können oder sollen. Wenn zum Beispiel seit vielen Jahren regelmäßig ein bestimmter Ort aufgesucht wird, wo eventuell zusätzlich gute Bekannte der Betroffenen leben, spricht zumindest zu Beginn der Krankheit nichts dagegen. Dann können unter Umständen auch noch ohne größere Schwierigkeiten normale Urlaubsreisen unternommen werden, wobei man aber ebenfalls jedwede Überforderungen vermeiden sollte. Eine für die Zukunft geplante Auslands- oder gar Weltreise sollte entweder vorgezogen oder ganz fallengelassen werden.

Bei Fahrten in neue, unbekannte Umgebungen ist es günstig, wenn diese zum Beispiel als Gruppenreisen (zum Beispiel Tagesausflüge von Nutzern einer Tagespflegeeinrichtung oder Angehörigen und Kranken aus Selbsthilfegruppen) erfolgen. Dann sind wenigstens immer mehrere vertraute Menschen dabei.

In fortgeschrittenen Stadien der Krankheit kann es vorkommen, daß die Betroffenen nach der Rückkehr aus einem mehrwöchigen Urlaub ihre eigene Wohnung nicht mehr erkennen und zum Beispiel vermehrt weglaufen.

Dürfen Alzheimer Kranke Auto fahren?

Wie für andere Erkrankungen auch existieren für die Alzheimer Krankheit keine direkten gesetzlichen Bestimmungen. Es gibt jedoch Richtlinien, nach denen Alzheimer Kranke mit Beginn der Demenz *ausnahmslos und eindeutig kein Auto oder sonstiges Kraftfahrzeug mehr fahren* dürfen. Der betreuende Arzt und die Angehörigen sollten dieses Problem daher sehr frühzeitig mit den Betroffenen besprechen, um zu einer vernünftigen gemeinsamen Entscheidung zu kommen.

Besonders die allgemeine Verlangsamung mit Störung der räumlichen Orientierung sowie Erfassung und Einordnung von bei einer aktiven Teilnahme am Straßenverkehr oft überraschend auftretenden oder unbekannten Situationen sind gute Gründe dafür, daß Betroffene nicht mehr selbst Auto fahren. Außerdem muß man sich darüber im klaren sein, daß die Haftpflichtversicherungen nach einem Unfall unter Umständen keine Leistungen für Sach- und Personenschäden übernehmen, wenn sie von der Krankheit Kenntnis erhalten. Angehörige sind daher gut beraten, in Zweifelsfällen die Autoschlüssel gut zu verstecken oder das Auto notfalls sogar zu verkaufen.

In dem von vielen Behörden als weitgehend bindende Richtlinie angesehenen Gutachten »Krankheit und Kraftverkehr« eines gemeinsamen Beirats für Verkehrsmedizin beim Bundesminister für Verkehr und beim Bundesminister für Jugend, Familie und Gesundheit fällt die Alzheimer Krankheit unter die Krankheitsgruppe »pathologische Alterungsprozesse«. Die Fahrtauglichkeit wird in dem Gutachten für alle Alzheimer Kranken eindeutig verneint:

»Leitsätze
Wer unter einer senilen oder präsenilen Hirnkrankheit oder unter einer schweren altersbedingten Persönlichkeitsveränderung leidet, ist zum Führen von Kraftfahrzeugen aller Klassen ungeeignet.

Begründung
Der motorische Straßenverkehr stellt an die menschliche Leistungs- und Belastungsfähigkeit besonders hohe Anforderungen. Es sind darum durch die nachlassende psychophysische Leistungsfähigkeit

des Menschen im höheren Lebensalter zunehmend Anpassungsschwierigkeiten zu erwarten. Die Ursachen hierfür sind im allgemeinen Leistungsrückgang zu sehen. Er hat stets eine organische Grundlage, und er ist in schwerer Ausprägung krankhaft (Arteriosklerose, atrophisierende Hirnprozesse).

Die Gefahren ergeben sich aus mangelnden sensorischen Leistungen oder erheblichen Reaktionsleistungsschwächen, so daß es zu Situationsverkennungen und Fehlreaktionen kommen kann. Verbinden sich mit solchen Schwächen Persönlichkeitsveränderungen, wie egozentrische Erstarrung oder Selbstgerechtigkeit bei eingeschränkter Kritik, dann entsteht die besonders gefahrenträchtige Kombination von Leistungsschwächen und falscher Einschätzung des Leistungsvermögens.

Die Beurteilung eines älteren Fahrerlaubnisinhabers oder Fahrerlaubnisbewerbers muß allerdings berücksichtigen, daß gewisse psychische Minderleistungen bei allen Menschen im höheren Lebensalter zu erwarten sind. Es müssen also schwere Leistungsmängel und schwere Persönlichkeitsveränderungen im Einzelfall nachgewiesen werden. Dabei kann die Beurteilung der Befunde in Grenzfällen bei *älteren Fahrerlaubnisinhabern* anders erfolgen als bei *älteren Fahrerlaubnisbewerbern.* So kann bei älteren Fahrerlaubnisinhabern – wenn sie die Fahrerlaubnis schon in jüngeren Jahren erworben haben – damit gerechnet werden, daß Erfahrungsbildungen und gewohnheitsmäßig geprägte Bedienungshandlungen zur Beherrschung des Fahrzeugs geringere psychophysische Leistungsminderungen ausgleichen. Fahrerlaubnisbewerber dagegen können, sofern sie eine bestimmte Altersgrenze erreicht haben, auch nach längerer Einübung auf Grund mangelnder oder schon fehlender Umstellfähigkeit keine oder nur ungenügende automatisierte sensomotorische Handlungen und Bewegungskomplexe entwickeln.

Liegt eine senile oder präsenile Hirnkrankheit oder eine altersbedingte schwere Persönlichkeitsveränderung vor, so werden Kompensationserwägungen auch bei einem Fahrerlaubnisinhaber keine Rolle mehr spielen können.«

1993 soll eine Neubearbeitung dieses Gutachtens »Krankheit und Kraftverkehr« erscheinen.

Wann ist die Einrichtung einer Betreuung sinnvoll?

Die früheren Formen zur Regelung von rechtlichen Problemen Kranker mit Einrichtung einer Pflegschaft oder einer Entmündigung und Vormundschaft sind seit dem 1. 1. 1992 durch das neue Betreuungsgesetz (BtG) hinsichtlich der Vormundschaft abgelöst und hinsichtlich der Pflegschaft erheblich geändert worden. Dieses Gesetz gilt nicht nur für neu zu begründende Betreuungsverhältnisse, sondern leitete alle Ende 1991 bestehende Vormundschaften und Pflegschaften automatisch in Betreuungsverhältnisse über. Pflegschaften wurden dabei zu Betreuungen ohne Eigentumsvorbehalt.

Das neue Betreuungsgesetz ist vom Grundsatz der Erforderlichkeit geprägt und darauf ausgerichtet, die Rechte von Kranken weitestgehend zu erhalten. Betreute sollen nur in solchen Fragen und Bereichen von Betreuern vertreten werden, in denen sie selbst nicht mehr zur Wahrung ihrer Interessen in der Lage sind. Wo Hilfe durch Ehegatten oder andere Verwandte möglich ist, kann ebenso auf die Einrichtung einer Betreuung verzichtet werden wie beim Vorliegen einer Altersvollmacht.

Auch für Betreuer bietet die gesetzliche Neuregelung Vorteile. Unter anderem bekommen sie die Kosten einer Haftpflichtversicherung (siehe auch S. 180) ersetzt und können von einem Konto des Betreuten mit bis zu DM 5000,– Guthaben auch ohne gerichtliche Genehmigung Geld abheben. Ehegatten und Kinder werden als Betreuer von einer Rechnungslegung befreit, und für geringfügige Aufwendungen wie Porto oder Telefon kann eine Pauschale von DM 300,– pro Jahr verlangt werden.

Ein Betreuer wird auf eigenen Antrag der Betroffenen oder, wenn dies nicht mehr möglich ist, der Angehörigen oder von Amts wegen vom Gericht bestellt. Das Gericht benötigt hierzu ein ärztliches Gutachten über die Notwendigkeit der Betreuung und deren Umfang. Es ist zweckmäßig, dem Antrag ein solches Gutachten bereits beizufügen.

Die Auswahl des Betreuers sollte im Kreis der Familie oder der Bezugspersonen einvernehmlich besprochen werden; das Amtsgericht trifft die Auswahl dann in eigener Verantwortung. Am besten ist es auch hier, wenn die Betroffenen rechtzeitig ihre Wünsche bekanntgeben.

≡ Wie steht es bei der Alzheimer Krankheit mit der Geschäfts- und Testierfähigkeit?

Mitunter kann bei der Alzheimer Krankheit eine Überprüfung der sogenannten *Geschäftsfähigkeit* erforderlich werden. So kann es vorkommen, daß die Arglosigkeit und mangelnde Kritikfähigkeit der Betroffenen von Vertretern zu Verkäufen an der Haustür ausgenutzt wird oder daß die Kranken andere unsinnige Geschäfte abschließen. Nach den gesetzlichen Bestimmungen (§ 104 des Bürgerlichen Gesetzbuches; BGB) ist unter anderem geschäftsunfähig, »wer sich in einem die freie Willensbestimmung ausschließenden Zustand befindet, sofern nicht der Zustand der Natur nach ein vorübergehender ist«. Eine von derartig Kranken im Geschäftsleben geäußerte Willenserklärung beziehungsweise ein eingegangenes Geschäft ist nach § 105 BGB nichtig.

Mit *Testierfähigkeit* ist die Frage der Rechtsgültigkeit eines hinterlassenen Testamentes gemeint. Auch dieses Problem ist im Bürgerlichen Gesetzbuch geregelt, wo es heißt (§ 2229, Absatz 4 BGB): »Wer wegen krankhafter Störung der Geistestätigkeit, wegen Geistesschwäche oder wegen Bewußtseinsstörung nicht in der Lage ist, die Bedeutung einer von ihm abgegebenen Willenserklärung einzusehen und nach seiner Einsicht zu handeln, kann ein Testament nicht errichten«. Diese Bestimmungen sollten von den Betroffenen und ihren Familien unbedingt beachtet werden, um spätere unerfreuliche Auseinandersetzungen zu vermeiden. Es sollte nicht der Zeitpunkt versäumt werden, zu dem die Kranken noch in der Lage sind, ihren eigenen Willen klar zu formulieren und in ihrem Testament festzulegen. In Zweifelsfällen sollten der behandelnde Arzt und ein Rechtsanwalt beziehungsweise Notar aufgesucht und um Rat befragt werden.

Im Gegensatz zur bisherigen Entmündigung oder Gebrechlichkeitspflegschaft hat die Einrichtung einer Betreuung keine automatischen Auswirkungen auf die Geschäftsfähigkeit. Wenn ein Betreuter sich selbst oder sein Vermögen jedoch erheblich gefährdet, kann das Gericht einen Einwilligungsvorbehalt anordnen, wodurch der zu Betreuende zum Beispiel bei größeren Entscheidungen oder Ausgaben – nicht aber bei geringfügigen Angelegenheiten des täglichen Lebens – die Einwilligung seines Betreuers benötigt.

Bei schwerwiegenden Eingriffen in das Leben des zu Betreuenden, wie einer Wohnungskündigung und Unterbringung in einem Heim, ist zusätzlich die Zustimmung des Gerichtes einzuholen.

≡ Welche Probleme mit Haftpflichtversicherungen können sich ergeben?

Alzheimer Kranke können viele Situationen nicht mehr richtig einschätzen. Ein dadurch bedingtes falsches Verhalten kann auf vielfältige Weise zu Schäden an fremdem Eigentum führen. Ob und gegebenenfalls welche Haftpflichtversicherung einen Schaden trägt, hängt im wesentlichen davon ab, wo die Betroffenen leben und ob eine gerichtlich bestellte Betreuung besteht.

Besteht keine Betreuung, ist immer die Privathaftpflichtversicherung der Kranken zuständig. Diese kann Schadensersatzansprüche aber ablehnen, wenn sie nachweisen kann, daß die Betroffenen wegen mangelnder Einsicht in ihr Verhalten nicht mehr »deliktfähig« waren. Dann gehen Geschädigte leer aus. Diese Regelung gilt auch dann, wenn die Kranken bei ihrem Ehepartner, einem Verwandten oder sonstigen Bezugspersonen leben. Solange keine Betreuung besteht, ergibt sich auch keine Aufsichtspflicht, so daß auch nicht die Pflegepersonen beziehungsweise deren Haftpflichtversicherungen für den Schaden haftbar gemacht werden können.

Wenn Alzheimer Kranke einen gerichtlich bestellten Betreuer haben, gilt grundsätzlich das gleiche. Der Betreuer haftet für einen »deliktunfähigen« Betreuten nur dann, wenn er seine Aufsichtspflichten verletzt hat. Durch das neue Betreuungsgesetz haben Betreuer die Möglichkeit, sich die Kosten für eine zusätzliche Haftpflichtversicherung ersetzen zu lassen. Diese sollte zumindest dann abgeschlossen werden, wenn der Betreuer kein naher Angehöriger ist, in dessen Haushalt der Kranke lebt.

Bei einer Heimunterbringung geht die Aufsichtspflicht in der Regel auf die Leitung dieser Einrichtung über. Eine eigene Haftpflichtversicherung der Betroffenen ist dann nicht mehr erforderlich und kann gekündigt werden. In jedem Fall sollte man sich von den Versicherungen rechtzeitig und möglichst schriftlich bestätigen lassen, welche Leistungen übernommen werden.

☰　Welche Hilfsmöglichkeiten bieten ambulante und teilstationäre Einrichtungen?

Der Sinn und Nutzen von Tagespflegeheimen, Tageskliniken und anderen ambulanten und teilstationären Einrichtungen besteht in allererster Linie in einer vorübergehenden Entlastung der Angehörigen beziehungsweise Betreuer, denen damit die Möglichkeit der Erholung gegeben wird. Für die Kranken selbst bestehen die Hauptvorteile im Erleben einer sicheren und unterstützenden Umgebung sowie in der Verminderung sozialer Vereinsamung. Auch Betroffene mit schon fortgeschrittener Demenz können in einer solchen Gruppe noch sie befriedigende Rollen und Aufgaben finden. Vor der Aufnahme in solche Einrichtungen sind Probetage sinnvoll.

Ambulante Hilfen bestehen in Einrichtungen der Altenpflege wie Sozialstationen, Hauspflegevereinen und anderen Hilfsorganisationen, die meist unter der Trägerschaft freier oder kirchlicher Wohlfahrtsverbände arbeiten. In der Zukunft könnten sich Pflegeversicherungen und andere geplante neue gesetzliche Regelungen günstig auswirken, die eine weitestgehende Betreuung der Kranken zu Hause ermöglichen sollen.

Gerade für Alzheimer Kranke sind Tageszentren und Tagespflegeheime wichtige Einrichtungen, da sie hier während der Berufstätigkeit der Angehörigen betreut werden können. Abends und am Wochenende werden sie abgeholt und können diese Zeit zu Hause verbringen. Manche Kranke werden allerdings durch den täglichen Wechsel der Umgebung überfordert.

Eine Liste mit Adressen von Tagespflegeeinrichtungen in Deutschland findet sich im Anhang (siehe S. 223 ff).

≡ Sind Rehabilitationsmaßnahmen oder Kuren sinnvoll?

Meistens nicht. Aufenthalte in Rehabilitationskliniken und Kuren sollen der Wiedererlangung der Arbeitsfähigkeit oder Gesundheit dienen. So bitter es auch ist, bei der Alzheimer Krankheit ist dieses Ziel derzeit nicht zu erreichen. Deshalb sind derartige Maßnahmen in aller Regel nicht sinnvoll. Es besteht sogar die Möglichkeit, daß dabei die Beschwerden zu- und nicht abnehmen. Der Grund dafür liegt darin, daß die Kranken aus ihrer gewohnten Umgebung herausgenommen werden, wo sie sich zumindest noch teilweise zurechtfinden. Wenn sie plötzlich ganz neuen Anforderungen ausgesetzt sind, wird sie dies zusätzlich beunruhigen und verwirren.

Auch im Hinblick auf die körperlichen Grundlagen der langsam fortschreitenden Krankheit (siehe S. 42 ff) ist nicht zu erwarten, daß eine Rehabilitation einen heilenden Effekt hat. Eine Kur kann allenfalls insofern einmal nützlich sein, als während dieser Zeit die pflegenden Angehörigen entlastet sind. Es sollte aber auch dann möglichst angestrebt werden, daß die Betroffenen von einer ihnen vertrauten Person begleitet werden.

≡ Wann ist die Aufnahme in ein Alten- oder Pflegeheim sinnvoll?

Die Aufnahme in ein Alten- oder Pflegeheim geht unweigerlich mit einem Verlust an Individualität und Selbstbestimmungsmöglichkeiten einher, unter denen auch Alzheimer Kranke durchaus noch leiden können. Auf der anderen Seite sind die Krankheitszeichen bei allen Betroffenen irgendwann so stark ausgeprägt, daß sie sich nicht mehr selbst versorgen können und ständiger Pflege und Aufsicht bedürfen. Oft fehlen die räumlichen und auch sonstigen Voraussetzungen, um dies in der eigenen Wohnung oder bei Angehörigen zu gewährleisten. So können die Kranken alleinstehend sein oder ihre Partner können selbst an einer anderen Krankheit leiden. Oft gibt es auch niemanden in der Familie, der die notwendige Zeit hat, sich mehr oder weniger Tag und Nacht um die Betroffenen zu kümmern. Schließlich ist zu bedenken, daß diese so hilflos werden können, daß sie sich in Gefahrensituationen unangemessen verhalten und nicht mehr alleine retten können.

Auch bei sehr fürsorglichen Angehörigen wird sich daher eines Tages die Frage stellen, ob eine beschützende Station eines Alten- oder Pflegeheimes nicht für alle Beteiligten die sinnvollste und beste Lösung ist. Unter einer über die Kräfte der Familie hinausgehenden Belastung leiden nicht nur die Betroffenen, sondern auch die anderen Familienmitglieder. Die durch eine Heimaufnahme eintretende Entlastung kommt dann sowohl dem Zusammenhalt der Familie als auch den Kranken zugute. Insbesondere steht wieder mehr Zeit für Gespräche, Spaziergänge und Spiele mit den Kranken zur Verfügung.

Ähnlich wie beim Auto fahren empfiehlt es sich, die Frage einer Heimaufnahme im Kreis der Familie oder anderen Bezugspersonen rechtzeitig anzusprechen. Das heißt spätestens dann, wenn die Betroffenen zunehmend Hilfe und Unterstützung bei alltäglichen Verrichtungen wie Ankleiden, Essen und Körperpflege brauchen. Der Hausarzt, die Krankenkasse und andere soziale Einrichtungen wie Sozialstationen, Essen auf Rädern, oder ambulante Pflegedienste können vorübergehend weiterhelfen oder auch bei der Suche nach geeigneten Pflegeheimen helfen. Durch eine rechtzeitig herbeigeführte einvernehmliche Regelung kann verhindert werden, daß sich später die Familienangehörigen oder Bezugspersonen schuldig fühlen, weil sie die Kranken ohne ihre Zustimmung oder sogar gegen ihren Willen in ein Pflegeheim gebracht haben. Im Zweifelsfall kann der behandelnde Arzt diese Entscheidung den Betroffenen gegenüber vertreten und deren eventuellen Unmut auf sich nehmen.

Bei Befragungen von Angehörigen, die sich nicht mehr in der Lage sahen, Alzheimer Kranke zu Hause zu betreuen, wurden als wichtigste Gründe für eine Heimunterbringung die fehlende Kontrolle beim Wasserlassen und Stuhlgang besonders auch außerhalb der Toilette, unangemessene Beschimpfungen und Unterstellungen, Probleme beim Essen, aggressives Verhalten und nächtliches Umherwandern genannt.

Leider ist die Situation hinsichtlich guter Pflegeheime in der Bundesrepublik Deutschland noch nicht sehr erfreulich. Noch immer besteht das Behandlungsziel oft nur darin, die Bewohner »ruhig und trocken« zu halten. Außerdem sind die meisten Pflegeheime teuer und die Kosten zum Beispiel höher als die Rente der Betroffenen. Dies sind aber letztlich weitere Gründe, die dafür und nicht dagegen sprechen, sich gegebenenfalls rechtzeitig nach einem geeigneten Platz und den Möglichkeiten der Bezahlung umzusehen (siehe auch S. 192 ff). Obwohl zur Zeit in Deutschland nur jeder fünfte Alzheimer Kranke in Alten- oder Pflegeheimen untergebracht ist, ist rund die Hälfte aller Pflegeheimbetten durch sie belegt.

Es ist sehr gut, wenn Alzheimer Kranke das für sie ausgesuchte Pflegeheim vor einem endgültigen Umzug versuchsweise kennenlernen können. Dies betrifft sowohl ihr Zimmer als auch das »Klima« der jeweiligen Einrichtung, die Hausordnung und die Möglichkeiten, eigene Einrichtungsgegenstände und Haustiere (wie zum Beispiel einen Wellensittich) mitzubringen.

≡ Wann kann ein Festbinden von Alzheimer Kranken gerechtfertigt sein?

Nur in Ausnahmefällen und nur vorübergehend. Leider erfolgt ein Festbinden immer noch allzu oft aufgrund der Bequemlichkeit des Pflegepersonals und manchmal auch anderer Betreuer. Bei starken und anderweitig nicht beherrschbaren Unruhezuständen und bei Verletzungsgefahr für die Betroffenen selbst oder andere Menschen kann ein vorübergehendes Festbinden (= Fixieren) aber erforderlich sein.

In diesem Zusammenhang muß auch nochmals auf das neue Betreuungsgesetz (siehe auch S. 177) hingewiesen werden. Das Festbinden von Alzheimer Kranken bedarf ebenso wie ein Ruhigstellen durch starke Medikamente der Zustimmung durch den Betreuer. Es handelt sich dabei juristisch gesehen um eine »unterbringungsähnliche Maßnahme«, die ebenso wie eine Unterbringung in einer geschlossenen psychiatrischen Station nur bei Selbstgefährdung oder Untersuchungs- beziehungsweise Behandlungsdürftigkeit erfolgen kann. Ist ein Festbinden – zum Beispiel während eines Aufenthaltes in einem Krankenhaus oder in einem Altenheim – über längere Zeit regelmäßig erforderlich, bedarf es neben der Zustimmung des Betreuers sogar der zusätzlichen Genehmigung durch das Amtsgericht.

≡ Wann kann die Unterbringung in einer alterspsychiatrischen Klinik erforderlich werden?

Wenn es zu Hause oder im Alten- bzw. Pflegeheim etwa durch aggressives Verhalten zu anderweitig nicht mehr lösbaren Problemen kommt, kann eine vorübergehende oder dauerende Unterbringung in einer alterspsychiatrischen Klinik erforderlich werden. Dabei handelt es sich um mehr oder weniger normale Krankenhausstationen, die jedoch trotz zahlreicher Verbesserungen im Hinblick auf Einrichtung immer noch schlechter ausgestattet sind.

Wie bei normalen Kankenhausaufenthalten aus anderen Gründen (zum Beispiel wegen eines Knochenbruchs oder eine Lungenentzündung) ist es günstig, einige persönliche Dinge der Kranken wie Bilder oder ihre Nachttischlampe mitzunehmen. In der Klinik ist ein möglichst gleichbleibender Tagesablauf günstig, und von anstehenden Untersuchungen sollte man die Kranken rechtzeitig und wiederholt informieren. Am besten werden sie während ihres Aufenthaltes immer von denselben Pflegekräften versorgt, was in manchen Kliniken durch Einführung der sogenannten Zimmerpflege gewährleistet ist.

In einer geschlossenen Abteilung oder Einrichtung können Alzheimer Kranke gegen ihren Willen nur bei Einrichtung einer Betreuung und mit zusätzlicher gerichtlicher Genehmigung untergebracht werden. Voraussetzung ist eine Selbstgefährdung oder Untersuchungs- beziehungsweise Behandlungsbedürftigkeit. Eine Unterbringung aus »erzieherischen Gründen« ist nicht möglich.

≡ Welche Leistungen der gesetzlichen Krankenkassen gibt es?

Die gesetzlichen Krankenkassen bezahlen wie bei allen Krankheiten die ärztlich verordneten medizinisch notwendigen Untersuchungen und Heilmaßnahmen. Dabei handelt es sich neben den ärztlichen Untersuchungs- und Laborkosten auch um die Kosten für apparative Untersuchungen (zum Beispiel Röntgen). Für die Kosten einer Pflege in einem Alten- oder Pflegeheim kommen die gesetzlichen Kassen jedoch nicht auf. Bei privatversicherten Alzheimer Kranken sollte man sich frühzeitig bei der jeweiligen Versicherungsgesellschaft danach erkundigen, welche Leistungen übernommen werden.

Leistungen für häusliche Krankenpflege

Durch eine häusliche Krankenpflege sollen Krankenhausaufenthalte verkürzt oder verhindert werden. Vor Beauftragung einer Pflegekraft muß eine entsprechende ärztliche Verordnung von der zuständigen gesetzlichen Krankenkasse genehmigt werden.

Zum Leistungsumfang der häuslichen Krankenpflege gehört neben der Grundpflege (Betten und Lagern, Körper- und Inkontinenzpflege, Tag- und Nachtwache) und Behandlungspflege (Einreibungen, Dekubitusvorsorge, Gabe von Medikamenten etc.) auch die hauswirtschaftliche Versorgung einschließlich der Essenszubereitung.

Die häusliche Krankenpflege muß durch eine geeignete Pflegekraft erfolgen, wobei sich die Anforderungen nach der Schwere der Krankheitserscheinungen richten. In begründeten Ausnahmefällen können auch die Kosten einer selbst ausgewählten Pflegekraft übernommen werden. Je Krankheitsfall kann eine häusliche Krankenpflege für bis zu vier Wochen, bei begründeten Ausnahmen auch länger bewilligt werden.

Leistungen bei Schwerpflegebedürftigkeit

Seit 1991 haben Angehörige von schwerpflegebedürftigen Alzheimer Kranken unter bestimmten Voraussetzungen einen Anspruch auf weitergehende Leistungen der gesetzlichen Krankenkassen. Um festzustellen, ob ein Leistungsanspruch besteht, müssen von den Betroffenen beziehungsweise ihren Angehörigen Anträge und Fragebögen für die Krankenkasse ausgefüllt und eingereicht werden, darüber hinaus muß auch der behandelnde Hausarzt eine kurze Bescheinigung über die vorliegende Schwerpflegebedürftigkeit oder einen entsprechenden Fragebogen ausfüllen. Nach Vorliegen der ärztlichen Bescheinigung besucht in der Regel ein Arzt des Medizinischen Dienstes der Krankenkassen die Versicherten in ihrer häuslichen Umgebung und bestätigt die Schwerpflegebedürftigkeit. Versicherte, die vor der Feststellung der Schwerpflegebedürftigkeit über einen längeren Zeitraum gesetzlich krankenversichert waren und die nach ärztlicher Feststellung wegen ihrer Alzheimer Krankheit so hilflos sind, daß sie für die gewöhnlichen und regelmäßig wiederkehrenden Verrichtungen im Alltag auf Dauer und in sehr hohem Maße der Hilfe bedürfen, können dann verschiedene Leistungen erhalten.

Häusliche Pflegehilfe

Die häusliche Pflegehilfe soll die Pflege und Versorgung der schwerpflegebedürftigen Alzheimer Kranken in ihrem Haushalt oder dem ihrer Familie erleichtern. Sie ist darauf ausgerichtet, daß Pflegebedürftige möglichst dort verbleiben können und stationäre Pflege vermieden wird. Sie umfaßt die im Einzelfall notwendige Grundpflege und hauswirtschaftliche Versorgung bis zu einer Stunde je Pflegeeinsatz und bis zu 25 Pflegeeinsätzen pro Monat. An einem Tag können auch mehrere Pflegeeinsätze in Anspruch genommen werden.

Die häusliche Pflegehilfe kann von karitativen Einrichtungen und anerkannten Privatpersonen erbracht werden. Die Abrechnung erfolgt im allgemeinen direkt mit der Krankenkasse, wobei die Aufwendungen für diese Leistungen nur bis zur Höhe von 750,– DM je Monat erstattet werden.

Pflegegeld

Auf Antrag kann die Krankenkasse anstelle der häuslichen Pflegehilfe ein Pflegegeld in Höhe von 400,– DM im Monat an den schwerpflegebedürftigen Alzheimer Kranken auszahlen, wenn dieser die Pflege durch eine Pflegeperson »in geeigneter Weise und in ausreichendem Umfang« selbst sicherstellen kann. Die familiäre oder fremde Pflegekraft muß die nötige Pflege auch tatsächlich leisten können und in

einem zeitlich ausreichenden Umfang zur Verfügung stehen. Die Pflegekraft muß außerdem die gesamte Pflege übernehmen und nicht nur eine
im Umfang der häuslichen Pflegehilfe anfallende Leistung.

Es spielt keine Rolle, ob die Pflegekraft ein Angehöriger des
Alzheimer Kranken ist oder eine fremde Person. Eine Halbtagsarbeit ist
für den Anspruch auf die Geldleistung unschädlich, eine ganztägige
Berufstätigkeit schließt dies jedoch aus. Die Pflege kann auch als Ge-
meinschaftsleistung mehrerer Familienangehöriger oder sonstiger Personen erbracht werden. Der Anspruch auf 400,– DM im Monat besteht
auch dann, wenn daneben zu Lasten der Krankenkasse eine sogenannte
Behandlungspflege durch eine Kranken- oder Gemeindeschwester (zum
Beipsiel für das Verabreichen von Spritzen) erfolgt. Werden jedoch
durch die Krankenkasse Leistungen zur Grundpflege oder hauswirt-
schaftlichen Versorgung zum Beispiel über Sozialstationen oder Wohlfahrtsverbände gewährt, entfällt der Anspruch auf das Pflegegeld.

Zusätzliche Unterstützung bei Urlaub oder Verhinderung
der Pflegeperson
Sofern die Pflegeperson den Alzheimer Kranken bereits mindestens 10 Monate gepflegt hat, übernehmen die gesetzlichen Krankenkassen seit 1989 darüber hinaus die Kosten für eine Ersatzpflege-
kraft für bis zu 4 Wochen oder bis zu 1800,– DM im Jahr, wenn der
pflegende Angehörige einen Urlaub oder eine Kur benötigt beziehungsweise selbst erkrankt. Dabei kann es sich um eine Betreuungsperson zu
Hause oder eine ambulante oder stationäre Kurzzeitpflege in einer entsprechenden Einrichtung handeln. Es können auch vertraute Personen
wie die Schwiegertochter oder Enkel einspringen, sofern sie für die
Pflege der Alzheimer Kranken geeignet sind. Die Krankenkassen sind in
der Regel auch bereit, diesen Betrag im Jahr zum Beispiel auf zwölf
Tagespflege-Einsätze à 150,– DM aufzuteilen.

Die Leistungen bei Schwerpflegebedürftigkeit entfallen, wenn
ein Anspruch auf Leistungen im Rahmen der häuslichen Krankenpflege
besteht. Die Krankenkassen prüfen, ob die Voraussetzungen für diese
vorrangige Leistung gegeben sind.

Zusätzliche Unterstützungsmöglichkeiten der gesetzlichen Krankenkassen bestehen bei besonderen Anschaffungen wie zum Beispiel einem Nachtstuhl oder einem Krankenlifter für das Baden. Dies erfolgt im Rahmen des sogenannten Hilfsmitteldienstes, wobei meist eine Überprüfung der Notwendigkeit vor Ort erfolgt.

≡ Welche Verbesserungsmöglichkeiten für die Rentenversicherung von Pflegepersonen gibt es?

Für ehrenamtliche beziehungsweise nicht erwerbstätige Pflegepersonen von Alzheimer Kranken besteht die Möglichkeit, freiwillige Beiträge für ihre eigene Rentenversicherung für die Zeiten einer geleisteten häuslichen Pflege in Pflichtbeiträge umwandeln zu lassen. Außerdem können Pflegepersonen, die wegen der Pflege von Alzheimer Kranken nur eingeschränkt erwerbstätig sind, ihre Pflichtbeiträge aufgrund des Beschäftigungsverhältnisses erhöhen lassen. Die Zeit der häuslichen Pflege eines Alzheimer Kranken kann außerdem auf Antrag auch ohne Beitragszahlung in der Rentenversicherung als Berücksichtigungszeit angerechnet werden. All diese Möglichkeiten verbessern die soziale Absicherung der Pflegepersonen.

Derzeit kann beispielsweise das Pflegegeld der gesetzlichen Krankenkassen in Höhe von 400,– DM im Monat für die Zukunftssicherung der Pflegeperson benützt werden, zum Beispiel für die Rentenversicherung oder eine private Lebensversicherung. Es sei auch nochmals daran erinnert, daß besserverdienende Angehörige von Alzheimer Kranken die Aufwendungen für eine Pflegekraft bis zur Höhe von 1000,– DM im Monat absetzen können, sofern ein rentenversicherungspflichtiges Arbeitsverhältnis besteht.

Im Rahmen der geplanten Pflegeversicherung soll auch die soziale Absicherung der Pflegepersonen weiter verbessert werden. Ob diese Tätigkeit dabei aber einer Berufstätigkeit gleichgesetzt und entsprechend mit den üblichen Leistungen der Sozialversicherung abgesichert werden, ist noch offen.

☰ Welche Unterstützungsmöglichkeiten durch das Sozialamt gibt es?

Sozialhilfe wird nur »nachrangig« gewährt. Das heißt, daß der Antragsteller selbst nicht über ein ausreichendes Einkommen (Rente etc.) oder Vermögen verfügt, keine Ansprüche gegenüber anderen Leistungsträgern hat und Angehörige ersten Grades (Ehepartner und Kinder) keine oder keine ausreichenden Unterhaltsleistungen aufbringen können.

Nach den Bestimmungen des Bundessozialhilfegesetzes (BSHG) können einkommensschwache Familien mit Alzheimer Kranken vom Sozialamt Zuschüsse zu den Pflegekosten (Pflegegeld) und für die Kosten einer Pflegekraft erhalten. Dies soll Hilfsbedürftige in die Lage versetzen, den sie pflegenden Menschen – die möglichst Angehörige sein sollen – eine Entschädigung zu zahlen. Wenn erforderlich, können auch die Kosten für eine fremde oder weitere Pflegekraft übernommen werden. In diesem Fall wird das Pflegegeld allerdings um die Hälfte gekürzt. Das Pflegegeld wird in drei Stufen gezahlt (Sätze von 1992): 325,– DM im Monat bei erheblicher Pflegebedürftigkeit, 326,– bis 488,– DM bei außergewöhnlicher Pflegebedürftigkeit, und 883,– DM im Monat bei höchster Pflegebedürftigkeit. Die Obergrenze für die Zuwendungen des Sozialamtes (Pflegegeld und Pflegekraft) liegt bei den Kosten für eine Heimunterbringung.

Der Amtsarzt im Gesundheitsamt prüft anhand ärztlicher Unterlagen oder einer Untersuchung den Schweregrad der Pflegebedürftigkeit und empfiehlt dem Sozialamt die Gewährung eines entsprechenden Pflegegeldes. Die Gewährung bzw. das Ausmaß einer möglichen Unterstützung ist von den Einkommens- und Vermögensverhältnissen der Betroffenen abhängig. Es gibt verschiedene Einkommensgrenzen, die zur Zeit bei rund 2000,– DM monatlich zuzüglich der Kosten für Miete liegen. Wenn das Einkommen oder die Rente bzw. Pension niedriger sind, fällt kein Eigenanteil an, und die Kosten werden voll übernommen. Erfolgt die Pflege der Betroffenen überwiegend durch Verwandte, entfällt eine Überprüfung der Einkommensverhältnisse von unterhaltspflichtigen Eltern oder Kindern. Eine Überprüfung erfolgt nur, wenn die Pflege überwiegend von fremden Personen ausgeübt wird.

In den einzelnen Bundesländern werden die Rahmenbedingungen des BSHG durch unterschiedliche Landesgesetze, Ausführungsbestimmungen und Dienstanweisungen ausgestaltet. Die Betroffenen und ihre Angehörigen sollten sich frühzeitig bei dem zuständigen Sozialamt nach den gültigen Bestimmungen und den sich daraus ergebenden Ansprüchen und Rechten erkundigen. Anträge sollten wegen teilweise bestehender Fristen eher zu früh als zu spät gestellt werden.

Von den 15 Bundesländern gewähren nur drei in besonderen Härtefällen ein zusätzliches Landespflegegeld, das allerdings mit einem von den Krankenkassen gewährten Pflegegeld verrechnet wird:

- In **Berlin** sind »Hilflose, die wegen Krankheit oder Behinderung für die gewöhnlichen und regelmäßig wiederkehrenden Verrichtungen des täglichen Lebens in erheblichem Umfang dauernd der Wartung und Pflege bedürfen« anspruchsberechtigt. Es werden ein Pflegegeld in sechs Stufen (DM 325,– bis 1536,– monatlich), die Kosten für einen Krankenpflegeeinsatz im häuslichen Bereich (bis 48 Tage jährlich) und eine Haushaltshilfe (bis zwei Stunden täglich und 48 Tage im Jahr) übernommen. Leistungen der Sozialhilfe oder sonstiger öffentlich-rechtlicher Träger werden angerechnet.
- In **Bremen** wird ein Pflegegeld in Höhe von 755,– DM im Monat gewährt, sofern die Alzheimer Kranken zu Hause versorgt werden. Bei einer Unterbringung in einer Einrichtung, für die ein öffentlich-rechtlicher Träger die Kosten ganz oder teilweise trägt, erfolgt eine Kürzung um bis zu 50%.
- In **Rheinland-Pfalz** wird unabhängig von den Einkommens- und Vermögensverhältnissen der Betroffenen ein Landespflegegeld in Höhe von 750,– DM gezahlt, allerdings frühestens ein Jahr nach Eintritt der Schwerstbehinderung und Antragstellung. Dies setzt außerdem voraus, daß die Betroffenen nicht in einem Heim untergebracht sind.

Seit Mitte 1992 gibt es auch eine bundeseinheitliche Regelung für die Anrechnung der Leistungen der Krankenkassen in Form von Sach- oder Geldleistungen auf die Hilfe zur Pflege nach dem Bundessozialhilfegesetz. Danach wird das Pflegegeld zur Hälfte (= 200,– DM) auf die Pflegeleistung der Sozialhilfe angerechnet. Bisher wurden schwer-pflegebedürftigen Versicherten die 400,– DM Pflegegeld in manchen Städten und Gemeinden vollständig, anderswo zur Hälfte oder zu einem anderen Prozentsatz, in einigen wenigen Fällen überhaupt nicht von den Leistungen der Sozialhilfe abgezogen.

Um für die Kosten einer Heimunterbringung aufzukommen, müssen Alzheimer Kranke zur Zeit bis auf geringe Freibeträge in Höhe von einigen tausend DM ihr gesamtes Einkommen (Rente usw.) und Vermögen einsetzen. Reicht dies nicht aus – was regelmäßig der Fall ist – können Ehepartner und Kinder herangezogen werden, ehe Leistungen des Sozialamtes erfolgen.

Bis 1995 ist eine umfassende Neuregelung des Pflegerisikos durch eine allgemeine Pflegeversicherung im Rahmen der Sozialversicherung vorgesehen. Dies ist auch dringend erforderlich, nachdem schon jetzt rund 30 Prozent der über 75jährigen Menschen in Deutschland pflegebedürftig sind und über 70 Prozent der stationär versorgten Pflegebedürftigen Unterstützung aus Sozialhilfemitteln benötigen. Auch Menschen mit gutem Einkommen stoßen bei durchschnittlichen Pflegekosten von 4000,– DM monatlich sehr rasch an die Grenzen ihrer finanziellen Möglichkeiten.

Besteht Anspruch auf einen Schwerbehinderten-ausweis und sonstige Vergünstigungen?

Ja. Grundlage für eine Beurteilung von Krankheiten nach dem Schwerbehindertenrecht sind die vom Bundesminister für Arbeit und Sozialordnung zuletzt 1983 herausgegebenen »Anhaltspunkte für die ärztliche Gutachtertätigkeit«. Darin sind unter anderem Tabellen enthalten, die den Rahmen für die Einstufung der »*Minderung der Erwerbsfähigkeit« (MdE)* festlegen. Inzwischen wurde dies auch wegen der Mißverständlichkeit des Begriffes »Erwerbsfähigkeit« bei älteren, berenteten Menschen in *»Grad der Behinderung« (GdB)* umbenannt. Die Alzheimer Krankheit ist nicht als eigenes Krankheitsbild aufgeführt, sondern sie fällt unter die große Gruppe der »Hirnschäden«. Dazu heißt es unter anderem:

»*Hirnbeschädigte* sind Behinderte, bei denen das Gehirn ... durch Krankheit ... organische Veränderungen erlitten und nachweisbar behalten hat.

Als *nachgewiesen* ist ein solcher *Hirnschaden* anzusehen, wenn Symptome einer organischen Veränderung des Gehirns ... festgestellt worden sind.

Bestimmend für die Beurteilung der MdE ist das Ausmaß der bleibenden Ausfallserscheinungen. Dabei sind der neurologische Befund, die Ausfallserscheinungen im psychischen Bereich unter Würdigung der prämorbiden Persönlichkeit und ggf. das Auftreten von zerebralen Anfällen zu beachten ...

		MdE (GdB)
A. *Allgemeine Grundsätze zur Bildung der Gesamt-MdE* bei Hirnbeschädigungen:		
1.	Hirnbeschädigung mit geringer Leistungsbeeinträchtigung	30–40%
2.	Hirnbeschädigung mit mittelschwerer Leistungsbeeinträchtigung	50–60%
3.	Hirnbeschädigung mit schwerer Leistungsbeeinträchtigung	70–100%

B. Bemessung der *MdE bei isoliertem Vorkommen* (bei Begut-
achtung im sozialen Entschädigungsrecht auch zur Feststellung der Schwerstbeschädigtenzulage):

■ Organisch-psychische Störungen

Hierbei wird zwischen der Hirnleistungsschwäche und
der oft schwerer wiegenden hirnorganischen Wesensänderung unterschieden, die jedoch fließende Übergänge
zeigen.

Zur *Hirnleistungsschwäche* werden vor allem Beeinträchtigungen der Merkfähigkeit und der Konzentration, vor-
zeitige Ermüdbarkeit, Einbuße an Überschau- und Um-
stellungsvermögen und psychovegetative Labilität (z. B.
Kopfschmerzen, vasomotorische Störungen, Schlafstörungen, affektive Labilität) gerechnet.

Die *hirnorganische Wesensänderung* wird von einer Ver-
armung und Vergröberung der Persönlichkeit mit Störungen des Antriebs und der Stimmungslage, mit einer Einschränkung des Kritikvermögens und des Umweltkontak-
tes bis hin zur schwersten Persönlichkeitsveränderung
bestimmt.

Auf der Basis der organisch-psychischen Veränderungen
entwickeln sich nicht selten zusätzliche *psychoreaktive
Störungen*.

	MdE (GdB)
■ Psychische Störungen (je nach Art)	
leicht	40–50%
mittelgradig	50–70%
schwer	70–100%

Aus diesem Auszug aus den »Anhaltspunkten« folgt, daß jedem
von der Alzheimer Krankheit Betroffenen mit Ausnahme leichtester
Störungen zu Beginn der Erkrankung ein *Schwerbehindertenausweis*
zusteht. Sofern der Betroffene selbst noch berufstätig ist, hat dies nicht
nur steuerliche Vorteile, sondern kann auch wichtig sein, wenn es
krankheitsbedingt zu beruflichen Problemen kommt. Schwerbehinderte

genießen einen Kündigungsschutz, was bei den manchmal langwierigen Rentenverfahren von großem Vorteil sein kann. Schwerbehindert ist jeder, der in seiner Erwerbsfähigkeit nicht nur vorübergehend um mindestens 50 Prozent gemindert ist. Dies kann auch schon ganz zu Beginn einer Alzheimer Krankheit gegeben sein, wenn noch andere Gesundheitsstörungen bestehen, was bei den meisten älteren Menschen der Fall ist.

Dem Alzheimer Kranken stehen auch oft *Vergünstigungen bei Fahrten im öffentlichen Personenverkehr* zu, da er infolge »von Störungen der Orientierungsfähigkeit nicht ohne erhebliche Schwierigkeiten oder nicht ohne Gefahren für sich selbst oder andere Wegstrecken im Ortsverkehr zurückzulegen vermag, die üblicherweise noch zu Fuß zurückgelegt werden« und die Notwendigkeit einer ständigen Begleitung besteht.

≡ Besteht Anspruch auf Steuervergünstigungen?

Ja. Diese sind bei der Alzheimer Krankheit in verschiedenen Bereichen möglich (Werbungskosten, Sonderausgaben, außergewöhnliche Belastungen, sogenannte Pauschbeträge) und sind in ihrer Höhe hauptsächlich davon abhängig, ob der zu pflegende Alzheimer Kranke im Haushalt des Steuerpflichtigen lebt oder nicht.

Lebt der Pflegebedürftige nicht im Haushalt des Steuerpflichtigen (zum Beispiel seines Sohnes), so kann dieser sogenannte außergewöhnliche Belastungen, die ihm aufgrund von Pflegemaßnahmen durch die Betreuung entstehen, nach Abzug einer zumutbaren Eigenbeteiligung in der nachgewiesen Höhe von seinem steuerpflichtigen Einkommen absetzen. Sofern kein belegmäßiger Nachweis erfolgt, kann seit 1990 pro Jahr ein »Pflegepauschbetrag« in Höhe von 1 800,– DM geltend gemacht werden. Voraussetzung dafür ist allerdings, daß die Pflege persönlich von dem Steuerpflichtigen oder bei Verheirateten von seiner Ehefrau durchgeführt wird.

Lebt der Pflegebedürftige im Haushalt des Steuerpflichtigen, können zusätzlich zu dem Pflegepauschbetrag von 1 800,– DM Kosten für eine Haushaltshilfe bis zu ebenfalls 1 800,– DM abgesetzt werden. Voraussetzung für die Gewährung des Pflegepauschbetrages ist wie bei einer Pflege im Haushalt des Betroffenen, daß die Pflege persönlich durch den Steuerpflichtigen durchgeführt wird. Bei mehreren steuerpflichtigen Pflegepersonen kann der Pauschbetrag auch aufgeteilt werden.

Zusätzlich können sogenannte Sonderausgaben bis zu einer Höhe von 12 000,– DM jährlich abgesetzt werden. Voraussetzung dafür ist, daß ein hauswirtschaftliches Beschäftigungsverhältnis vorliegt, aus dem Pflichtbeiträge zur Rentenversicherung abgeführt werden. Sofern die tatsächlichen Belastungen (neben der Haushaltshilfe zum Beispiel für Zivildienstleistende, Taxifahrten für Arzt- und Behördengänge, Sondereinbauten für Pflegebedürftige in der Wohnung und anderes mehr) nach Abzug einer zumutbaren Eigenbeteiligung höher sind, können auch diese abgesetzt werden. Wer es sich also leisten kann, zum Beispiel für 1 000,– DM im Monat eine Haushaltshilfe einzustellen, kann diese Kosten komplett absetzen.

Schließlich gibt es einen »Behinderten-Pauschbetrag« von bis zu 200,– DM jährlich und absetzbare Autokosten für bis zu 3 000 Kilometer à 0,50 DM (= pauschal 1 500,– DM) oder nach Nachweis. Dabei sind neben Fahrten zu Ärzten und Behörden auch »angemessene« Privatfahrten für Besuche und Ausflüge absetzungsfähig.

Im Zweifelsfall sollte man Rat beim Finanzamt oder einem Steuerberater einholen.

☰ Was kann man gegen Depressionen und andere seelische Störungen bei sich selbst (als Angehörigem) tun?

Sehr häufig kommt es bei den Bezugspersonen der Alzheimer Kranken zu psychischen oder psychosomatischen Störungen wie Angst, Depression oder auch Kopfschmerzen und Magen-Darm-Beschwerden. Dies wird in Anbetracht der ganz im Vordergrund stehenden Krankheit der Betroffenen lange Zeit nicht eingestanden oder verdrängt, und auch von Ärzten wird meist zu wenig darauf geachtet. Oft sind gerade auch in dieser Hinsicht Angehörigen-Selbsthilfegruppen (siehe S. 215 ff) sehr nützlich.

Mit fortschreitendem Krankheitsbild und Verfall der Persönlichkeit ist es für die Angehörigen manchmal zunehmend schwer, bei den Betroffenen auch nur noch die Grundzüge ehemals liebenswürdiger Menschen wahrzunehmen. Manche Bezugspersonen sehen in den Betroffenen dann nur noch einen mehr oder weniger fremden Bedürftigen oder eine Sache, die es routinemäßig und mechanisch zu versorgen gilt. Dies kann dann zwar die Betreuung erleichtern, aber auch zusätzliche Schuldgefühle hervorrufen.

Auf der anderen Seite sind manche Alzheimer Kranke nicht mehr in der Lage, Gefühle wie Zuneigung und Dankbarkeit zu zeigen und damit den Angehörigen und Betreuern etwas für deren vielfältige Bemühungen zurückzugeben. Ein gewisser Abstand zu solchen Kranken kann dann durchaus vorteilhaft sein. Selbst dann ist aber eine gewisse gefühlsmäßige Bindung zwischen Betroffenen und Pflegenden erforderlich, um die Last der Pflege auf Dauer tragen zu können.

Mit der Zeit entfernen sich die Bedürfnisse von Kranken und von Angehörigen immer weiter voneinander. Ein allzu selbstloses Aufopfern ist in aller Regel ungünstig. Pflegende Angehörige sollten gerade auch im Interesse der Betroffenen darauf achten, daß sie sich auch Zeit für ihre eigenen Interessen nehmen. Hier kommt den nichtpflegenden Familienangehörigen oder auch Nachbarn und Freunden eine besondere Rolle zu, die dann die Pflegenden vorübergehend entlasten und ersetzen müssen.

≡ Welche Hilfsmöglichkeiten bieten Angehörigen-Selbsthilfegruppen?

Der Hauptnutzen von Angehörigen-Selbsthilfe- und Beratungsgruppen besteht in der Möglichkeit für die Angehörigen der Betroffenen, ihre Probleme mit anderen Menschen besprechen zu können, die in derselben Situation wie sie selbst sind oder waren. Es ist gut zu wissen, wie andere Angehörige mit den gleichen Problemen umgehen, und wie sie sie verarbeiten. In einem persönlichen Erfahrungsaustausch werden in der alltäglichen Erfahrung erprobte praktische Anregungen und Ratschläge vermittelt, die insbesondere verhindern helfen, daß die Pflegenden mit ihrer Kraft zu schnell am Ende sind. Es kommt immer wieder vor, daß Angehörige sich nicht eingestehen wollen, daß sie ihre Möglichkeiten und Belastbarkeit überschätzt haben. Andere Gruppenmitglieder können ihnen dann am besten die Grenzen des Machbaren aufzeigen und zu einer Anpassung überhöhter Erwartungshaltungen an die Wirklichkeit sowie zu einem Abbau von Schuldgefühlen beitragen.

Selbsthilfegruppen ermöglichen, auftretende seelische Belastungen einschließlich Schuldgefühlen, Ärger und Enttäuschung in einer offenen Atmosphäre zu äußern und besser zu verarbeiten. Wahrscheinlich entspricht einer dadurch erzielten subjektiven Entlastung auch ein objektiver Nutzen mit zum Beispiel seltenerer Heimunterbringung der erkrankten Angehörigen. Darüber hinaus sind die Gruppentreffen für viele pflegende Angehörige die einzige Möglichkeit, gelegentlich einmal unter anderen Menschen zu sein oder neue kennenzulernen.

Es soll aber nicht verschwiegen werden, daß Selbsthilfegruppen unter bestimmten Voraussetzungen auch Probleme bergen können. Eine Gefahr besteht darin, daß sich solche Gruppen als mehr oder weniger gleichwertigen Ersatz für eine Gruppen- oder Psychotherapie betrachten können. Eine zweite Gefahr besteht darin, daß sich eine ausgeprägte Abhängigkeit entwickeln kann, entweder von der Gruppe an sich oder von dem Gruppenleiter beziehungsweise der -leiterin. Bricht eine solche Gruppe dann beispielsweise wegen des Todes eines Kranken oder eines Umzugs auseinander, kann dies zu großen Problemen führen. Schließlich kann eine zunehmende Vertrautheit mit der Krankheit bei manchen Gruppenmitgliedern auch dazu führen, daß sie bei Freunden und

Bekannten erste Zeichen einer vermeintlichen Alzheimer Krankheit diagnostizieren und unter Umständen Behandlungsvorschläge machen, ohne daß zuvor eine angemessene medizinische Abklärung erfolgt ist.

Insgesamt sind Selbsthilfegruppen eine äußerst wichtige Möglichkeit der Entlastung für viele Angehörige von Alzheimer Kranken. Eine Liste mit Adressen findet sich auf den Seiten 215 bis 219.

Danksagung

Dieses Buch hätte nicht ohne die Mithilfe vieler Menschen entstehen können. Insbesondere danke ich einer Reihe von Angehörigen von Alzheimer Kranken für ihre wertvollen Hinweise und Verbesserungsvorschläge zu vorläufigen Fassungen des Manuskriptes sowohl der ersten Auflage als auch der erweiterten Neubearbeitung.

Herrn Dr. J. Bohl, Abteilung für Neuropathologie des Pathologischen Institutes des Klinikums der Johannes Gutenberg Universität Mainz, und Herrn Dr. A. Kurz, Psychiatrische Klinik der Technischen Universität München, danke ich für die kritische Durchsicht von frühen Fassungen des Manuskriptes der ersten Auflage und ihre wichtigen Anmerkungen. Von Herrn Dr. Bohl stammen auch die Abbildungen 7 und 8 der Neubearbeitung. Herr Richter Sonntag vom Amtsgericht Mainz gab wiederum wichtige Hinweise zu juristischen Fragen, speziell zu dem neuen Betreuungsgesetz. Herrn Udo Schulz, Redaktion Gesundheitsmagazin Praxis des Zweiten Deutschen Fernsehens, verdanke ich wesentliche Teile der in der ersten Auflage enthaltenen Adressenliste von Alzheimer-Gesellschaften und -Angehörigengruppen.

Meiner Sekretärin, Frau Hannelore Ehlert, danke ich für die große Unterstützung und Hilfe nicht nur bei diesem Vorhaben.

Meiner Frau Doris, meiner Tochter Judith und meinem Sohn Dirk danke ich für das große Verständnis, das ein Schreiben eines solchen Buches an Abenden und Wochenenden erst möglich macht.

Alzheimer, Alois:
Über eine eigenartige Erkrankung
der Hirnrinde.

aus: Allgemeine Zeitschrift für Psychiatrie 64 (1907) 146–148

Dieser zur Veröffentlichung zusammengefaßte Vortrag Alzheimers wird hier unverändert in der Originalschreibweise wiedergegeben. In aller Kürze gibt der nun schon über 80 Jahre alte Text eine nach wie vor gültige Beschreibung der Krankheit, die trotz inzwischen vorliegender vielfältiger Forschungsergebnisse zur Genetik und Biochemie nicht überholt ist.

Manche Verhaltensweisen der Kranken können zumindest teilweise durch die damals übliche Unterbringung in einer »Irrenanstalt« bedingt sein.

»A. berichtet über einen Krankheitsfall, der in der Irrenanstalt in Frankfurt a. M. beobachtet und dessen Centralnervensystem ihm von Herrn Direktor Sioli zur Untersuchung überlassen wurde.

Er bot schon klinisch ein so abweichendes Bild, daß er sich unter keiner der bekannten Krankheiten einreihen ließ, anatomisch ergab er einen von allen bisher bekannten Krankheitsprozessen abweichenden Befund.

Eine Frau von 51 Jahren zeigte als erste auffällige Krankheitserscheinung Eifersuchtsideen gegen den Mann. Bald machte sich eine rasch zunehmende Gedächtnisschwäche bemerkbar, sie fand sich in ihrer Wohnung nicht mehr zurecht, schleppte die Gegenstände hin und her, versteckte sie, zuweilen glaubte sie, man wolle sie umbringen und begann laut zu schreien.

In der Anstalt trug ihr ganzes Gebaren den Stempel völliger Ratlosigkeit. Sie ist zeitlich und örtlich gänzlich desorientiert. Gelegentlich macht sie Äußerungen, daß sie nicht alles verstehe, sich nicht auskenne. Den Arzt begrüßt sie bald wie einen Besuch und entschuldigt sich, daß sie mit ihrer Arbeit nicht fertig sei, bald schreit sie laut, er wolle sie schneiden, oder sie weist ihn voller Entrüstung mit Redensarten weg, welche andeuten, daß sie von ihm etwas gegen ihre Frauenehre befürchtet. Zuweilen ist sie völlig delirant, schleppt ihre Bettstücke umher, ruft ihren Mann und ihre Tochter und scheint Gehörshalluzinationen zu haben. Oft schreit sie viele Stunden lang mit gräßlicher Stimme.

Bei der Unfähigkeit, eine Situation zu begreifen, gerät sie jedesmal in lautes Schreien, sobald man eine Untersuchung an ihr vornehmen will. Nur durch immer wiederholtes Bemühen gelang es schließlich, einiges festzustellen.

Ihre Merkfähigkeit ist aufs schwerste gestört. Zeigt man ihr Gegenstände, so benennt sie dieselben meist richtig, gleich darauf aber hat sie alles wieder vergessen. Beim Lesen kommt sie von einer Zeile in die andere, liest buchstabierend oder mit sinnloser Betonung; beim Schreiben wiederholt sie einzelne Silben vielmals, läßt andere aus und versandet überhaupt sehr rasch. Beim Sprechen gebraucht sie häufig Verlegenheitsphrasen, einzelne paraphasische Ausdrücke (Milchgießer statt Tasse), manchmal beobachtet man ein Klebenbleiben. Manche Fragen faßt sie offenbar nicht auf. Den Gebrauch einzelner Gegenstände scheint sie nicht immer zu wissen. Der Gang ist ungestört, sie gebraucht ihre Hände gleich gut. Die Patellarreflexe sind vorhanden. Die Pupillen reagieren. Etwas rigide Radialarterien, keine Vergrößerung der Herzdämpfung, kein Eiweiß.

Im weiteren Verlaufe treten die als Herdsymptome zu deutenden Erscheinungen bald stärker, bald schwächer hervor. Immer sind sie nur leicht. Dagegen macht die allgemeine Verblödung Fortschritte. Nach 4½jähriger Krankheitsdauer tritt der Tod ein. Die Kranke war schließlich völlig stumpf, mit angezogenen Beinen zu Bett gelegen, hatte unter sich gehen lassen und trotz aller Pflege Decubitus bekommen.

Die Sektion ergab ein gleichmäßig atrophisches Gehirn ohne makroskopische Herde. Die größeren Hirngefäße sind arteriosklerotisch verändert.

An Präparaten, die mit der Bielschowskyschen Silbermethode angefertigt sind, zeigen sich sehr merkwürdige Veränderungen der Neurofibrillen. Im Innern einer im übrigen noch normal erscheinenden Zelle treten zunächst eine oder einige Fibrillen durch ihre besondere Dicke und besondere Imprägnierbarkeit stark hervor. Im weiteren Verlauf zeigen sich dann viele nebeneinander verlaufende Fibrillen in der gleichen Weise verändert. Dann legen sie sich zu dichten Bündeln zusammen und treten allmählich an die Oberfläche der Zelle. Schließlich zerfällt der Kern und die Zelle, und nur ein aufgeknäueltes Bündel von Fibrillen zeigt den Ort, an dem früher eine Ganglienzelle gelegen hat.

Da sich diese Fibrillen mit anderen Farbstoffen färben lassen als normale Neurofibrillen, muß eine chemische Umwandlung der Fibrillensubstanz stattgefunden haben. Diese dürfte wohl die Ursache sein, daß die Fibrillen den Untergang der Zelle überdauern. Die Umwandlung der Fibrillen scheint Hand in Hand zu gehen mit der Einlagerung eines noch nicht näher erforschten pathologischen Stoffwechselproduktes in die Ganglienzelle. Etwa ¼ bis ⅓ aller Ganglienzellen der Hirnrinde zeigt solche Veränderungen. Zahlreiche Ganglienzellen, besonders in den oberen Zellschichten, sind ganz verschwunden.

Über die ganze Rinde zerstreut, besonders zahlreich in den oberen Schichten, findet man miliare Herdchen, welche durch Einlagerung eines eigenartigen Stoffes in die Hirnrinde bedingt sind. Er läßt sich schon ohne Färbung erkennen, ist aber Färbungen gegenüber sehr refractär.

Die Glia hat reichlich Fasern gebildet, daneben zeigen viele Gliazellen große Fettsäcke.

Eine Infiltration der Gefäße fehlt völlig. Dagegen sieht man an den Endothelien Wucherungserscheinungen, stellenweise auch eine Gefäßneubildung.

Alles in allem genommen haben wir hier offenbar einen eigenartigen Krankheitsprozeß vor uns. Solche eigenartigen Krankheitsprozesse haben sich in den letzten Jahren in größerer Anzahl feststellen lassen. Diese Beobachtung wird uns nahe legen müssen, daß wir uns nicht damit zufrieden geben sollen, irgend einen klinisch unklaren Krankheitsfall in eine der uns bekannten Krankheitsgruppen unter Aufwendung von allerlei Mühe unterzubringen. Es gibt ganz zweifellos mehr psychische Krankheiten, als sie unsere Lehrbücher aufführen. In manchen solchen Fällen wird dann eine spätere histologische Untersuchung die Besonderheit des Falles feststellen lassen. Dann werden wir aber auch allmählich dazu kommen, von den großen Krankheitsgruppen unserer Lehrbücher einzelne Krankheiten klinisch abzuschneiden und jene selbst klinisch schärfer zu umgrenzen.«

Allgemeine Hilfsorganisationen (alphabetisch geordnet):

≡ Deutschland

Arbeiter-Samariter-Bund
Deutschland e.V.
Sülzburgstraße 140
5000 **Köln** 41
Telefon (0221) 476050

Arbeiterwohlfahrt Bundesverband
e.V.
Referat Altenhilfe
Oppelner Straße 130
5300 **Bonn** 1
Telefon (0228) 66850

Bundesarbeitsgemeinschaft
der Clubs Behinderter und ihrer
Freunde e.V.
Eupener Straße 5
6500 **Mainz**
Telefon (06131) 225514

Bundesarbeitsgemeinschaft der
freien Wohlfahrtspflege e.V.
Fachausschuß Altenhilfe
Franz Lohestraße 17–19
5300 **Bonn**
Telefon (0228) 2261

Bundesarbeitsgemeinschaft
Hilfe für Behinderte e.V.
Kirchfeldstraße 149
4000 **Düsseldorf**
Telefon (0211) 31006–0

Bundesverband der Angehörigen
psychisch Kranker e.V.
Thomas-Mann-Straße 1
5300 **Bonn** 1
Telefon (0228) 632646

Bundesverband
privater Alten- und Pflegeheim e.V.
Bundesgeschäftsstelle
Meckenheimer Allee 145
5300 **Bonn** 1
Telefon (0228) 631655

Deutscher Berufsverband
staatlich anerkannter Alten-
pflegerinnen und Altenpfleger e.V.
Eisenbahnstraße 7
6072 **Dreieich**
Telefon (06103) 66133

Deutscher Caritasverband e.V.
Karlstraße 40
7800 **Freiburg**
Telefon (0761) 200419

Deutscher Paritätischer Wohl-
fahrtsverband
Gesamtverband e.V.
Heinrich-Hoffmann-Straße 3
6000 **Frankfurt/M.** 71
Telefon (069) 6706–0

Deutscher Verein für
öffentliche und private Fürsorge
Am Stockborn 1
6000 **Frankfurt/M.** 50
Telefon (0 69) 5 80 31

Deutsches Rotes Kreuz
Generalsekretariat
Friedrich-Ebert-Allee 71
5300 **Bonn** 1
Telefon (02 28) 541 – 0

Diakonisches Werk
der Evangelischen Kirche in
Deutschland
Hauptgeschäftsstelle
Stafflenbergerstraße 76
7000 **Stuttgart** 10
Telefon (07 11) 21 59 – 0

Katholisches Altenwerk
Bundesarbeitsgemeinschaft
Kaiserstraße 163
5300 **Bonn** 1
Telefon (02 28) 1 03 – 2 23, – 2 49

Kuratorium
Deutsche Altershilfe
An der Paulskirche 3
5000 **Köln** 1
Telefon (02 21) 31 30 71

Malteserhilfsdienst e.V.
Brüsseler Straße 26
5000 **Köln** 1
Telefon (02 21) 20 30 00

Senioren-Hilfswerk
in Deutschland e.V.
Orleansplatz 11
8000 **München** 80
Telefon (0 89) 48 48 10

Senioren-Schutz-Bund
»Graue Panther« e.V.
Georgenstraße 63
8000 **München** 40
Telefon (0 89) 2 71 30 80

Alzheimer-Gesellschaften und andere Informationsmöglichkeiten (nach PLZ geordnet):

(für Mitteilungen von Änderungen und Ergänzungen zur Berücksichtigung bei Neuauflagen ist der Autor stets dankbar)

≡ Deutschland

Deutsche Alzheimer Gesellschaft
e.V.
Frau Annemarie Böhm-Volkmann
(Geschäftsführerin)
Mauerkircherstraße 21
8000 **München** 80
Telefon (0 89) 98 66 23

Alzheimer Gesellschaft Berlin e.V.
c/o Selbsthilfe-, Kontakt- und
Informationsstelle
Frau Gabriele Soller
Albrecht-Achilles-Straße 65
1000 **Berlin** 31
Telefon (0 30) 8 91 60 96

Alzheimer Gesellschaft Berlin
Psychiatrische Klinik und Poliklinik
der Freien Universität
Abteilung Gerontopsychiatrie
Reichsstraße 15
1000 **Berlin** 19
Telefon (0 30) 30 03 81 70

Kontaktstelle für alte Menschen
und ihre Angehörigen
A. Maaßen
Martinistraße 29
2000 **Hamburg** 20
Telefon (0 40) 6 40 21 – 58 oder – 68

Ärztliche Beratungsstelle für ältere
Bürger und ihre Angehörige
Dr. Jens Bruder
Rüstnerweg 26a
2000 **Norderstedt/Hamburg**
Telefon (0 40) 5 25 40 11

Alzheimer Gesellschaft Hannover
e.V.
Medizinische Hochschule Hannover
Psychiatrische Poliklinik
Konstanty-Gutschow-Straße 8
3000 **Hannover** 61
Telefon (05 11) 5 32 – 31 87

Niedersächsisches Landes-
krankenhaus Wunstorf
Sozialdienst
Frau Hagedorn/Frau Puklowski
Südstraße 25
3050 **Wunstorf**
Telefon (0 50 31) 17 21

Alzheimer-Gesellschaft
Düsseldorf-Mettmann e.V.
Dr. W. Stuhlmann
Bergische Landstraße 2
4000 **Düsseldorf** 12
Telefon (02 11) 28 01 – 2 35, 4 50

Alzheimer Gesellschaft Münster
e.V.
Deutsches Sozialwerk
Begegnungsstätte Altes Backhaus
Frau Hiltrud Wessling
Coerdestraße 36a
4400 **Münster**
Telefon (0251) 27 42 55

Alzheimer Gesellschaft Dortmund
e.V.
Frau Heide Römer
Geßlerstraße 14
4600 **Dortmund** 1
Telefon (0231) 59 76 45

Alzheimer Gesellschaft Siegen e.V.
Dr. Ossig
Heerstraße 8
5900 **Siegen**
Telefon (0271) 2 10 – 91, 92

Alzheimer Gesellschaft Heidelberg
Frau Olga Riedinger
Postfach 1253
6915 **Dossenheim**
Telefon (0 62 21) 56 44 – 21 oder – 38

Deutscher Paritätischer Wohl-
fahrtsverband
Aktion Altern in Würde e.V.
Mönchseestraße 43
Frau Josephine Baum
7100 **Heilbronn**
Telefon (0 71 31) 6 07 59

Beratungsstelle für ältere
Menschen und deren Angehörige
Herr Pöschl
Kirchgasse 1
7400 **Tübingen**
Telefon (0 70 71) 2 24 98

Sozialpsychiatrischer Dienst für
alte Menschen
Anne-Katrin Stuth und andere
Neckartailfinger Straße 20
7440 **Nürtingen-Neckarhausen**
Telefon (0 70 22) 5 90 91

Alzheimer Gesellschaft München
e.V.
Richard-Strauß-Straße 34
8000 **München** 80
Telefon (0 89) 4 75 185

Alzheimer Gesellschaft Mittel-
franken e.V.
c/o Angehörigenberatung
Nachbarschaftshaus Gostenhof
Herr Hans-Dieter Mükschel
Adam-Klein-Straße 6
8500 **Nürnberg** 80
Telefon (09 11) 26 81 26

Alzheimer Gesellschaft Würzburg/
Unterfranken e.V.
Universitätsnervenklinik
Frau Perisic
Füchsleinstraße 15
8700 **Würzburg**
Telefon (09 31) 2 03 – 1

☰ Österreich

Österreichische Alzheimer-Gesell-
schaft
Verein zur Erforschung der Alzhei-
mer Krankheit und verwandter
Demenzformen
Neurologisches Krankenhaus
Rosenhügel
Riedelgasse 5
1130 **Wien**
Telefon (2 22) 88 25 150

Spezialambulanz für Alters- und
Systemerkrankungen des Gehirns
Univ.-Doz. Dr. P. Dal Bianco
c/o Neurologische Universitäts-
klinik
Lazarettgasse 14
1090 **Wien**
Telefon (2 22) 4 04 00 – 50 94

Betreuergruppe für Angehörige
von Alzheimerpatienten
Univ.-Prof. Dr. G. Ladurner,
Dr. E. Griebnitz
c/o Landesnervenklinik
Ignaz-Harrer-Straße 79
5020 **Salzburg**
Telefon (6 62) 3 55 01

☰ Schweiz

Schweizerische Alzheimer-
vereinigung
Generalsekretariat
Herrn Oskar Diener
18, rue Pestalozzi
1400 **Yverdon**
Telefon (0 24) 22 20 00

Association Alzheimer
Section vaudoise
Mme B. de Rham
16, avenue Vinet
1004 **Lausanne**
Telefon (0 21) 36 26 84

Association Alzheimer
Section genevoise
50, avenue Petit-Senn
1225 **Chêne-Bourg**

Alzheimervereinigung
Sektion Bern
Postfach
3018 **Bern**
Telefon (0 31) 34 38 22

Alzheimervereinigung
Sektion beider Basel
Frau D. Ermini
Felix-Platter-Spital
4055 **Basel**
Telefon (0 61) 44 22 82

Alzheimervereinigung
Sektion Zug
c/o Pro Senectute, Spital- und
Pflegezentrum
Frau H. de Berti
Chamerstraße 12c
6340 **Baar/Zug**
Telefon (0 42) 33 12 21

Pro Senectute
Beratungsdienst Zürich Stadt
Herr P. Erdösi
Forchstraße 145
8032 **Zürich**
Telefon (01) 55 51 91

Gerontologischer Beratungsdienst
Tagesheim Entlisberg
Herr Dr. U. Gabathuler
Paradiesstraße 45
8038 **Zürich**
Telefon (01) 4 81 95 00

Alzheimervereinigung
Sektion St. Gallen
Frau M. Vetsch
Dietlistraße 76
9000 **St. Gallen**
Telefon (0 71) 22 44 90

Selbsthilfegruppen für Angehörige (nach PLZ geordnet):

(für Mitteilungen von Änderungen und Ergänzungen zur Berücksichtigung bei Neuauflagen ist der Autor stets dankbar)

Angehörigenselbsthilfegruppe
Berlin
Frau Ingrid Fuhrmann
Bohm-Schuch-Weg 13
1000 **Berlin** 47
Telefon (0 30) 6 04 86 75

Angehörigenselbsthilfegruppe
bei der Hamburger Gesundheits-
hilfe e.V.
Beratungsstelle
Frau Schröder
Hofweg 77b
2000 **Hamburg** 76
Telefon (0 40) 22 52 53

Alzheimer-Gruppe
bei der Beratungsstelle für ältere
Menschen und ihre Angehörigen
Frau Maaßen
Martinistraße 29
2000 **Hamburg** 20
Telefon (0 40) 4 60 21 58

Gesprächsgruppe für Betroffene
c/o Evangelische Familienbildungsstätte
Frau Verges
Hohler Weg 31
2058 **Lauenburg**
Telefon (0 41 53) 23 82

Gesprächsgruppe für pflegende
Angehörige von hilfebedürftigen
alten Menschen
c/o Familienbildungsstätte
Frau Krambeer
Flamweg 73
2200 **Elmshorn**
Telefon (0 41 21) 2 19 89

Gesprächsgruppe für pflegende
Angehörige von hilfebedürftigen
alten Menschen
Haus der Familie
Herr Johannsen
Wrangelstraße 18
2390 **Flensburg**
Telefon (0 4 61) 58 13 48

Interessengruppe der Angehörigen
von Alzheimer-Erkrankten
Frau Maja Coutelle
Wörther Straße 45
2800 **Bremen** 1
Telefon (04 21) 44 70 70

Angehörigengruppe
Frau Dr. Karin Wilkening
Schleiermacherstraße 19
3000 **Hannover** 61
Telefon (05 11) 55 44 78

Gruppe für Angehörige
pflegebedürftiger Menschen
Frau Christa Liehr
Zimmermannstraße 10
3110 **Uelzen**
Telefon (05 81) 1 61 75

Gesprächskreis pflegender
Angehöriger e.V.
Frau Therhüne
Gerstäckerstr. 27
3300 **Braunschweig**
Telefon (05 31) 7 64 61

Gruppe für Angehörige
von Alzheimer-Patienten
Frau Baum
Quellenstraße 16
3590 **Bad Wildungen**
Telefon (0 56 21) 41 54

Angehörigengruppe Bad Wildungen
Verein zur Förderung psychosozia-
ler Beratung und Selbsthilfe
Hinterstraße 15
3590 **Bad Wildungen**
Telefon (0 56 21) 7 24 24

Selbsthilfegruppe Düsseldorf
(erster Donnerstag im Monat,
19.30 Uhr)
Institut für Lebensberatung
Willi Becker Allee 10, 5. Etage
4000 **Düsseldorf** 1
Telefon (02 11) 28 01 – 2 35

Selbsthilfegruppe Mettmann
(letzter Dienstag im Monat, 19.30
Uhr) im DRK Kreisverbandshaus
Bahnstraße 55
4020 **Mettmann**
Telefon (02 11) 28 01 – 2 35

Club pflegender Angehöriger
DRK Familienbildungswerk
Haus der Familie / Frau Schallen-
berg
Erftstraße 15
4100 **Duisburg** 1
Telefon (02 03) 33 10 94

Angehörigengruppe für
pflegende Angehörige von Alters-
verwirrten
Amt für Soziale Dienste / Frau
Wiemer
Tecklenburger Straße 10
4430 **Steinfurt**
Telefon (0 25 51) 69 28 52

Selbsthilfegruppe Steinheim
Herr Anton Oetzel
Im Lüttgenfeld 8
4439 **Steinheim**
Telefon (0 52 33) 74 63

Alzheimer-Angehörigen-Selbst-
hilfegruppe Emsland
Frau Leonore Grosser
Efeuweg 1
4470 **Meppen**
Telefon (0 59 31) 167 40

Angehörigenselbsthilfegruppe
Frau Heide Römer
Gäßlerstraße 14
4600 **Dortmund**
Telefon (02 31) 59 76 45

Selbsthilfegruppe für Angehörige
von Alzheimer-Kranken
Aachener Kontakt- und Informa-
tionsstelle für Selbsthilfe an der
Volkshochschule
Frau Reuter
Peterstraße 21–25
5100 **Aachen**
Telefon (02 41) 4 90 09

Angehörigengruppe Koblenz
an der AOK Koblenz
Herr Gerz
Rizzastraße 11
5400 **Koblenz**
Telefon (02 61) 39 04 – 1 18

Angehörigenselbsthilfegruppe
Wuppertal
Frau Rosemarie Blaubach
Löhrerlen 60
5600 **Wuppertal** 2
Telefon (0202) 645370

Angehörigengruppe Siegen
Frau Rita Möllers
Eisenhüttenstraße 29
5900 **Siegen**
Telefon (0271) 62293

Selbsthilfegruppe
Frankfurt
Herr Reinhold Weis
Altenhainer Straße 29
6233 **Kelkheim** 2
Telefon (06195) 62071

Angehörigengruppe Wetzlar
Sozialamt der Stadt
Frau Bärbel Gregor
Karl-Kellner-Ring 23
6330 **Wetzlar**
Telefon (06441) 405533

Angehörigengruppe für Angehörige
von Alzheimer Patienten
Gesundheitsamt Mainz
Frau Dr. Bernhard, Frau Keber
Große Langgasse 29
6500 **Mainz**
Telefon (06131) 20791

Angehörigengruppe Püttlingen
Frau Irmgard Mathis
Ritterstraße 31
6625 **Püttlingen**
Telefon (06898) 66472

Gesprächskreis für pflegende
Angehörige
Mannheimer Abendakademie
c/o Frau Hedtke-Becker
Lilienstraße 3
6805 **Heddesheim**
Telefon (06203) 41249

Angehörigengruppe Dossenheim
Frau Komar
Im Linsenbühel 1
6915 **Dossenheim**
Telefon (06221) 85783

Selbsthilfegruppe
Alzheimer-Krankheit und Beratungsstelle
Herr Schwarz
Büchsenstraße 34–36
7000 **Stuttgart** 1
Telefon (0711) 2054–374

Angehörigengruppe Stuttgart
Herr Horst Lade
Breitscheidstraße 4
7000 **Stuttgart** 1
Telefon (0711) 20504280

Angehörigengruppe für Angehörige
demenzkranker Menschen
Staatliches Gesundheitsamt
Uhlandstraße 12
7100 **Heilbronn**
Telefon (07131) 643808

Alzheimer Gruppe
Rems-Murr
Frau Lydia Bohn
Martin-Luther-Straße 10
7450 **Korb**
Telefon (07151) 30947

Kontaktgruppe für Angehörige von
Alzheimer- und Demenz-Kranken
DRK Kreisverband
Herr Gauder
Schweigrother Straße 8
7570 **Baden-Baden**
Telefon (0 72 21) 12 – 12 oder – 13

Selbsthilfegruppe für Angehörige
von Alzheimer Kranken
Diakonisches Werk Freiburg
Frau Lüchtrath
Dreisamstraße 3–5
7800 **Freiburg**
Telefon (07 61) 3 68 91 – 0

Angehörigengruppe Neu-Ulm
der Alzheimer Gesellschaft
München e.V.
Frau Annegret Bock
Johann-Strauß-Straße 32
7910 **Neu-Ulm**
Telefon (07 31) 7 51 90

Angehörigengruppe Kreis
Ravensburg
Frau Gisela Harr
Am Sonnenbühl 18
7960 **Aulendorf**
Telefon (0 75 25) 82 72

Gruppe für pflegende Angehörige
Frau Gisela Kleemann
Zeppelinstraße 24
7980 **Ravensburg**
Telefon (07 51) 2 57 12

Angehörigengruppe Germering
Frau Hermeking
Spitzstraße 16
8034 **Germering**
Telefon (0 89) 8 41 61 43

Angehörigengruppe beim
Sozialpsychiatrischen Dienst
Dachau
Frau Schulze
Augsburger Straße 39
8060 **Dachau**
Telefon (0 81 31) 60 56

Angehörigengruppe für
den Landkreis Starnberg
Frau Sigrid Martin
Ettenhofer Straße 53a
8031 **Wessling**
Telefon (0 81 53) 16 77

Beratungsstelle für psychische
Gesundheit
Beratung und Selbsthilfegruppe
Herr Stadler
Nicolastraße 12d
8390 **Passau**
Telefon (08 51) 7 10 43

Angehörigengruppe Regensburg
der Alzheimer Gesellschaft
München e.V.
Frau Sigrid Geigenfeind
Hafnersteig 54
8400 **Regensburg**
Telefon (09 41) 99 77 06

Angehörigenberatung e.V.
Nachbarschaftshaus Gostenhof
Adam Klein Straße 6
8500 **Nürnberg** 80
Telefon (09 11) 26 61 26

Selbsthilfegruppe
c/o IKOS
Rathaus
Frau Monath
8700 **Würzburg**
Telefon (09 31) 3 74 68

Verein für Alzheimer- und Demenz-
erkrankte und deren Angehörige
e.V.
Frau Helga Holland
Neuburger Straße 24
8900 **Augsburg**
Telefon (08 21) 71 12 40

Leben und Pflegen
Angehörigenberatung
Margaretenstraße 8/I
8900 **Augsburg**
Telefon (08 21) 3 24 29 03

Gruppe für Angehörige
demenzkranker Menschen
Ambulante Kranken- und Alten-
pflege e.V.
Frau Karin Ickinger
Marienstraße 3
8905 **Mering**
Telefon (0 82 33) 9 22 88

Gesprächskreis für Angehörige
demenzkranker Menschen (GAAD)
Frau Margit Berndt
Radlerstraße 70
8950 **Kaufbeuren**
Telefon (0 83 41) 6 62 13

Gruppe für pflegende Angehörige
psychisch kranker alter Menschen
Bezirkskrankenhaus Kempten
Frau Birke
Freudental 1
8960 **Kempten**
Telefon (08 31) 2 60 95

Gruppe für Angehörige
pflegebedürftiger Menschen
Seniorengruppe der »Grauen
Panther«
Schwester Eli
Hirnbeinstraße 13
8960 **Kempten**
Telefon (08 31) 1 56 80

Gruppe für Angehörige
von Demenzkranken
Sozialstation / Frau Krieger
Leiblachstraße 13
8990 **Lindau/Bodensee**
Telefon (0 83 82) 7 90 88

Hauskrankenpflege (nach PLZ geordnet):

Bundesarbeitsgemeinschaft
Hauskrankenpflege e.V.
Berufsverband für freiberufliche
Hauskrankenpflege
Schildhornstraße 20
1000 **Berlin** 41
Telefon (0 30) 7 93 20 25

Arbeitsgemeinschaft Haus-
krankenpflege Berlin e.V.
Kurfürstenstraße 72–74
1000 **Berlin** 30
Telefon (0 30) 2 62 68 60

Arbeitsgemeinschaft Haus-
krankenpflege
Landesverband Hamburg e.V.
Wellingbüttler Weg 117
2000 **Hamburg** 65
Telefon (0 40) 53 67 60 04

Arbeitsgemeinschaft Haus-
krankenpflege
Landesverband Norddeutschland
e.V.
Postfach 10 01 50
2850 **Bremerhaven**
Telefon (04 71) 20 07 77

Forum häusliche Pflege e.V.
Geschäftsstelle
Friedrich-Ebert-Straße 124
3500 **Kassel**
Telefon (05 61) 78 06 04

Landesverband freiberufliche Hauskrankenpflege in Nordrhein-Westfalen e.V.
Drakestraße 33
4000 **Düsseldorf** 11
Telefon (02 11) 55 37 60

Vereinigung staatlich anerkannter
Krankenschwestern und Kran-
kenpfleger in der häuslichen Kran-
kenpflege
Nordrhein-Westfalen
Krautstraße 44
5600 **Wuppertal**
Telefon (02 02) 8 32 83

Arbeitsgemeinschaft Haus-
krankenpflege
Landesverband Hessen e.V.
Postfach 50 01 01
6000 **Frankfurt** 50
Telefon (0 69) 51 44 34

Arbeitsgemeinschaft Hauspflege
Südwest e.V.
Bahnhofstraße 8
7750 **Konstanz**
Telefon (0 75 31) 2 77 53

Arbeitsgemeinschaft ambulante
Kranken- und Altenpflege Bayern
e.V.
Erhardstraße 2
8000 **München** 5
Telefon (0 89) 20 17 0 98

Tagespflegeeinrichtungen (nach PLZ geordnet):

(die nachstehende Liste ist im wesentlichen der deutschen Übersetzung und Bearbeitung des Buches von Gruetzner entnommen; für Mitteilungen von Änderungen und Ergänzungen zur Berücksichtigung bei Neuauflagen ist der Autor stets dankbar)

Tagespflege im Haus der älteren
Bürger
Werbellinstraße 42
1000 **Berlin** 42
Telefon (0 30) 6 81 80 62

Tagespflege Ottensen
Hohenzollernring 15
2000 **Hamburg** 50
Telefon (0 40) 8 80 85 75

Tagespflegestätte
der Diakoniestation Wilhelmsburg
e.V.
Sanitasstraße 10
2102 **Hamburg** 93
Telefon (0 40) 75 99 27

Tagesbetreuung »Haus Heidberg«
Am Heidberg 10
2160 **Stade**
Telefon (0 41 41) 8 56 56

Servicehaus der Arbeiterwohlfahrt
Tagespflegeeinrichtung
Bocksberg 6
2300 **Kiel** 14
Telefon (04 31) 20 13 33

Tagespflegeheim im
Altenhilfezentrum Travetal
Fliederstraße 7
2400 **Lübeck** 1
Telefon (04 51) 8 12 02

Tagespflegeheim im
Caritasaltenzentrum St. Michael
Kornstraße 383
2800 **Bremen** 1
Telefon (04 21) 87 40 11

Tagespflege der Heimstätte
am Grambker See
Hinterm Grambker Dorfe 3
2820 **Bremen** 77
Telefon (04 21) 6 49 00 – 41

Tagespflege im
Johanniterheim Dannenberg
Lüchower Straße 69
3138 **Dannenberg**
Telefon (0 58 61) 3 51

Tagespflege am Ring
164er Ring 7
3250 **Hameln**
Telefon (0 51 51) 2 78 36

Herbstzeitlose e.V.
Frau Breitwieser
Hospitalstraße 20
3400 **Göttingen**
Telefon (05 51) 5 78 52

Tagespflegeheim im
Altenzentrum Niederzwehren
Am Wehrturm 3
3500 **Kassel**
Telefon (05 61) 4 10 31

Tagespflegestätte Renthof
Renthof 3
3500 **Kassel**
Telefon (05 61) 7 15 38

Heinrich-Zschokke-Tagespflege-
haus e.V.
Hagener Straße 60
4000 **Düsseldorf** 12
Telefon (02 11) 29 95 82

Städtisches Tagespflegeheim in der
Altenheimstatt Flehe
Himmelgeister Straße 236
4000 **Düsseldorf** 1
Telefon (02 11) 33 96 – 2 34

Tagespflegeheim im
DRK-Zentrum Gerresheim
Lohbachweg 31–35
4000 **Düsseldorf** 12
Telefon (02 11) 23 71 21 – 23

Tagespflege im
Karl-Schröder-Haus
Langforter Straße 74
4018 **Langenfeld**
Telefon (0 21 73) 7 00 45 – 46

Kurt-Burckhardt-Haus
Hüttenstraße 26a
4040 **Neuss**
Telefon (0 21 31) 4 79 51

Reinhold-Schneider-Haus
Tagesstätte für Senioren
Goethestraße 93
4300 **Essen**
Telefon (02 01) 77 55 14

Tagespflege im
evangelischen Altenzentrum
Hallunstraße 26–28
4353 **Oer-Erkenschwick**
Telefon (0 23 68) 6 94 – 0

Tagespflegeheim
im »Heckmannshof«
Heckmannsweg 74
4400 **Münster**
Telefon (02 51) 71 99 55

Tagesbetreuung im
Bischof-Lilje-Altenzentrum
Rehmstraße 81
4500 **Osnabrück**
Telefon (05 41) 8 30 16

Aktivierende Tagespflege im
Seniorenzentrum »Eugen-Kraut-
scheid-Haus«
Lange Straße 42
4600 **Dortmund** 1
Telefon (02 31) 1 69 29

DRK-Tagespflegeheim und
Begegnungsstätte
Brüder Straße 59
4700 **Hamm**
Telefon (0 23 81) 1 20 72

Tagespflegehaus St. Kilian
Kilianstraße 72
4790 **Paderborn**
Telefon (0 52 51) 7 12 53

Freie Altenarbeit
Tagespflegehaus e.V.
Wilbrandstraße 19a
4800 **Bielefeld**
Telefon (05 21) 28 60 55

Gerontopsychiatrische Tagesstätte
der von Bodelschwinghschen
Anstalten
Moltkestraße 3
4800 **Bielefeld**
Telefon (05 21) 13 36 82

Tagespflege Rosenhöhe
An der Rosenhöhe 24
4800 **Bielefeld** 14
Telefon (05 21) 4 47 62 85

Tagespflegestätte »Daheim e.V.«
Fritz-Blank-Straße 9
4830 **Gütersloh**
Telefon (0 52 41) 58 06 33

Tagespflege im
Marie-Juchacz-Altenzentrum
Rhonestraße 5
5000 **Köln** 71
Telefon (02 21) 70 23 – 4 23

Tagespflege im Worringer Bahnhof
Kempener Straße 135
5000 **Köln** 60
Telefon (02 21) 72 52 76

Tagespflegehaus der Freien Alten-
und Nachbarschaftshilfe (FAUNA)
e.V.
Luisenstraße 17
5100 **Aachen**
Telefon (02 41) 51 44 95

Tagesbetreuung im
Altenheim Heilig Geist
Heinrichsallee 56/58
5100 **Aachen**
Telefon (02 41) 50 80 38

Tagespflegeheim der Stadt Bonn
Breite Straße 109–113
5300 **Bonn** 1
Telefon (02 28) 77 38 48

Altentagesstätte
Geschwister de Hay'sche Stiftung
Karl-Härle-Straße 1–5
5400 **Koblenz-Karthause**
Telefon (02 61) 5 01 –1

Tagespflegeheim im Elisabeth-Stift
Krankenhausstraße 19
5620 **Velbert** 11
Telefon (0 20 52) 60 70

Tagespflegeheim
Corinthstraße 16–18
5650 **Solingen-Wald**
Telefon (02 12) 3 80 80

Tagespflegeheim
Hufeland-Haus
Wilhelmshöher Straße 34
6000 **Frankfurt** 60
Telefon (0 69) 47 04 – 2 81, 2 65

Tagespflegeheim des Sozial-
und Rehabilitationszentrums West
Alexanderstraße 94–96
6000 **Frankfurt** 90
Telefon (0 69) 78 99 30

Tagespflegeheim im
Sozialzentrum Marbachweg
Dörpfeldstraße 6
6000 **Frankfurt** 50
Telefon (0 69) 54 80 08 – 65

Tagespflegeheim der
Stadt Offenbach
Goerdelerstraße 5
6050 **Offenbach**
Telefon (0 69) 80 65 – 23 15, 20 97

Tagespflegeheim im
Haus Dietrichsroth
der Bürgerhilfe Dreieich e.V.
Taunusstraße 54–56
6072 **Dreieich**
Telefon (0 61 03) 8 20 14

Tagesstätte Altenhorst
Darmstädter Pflege- und Sozial-
dienst e.V.
Hügelstraße 47
6100 **Darmstadt**
Telefon (0 61 51) 2 18 15

Tagespflegeheim im
Moritz-Lang-Haus
Karl-Arnold-Straße 14
6200 **Wiesbaden**
Telefon (06 11) 31 76 52

Tagespflegeheim im Königsberger
Diakonissen-Mutterhaus der
Barmherzigkeit
Robert-Koch-Weg 5
6330 **Wetzlar**
Telefon (0 64 41) 2 30 14

Tagespflegeheim der
Martin-Luther-Stiftung Hanau
Martin-Luther-Anlage 8
6450 **Hanau**
Telefon (0 61 81) 29 02 21

Tagespflegeheim im
Pflegeheim in Meerholz
Hanauer Landstraße 2
6460 **Gelnhausen-Meerholz**
Telefon (0 60 51) 60 09 13

Johanna-Kirchner-Haus
Kirchbergstraße 20
6620 **Völklingen-Wehrden**
Telefon (0 68 98) 2 24 62

Haus Emilie GmbH
Alten- und Pflegeheim
Kirchbergstraße 20
6620 **Völklingen-Wehrden**
Telefon (0 68 98) 2 24 62

Tagespflegehein
Altenhilfe e.V. Bad Dürkheim
Carl-Korbann-Straße 3
6702 **Bad Dürkheim**
Telefon (0 63 22) 6 33 56

Altentagespflege
Zentrum im Falkert
Silberburgstraße 91
7000 **Stuttgart** 1
Telefon (07 11) 6 19 26 – 68

Caritasverband Fördergruppe
Wagnerstraße 35
7000 **Stuttgart** 1
Telefon (07 11) 2 80 90

Tagesbetreuung
Haus Martinus
Olgastraße 93a
7000 **Stuttgart** 1
Telefon (07 11) 60 44 53

Evangelische Gesellschaft
Alzheimer Initiative
Büchsenstraße 34
7000 **Stuttgart** 1
Telefon (07 11) 20 54 – 3 74

Altentagesheim der
Altenwohnanlage Goslarer Straße
Goslarer Straße 81
7000 **Stuttgart** 31
Telefon (07 11) 8 89 20 31

Altentagespflege der
Else-Heydlauf-Stiftung
Mönchsbergstraße 111
7000 **Stuttgart** 40
Telefon (07 11) 87 50 21

Tagespflegeheim
im Haus Monika
Seeadlerweg 7–11
7000 **Stuttgart** 50
Telefon (07 11) 53 10 61

Altentagesheim
Haus Schönberg
Röhrlingsweg 3
7000 **Stuttgart** 70
Telefon (07 11) 47 50 68

Tagespflege im
»Heim am Kappelberg«
Stettener Straße 23–25
7012 **Fellbach**
Telefon (07 11) 5 75 41 – 33

Tagespflegeheim
im Breitwiesenhaus
Bergheimer Weg 45
7016 **Gerlingen**
Telefon (0 71 56) 2 30 41

Haus am Marienplatz
Waldburgstraße 1
7030 **Böblingen**
Telefon (0 70 31) 22 70 67

Gerontopsychiatrische Tagesstätte
Mönchseehaus
Mönchseestraße 43/1
7100 **Heilbronn**
Telefon (0 71 31) 6 07 59

Tagespflege im
Seniorenstift Schillerhöhe
Steigäckerstraße 3–5
7142 **Marbach-Bottwartal**
Telefon (0 71 44) 50 45

Elias-Schrenck-Haus
Brückenstraße 24
7200 **Tuttlingen**
Telefon (0 74 61) 7 10 48

Samariterstift Leonberg
Seestraße 80
7250 **Leonberg**
Telefon (0 71 52) 6 07 – 60 70

Verein für
Kranken- und Hauspflege
Schulstraße 6
7316 **Köngen**
Telefon (0 70 24) 85 69

Gerontopsychiatrische Tagesstätte
Christophsbad
Franziskanerstraße 16
7320 **Göppingen**
Telefon (0 71 61) 60 10

Bürgerheim
Langegasse 58
7400 **Tübingen**
Telefon (0 70 71) 20 42 58

Altentagespflege Mössingen
Falltorstraße 67
7406 **Mössingen**
Telefon (0 74 73) 2 34 40

Tagespflege Niefern
im Haus der Diakonie
Lindenstraße 6
7532 **Niefern-Öschelbronn**
Telefon (0 72 33) 61 24

Altenzentrum
Erich-Burger-Heim
Hermannstraße 8
7580 **Bühl**
Telefon (0 72 23) 2 46 05

Caritasverband
Altentagesstätte Bühl und Sins-
heim
Mühlenstraße 12
7580 **Bühl**
Telefon (0 72 23) 8 38 06

Tagespflege im
Evangelischen Altenheim Singen
e.V.
Anton-Bruckner-Straße 41
7700 **Singen**
Telefon (0 77 31) 4 01 – 1 43

Tagesheim im
Haus Schloßberg
Hermannstraße 14
7800 **Freiburg**
Telefon (07 61) 3 19 13 – 36

Kranken- und Pflegeheim
St. Fridolin
Joseph-Rupp-Weg 9
7850 **Lörrach**
Telefon (0 76 21) 8 99 66

Tagespflegestätte für ältere
Menschen
Stettiner Straße 12
7858 **Weil** am Rhein
Telefon (0 76 21) 79 22 11

Tagespflege Mitterfeldstraße
Mitterfeldstraße 20
8000 **München** 21
Telefon (0 89) 5 80 91 14

Tagespflege
Rümannstraße 60
8000 **München** 40
Telefon (0 89) 30 47 47

Evangelische Sozialstation
Tagespflege
Wintersteinstraße 2
8000 **München** 45
Telefon (0 89) 31 40 01 – 64

Arbeiterwohlfahrt-Dorf
Hasenberge
Stösserstraße 14–16
8000 **München** 45
Telefon (0 89) 3 14 10 31

Tagespflege im
Sozialzentrum Moosach
Gubestraße 3–5
8000 **München** 50
Telefon (0 89) 1 41 50 66

Tagespflege der Arbeiterwohlfahrt
Gravelottestraße 6–8
8000 **München** 80
Telefon (0 89) 48 00 99 25

DRK-Tagespflege für Senioren
Raismüllerstraße 15
8035 **Gauting**
Telefon (0 81 51) 2 60 20

Tagespflegecinrichtung Freising
Kölblstraße 2
8050 **Freising**
Telefon (0 81 61) 6 55 73

Pension auf Zeit der ökumenischen
Sozialstation Peißenberg
Zur alten Berghalde 1
8123 **Peißenberg**
Telefon (0 88 03) 35 55

Tagespflege für Senioren und
Behinderte
Vinzentiusstraße 58
8228 **Freilassing**
Telefon (0 86 54) 14 60

Seniorenzentrum Laufen
Rottmayrstraße 7
8229 **Laufen**
Telefon (0 86 82) 93 77

Tagespflege für Senioren
Mühldorfer Straße 16a
8262 **Altötting**
Telefon (0 86 71) 5 06 60

ASB Regensburg Tagespflege
Würmstraße 2
8400 **Regensburg**
Telefon (0 9 41) 4 04 62

Tages- und Kurzzeitpflegestation
Wallmenich-Haus
Destonchestraße 10
8450 **Amberg**
Telefon (0 96 21) 1 30 71

Albert-Schweitzer-Heim
Eichendorffstraße 41
8500 **Nürnberg** 20
Telefon (09 11) 59 20 64

DRK-Tagespflegeheim
Nunnenbeckstraße 49
8500 **Nürnberg** 20
Telefon (09 11) 5 30 12 94

DRK Seniorenheim
»Am Zeltner Schloß«
Philipp-Kittler-Straße 25
8500 **Nürnberg** 30
Telefon (09 11) 40 00 41

Caritas Pflegeheim
Mendelstraße 34
8500 **Nürnberg** 80
Telefon (09 11) 28 81 78

Caritas Kurzzeitpflegestation
Unterer Markt 5
8596 **Mitterteich**
Telefon (0 96 33) 20 41

Seniorentagespflegestätte
Malteser Hilfsdienst
Gabelsberger Straße 2a
8700 **Würzburg**
Telefon (09 31) 7 11 00

Tagespflegstätte der Caritas
»St. Bihildis«
Kirchstraße 36
8707 **Veitshöchheim**
Telefon (09 31) 9 28 68

Seniorentagespflegestätte
»St. Lukas«
Kirchstraße 58
8752 **Kleinostheim**
Telefon (0 60 27) 65 89

Seniorentagesstätte im
DRK-Seniorenheim Alzenau
Bachstraße 2
8755 **Alzenau**
Telefon (0 60 23) 60 55

Seniorentagespflegestätte des
Caritasverbandes für den
Landkreis Aschaffenburg e.V.
Weingartenstraße 9
8756 **Kahl/Main**
Telefon (0 61 88) 8 12 38

Seniorentagespflegestätte
im Haus der Begegnung
Am Oberborn 1a
8757 **Karlstein**
Telefon (0 61 88) 7 75 16

Tagespflegestätte des
Seniorenheimes Goldbach
Weidenbörner Straße 26
8758 **Goldbach**
Telefon (0 60 21) 5 30 18, 5 30 19

Altenzentrum Oberhausen
Sanderstift
Zollernstraße 81–85
8900 **Augsburg**
Telefon (08 21) 3 24 63 81

Altenheim St. Margareth
Margarethenstraße 8
8900 **Augsburg**
Telefon (08 21) 3 24 29 70

ASB-Tagespflege
Beim Rabenbad 1
8900 **Augsburg**
Telefon (08 21) 51 36 02

ASB-Tagespflege
Fritz-Hintermayr-Straße 7
8900 **Augsburg**
Telefon (08 21) 58 11 13

DRK-Tagespflegegruppe
Johann-Strauß-Straße 11
8900 **Augsburg**
Telefon (08 21) 8 45 11

Altenheim
Kemptner Straße 13
8970 **Immenstadt** im Allgäu
Telefon (0 83 23) 70 81

Seniorenwohn- und -pflegeheim
Am Entenmoos 7–9
8972 **Sonthofen**
Telefon (0 83 21) 8 00 90

Seniorenbetreuung R. Klinger
Am Schlachtbichl 45
8951 **Irsee**
Telefon (0 83 41) 1 45 68

Fremd- und Fachwörtererklärung

Hier sind außer den im Buch verwendeten Begriffen auch einige weitere berücksichtigt worden, die für die Alzheimer Krankheit von Bedeutung sein können.

Ableitung
Messung und Aufzeichnung von elektrischen Spannungen

abstrakt
nur begrifflich, unwirklich, ungenau (im Gegensatz zu konkret)

Abstraktionsvermögen
Die Fähigkeit, zu verallgemeinern, in Gedanken vom Konkreten auf das Allgemeine zu schließen, allgemeine Grundzüge festzustellen und auszudrücken, Unwichtiges beiseite zu lassen und nicht zu beachten

Abwehrsystem
siehe Immunsystem

Acetylcholin
chemische Substanz, die von manchen (cholinergen) Nervenzellen abgegeben wird, um die Erregung und damit Information auf eine andere Zelle zu übertragen

Adynamie
Kraft-, Schwunglosigkeit

AEP
siehe akustisch evozierte Potentiale

Ätiologie
Krankheitsursache

Affekt
Stimmung, Gemüt, Gefühl

affektiv
gefühlsmäßig, stimmungsmäßig

Agnosie
Störung des (Wieder-)Erkennens von Sinneswahrnehmungen trotz normaler Funktion der Sinnesorgane

Agonist
Substanz oder Medikament mit derselben Wirkung wie eine Bezugssubstanz

Agraphie
Unvermögen zu schreiben trotz normaler Funktion der Hand

AIDS
erworbenes Immunschwäche-Syndrom

Akalkulie
Unvermögen zu rechnen

akustisch
das Hören betreffend

akustisch evozierte Potentiale
über dem Ohr durch die intakte Haut abgeleitete und mit elektronischen Verstärkern dargestellte Folge von durch kurze Geräusche ausgelösten Spannungsschwankungen des EEGs, die verschiedenen Hirnstammstrukturen zugeordnet werden können

akustische Agnosie
Seelentaubheit; Unvermögen, Gehörtes trotz normaler Funktion der Ohren zu erkennen

akut
plötzlich auftretend, heftig einsetzend

Alexie
Unvermögen, trotz erhaltenen Sehvermögens geschriebene Buchstaben oder Wörter zu erfassen und verstehen

Albumin
Hauptgruppe wasserlöslicher Eiweißkörper im Blut und – in viel geringerer Konzentration – im Liquor, die unter anderem für den Transport von Medikamenten, Vitaminen und Stoffwechselprodukten zuständig ist

Alpha-Wellen
8 bis 12 mal pro Sekunde auftretende Wellen im EEG

Amnesie
Gedächtnisverlust, Erinnerungslücke

amnestische Aphasie
häufigste Sprachstörung bei Alzheimer Kranken mit Wortfindungsstörungen bei weitgehend erhaltenem Sprachfluß und Sprachverständnis

Amplitude
Höhe, zum Beispiel eines Potentials

Amyloid
schlecht lösliche Eiweißsubstanz mit besonderen Färbeeigenschaften, die bei der Alzheimer Krankheit vermehrt im Gehirn abgelagert wird

Amyloidose
vermehrte Amyloidablagerung

Anämie
Blutarmut, Krankheit mit Abnahme der roten Blutkörperchen und des roten Blutfarbstoffes

Anamnese
Krankheitsvorgeschichte mit Schilderung der Entwicklung der jetzigen und früheren Beschwerden sowie der erfolgten Untersuchungen und Behandlungen durch den Kranken (Eigenanamnese) oder andere Menschen (Fremdanamnese)

Anatomie
Lehre vom normalen Bau und Zustand des Körpers einschließlich seiner Organe und Gewebe

Anfall
plötzlich auftretende Störung. Meist für Krampfanfälle (epileptische Anfälle) benutzt, seltener auch für Ohnmachten, Schmerzattacken, Lähmungen und anderes mehr

Angiopathie
Gefäßkrankheit

Anlagefaktor
durch Vererbung erworbenes Merkmal

Anomie
Unvermögen, Dinge richtig zu benennen

Anosognosie
Unvermögen Betroffener, bei sich krankheitsbedingte Ausfälle zu erkennen

Anosmie
aufgehobene Geruchswahrnehmung

Antagonist
Substanz mit gegenteiliger Wirkung wie eine Bezugssubstanz

anticholinerge Nebenwirkungen
Nebenwirkungen von Medikamenten durch Abschwächung der Wirkung von Acetylcholin, die am häufigsten in Mundtrockenheit, Verschwommensehen und Urinverhalt bestehen; eine Verstärkung einer Demenz ist möglich

Anticholinergika
Medikamente, die zu einer verminderten Wirkung von Acetylcholin führen

Antidepressiva
Medikamente zur Behandlung von Niedergeschlagenheit, Traurigkeit und Antriebslosigkeit (Depression)

Antiepileptika
Medikamente zur Behandlung epileptischer Anfälle

Antigen
Substanz, die vom Körper als fremd erkannt wird und zur Bildung von Antikörpern führt

Antikörper
vom Körper als Abwehrmittel gegenüber Antigenen gebildete Eiweißstoffe

Antikonvulsiva
siehe Antiepileptika

Anxiolytika (anxiolytische Medikamente)
»angstlösende«, entspannende Medikamente (siehe auch Benzodiazepine)

Apathie
Zustand mit Antriebs- und Schwunglosigkeit, in dem meist auch keine Äußerung von Gefühlen erfolgt

Aphasie
Störung des normalen Sprechvermögens mit Einschränkung der Sprachproduktion (motorische Aphasie), des Sprachverständnisses (sensorische Aphasie) oder Wortfindungsstörungen (amnestische Aphasie) als drei Hauptformen

Apraxie
Unvermögen, trotz erhaltener Funktionstüchtigkeit von Sinnesorganen, Gelenken und Muskeln sinnvolle, zweckmäßige Handlungen auszuführen und Handlungsabsichten umzusetzen

Assoziation
Verknüpfung, gedankliche Verbindung

Assoziationskortex
Bereiche der Hirnrinde, die der Verknüpfung verschiedener Zentren dienen

Ataxie
gestörte Abstimmung der Bewegungen der Körpermuskulatur und des Gleichgewichts

Atrophie
Rückbildung, Schrumpfung eines Organs

auditorische Agnosie
Unvermögen, Gehörtes zu erkennen

Auto-Immunprozess
Störung des Immunsystems, bei der aus unbekannten Gründen körpereigenes Gewebe wie Fremdeiweiß behandelt wird (der Körper bildet Antikörper gegen sich selbst)

Autopsie
Organuntersuchung am toten Organismus

autosomal-dominante Vererbung
nicht auf den Geschlechtschromosomen liegende Erbanlage, die mit einem 50%igen Erkrankungsrisiko der Nachkommen einhergeht

Babinski-Zeichen (Babinski-Phänomen)
Streckung der Großzehe zum Kopf hin bei Bestreichen der Fußsohle, häufig mit gleichzeitigem Spreizen der übrigen Zehen; gehört zu den bei der Alzheimer Krankheit nur ausnahmsweise vorkommenden Zeichen einer Pyramidenbahnschädigung

Benzodiazepine
Gruppe von Medikamenten, die in Abhängigkeit von der eingenommenen Menge sowohl seelische und körperliche Anspannung verringern als auch müde machen und Anfälle beenden können (siehe auch Antiepileptika, Anxiolytika, Hypnotika und Sedativa)

Beta-Wellen
mehr als 12mal pro Sekunde auftretende Wellen im EEG

Binswanger Krankheit
siehe subkortikale arteriosklerotische Enzephalopathie

biochemisch
die chemischen Lebensvorgänge betreffend

Biopsie
Entnahme einer Gewebeprobe am lebenden Organismus

Blitz-VEP
durch Blitzreize hervorgerufenes VEP

Blut-Hirn-Schranke
Schutzwirkung von die Blutgefäße des Gehirns umgebenden Zellen, um den Übertritt unerwünschter Stoffe in das Gehirn zu verhindern

Bradykinese
Verlangsamung von Bewegungen

Broca-Aphasie
siehe motorische Aphasie

CAT
siehe Cholin-Acetyltransferase

CBF
siehe cerebral blood flow

cerebellär
das Kleinhirn betreffend

Cerebellum
Kleinhirn

cerebral
das Großhirn betreffend

cerebral blood flow
(englisch) Hirndurchblutung

Cerebrum
Großhirn

Chelate
Maskierungsmittel; Stoffe, die
mit Metall-Ionen (z. B. Kalzium)
komplexe Verbindungen einge-
hen, die zum Beispiel leichter aus
dem Körper entfernt werden können

Chelat-Therapie
Behandlung mit Chelaten

Cholin
wichtiger Stoff für das Nervensystem, Grundsubstanz des Acetylcholins

Cholin-Acetyltransferase
Enzym, das an der Bildung von
Acetylcholin aus Cholin beteiligt
ist

cholinerg
durch Acetylcholin wirkend

Cholinergika
Medikamente, die zu einer ver-
stärkten Wirkung von Acetylcholin führen

Cholinesterase
Enzym, das Acetylcholin und andere Cholinverbindungen aufspaltet

Chromosomen
Träger der Erbanlagen (Gene); im
Kern aller Körperzellen in Paaren
angeordnete fadenförmige Strukturen; beim Menschen 46, je zur
Hälfte von Vater und Mutter
stammend

chronisch
anhaltend, langdauernd

chronisch-progredient
über längere Zeit stetig zunehmend

Computertomographie
spezielles Röntgenverfahren, bei
dem ein Computer (Rechner) viele
in verschiedenen Winkeln ange-
fertigte Aufnahmen zu schichtartigen Bildern zusammensetzt, auf
denen im Gegensatz zu üblichen
Röntgenbildern auch die verschiedenen Strukturen des Gehirns erkennbar sind

Cortex
Hirnrinde

CT
siehe Computertomographie

DAT
Demenz vom Alzheimer Typ

Defizit
Mangel, Verminderung einer normalerweise vorhandenen Fähigkeit

Degeneration
Abbau mit Fehlfunktion oder
Funktionsverlust; Oberbegriff für
teilweisen oder vollständigen Untergang, zum Beispiel von Körperzellen

degenerativ
durch Degeneration bedingt, mit einer Degeneration einhergehend

Dehydratation
Austrocknung

Dekubitus
Druckgeschwür vom Aufliegen; Wundliegen

Delir
plötzlich einsetzender, vorübergehender Verwirrtheitszustand mit Sinnestäuschungen und anderen körperlichen Beschwerden einschließlich einer Störung des Bewußtseins

Delta-Wellen
ein- bis dreimal pro Sekunde auftretende Wellen im EEG

Demenz
im Verlauf des Lebens erworbener, im allgemeinen nicht rückbildungsfähiger Verlust der kognitiven Funktionen (geistigen Leistungsfähigkeit) als Folge einer organischen Krankheit, gewöhnlich verbunden mit Störungen des Gedächtnisses, der Urteilsfähigkeit, des Erkennens und anderem mehr

Dendrit
kleine, meist stark verästelte Nervenzellfortsätze zum Empfang der Signale anderer Zellen

Diadochokinese
fein abgestimmter (koordinierter) Bewegungsablauf; Fähigkeit, rasch aufeinanderfolgende, speziell auch gegenläufige Bewegungen flüssig auszuführen

Diagnose
Erkennung und Benennung einer Krankheit

Diagnostik
Durchführung von Untersuchungen zur Erkennung einer Krankheit

Differentialdiagnose
Abgrenzung einer Krankheit gegenüber ähnlichen anderen

Diskrimination
Unterscheidung

Diuretika
Medikamente zur Vermehrung der Harnbildung

Dopamin
Überträgerstoff, der von (dopaminergen) Nervenzellen abgegeben wird, um die Erregung auf eine andere Zelle zu übertragen

Down-Syndrom
Trisomie 21 (Mongolismus); Vorhandensein des Chromosoms 21 in dreifacher (statt zweifacher) Form

Dysarthrie
Störung der Aussprache (zum Beispiel »verwaschen«)

Dysdiadochokinese
Einschränkung der Feinbeweglichkeit und Bewegungskoordination; Unvermögen, zum Beispiel mit den Fingern rasch aufeinanderfolgende Bewegungen auszuführen

Dyskinesie
störende, vermehrte Muskelaktivität mit mäßigem Bewegungseffekt

Dysurie
Schmerzen oder Brennen beim Wasserlassen, oft Zeichen einer Blasenentzündung

Echolalie
echoähnliches, sinnloses und beharrliches Wiederholen von Äußerungen oder Fragen anderer, ohne darauf Bezug zu nehmen oder sie zu beantworten

EEG
siehe Elektroenzephalographie

egozentrisch
die eigenen Wünsche stark in den Vordergrund stellend

eineiige Zwillinge
Zwillinge mit vollständig übereinstimmender Erbanlage, die sich aus einer gemeinsamen befruchteten Eizelle entwickeln

EKG
siehe Elektrokardiographie

Elektrode
elektrisch leitendes Teil zur Ableitung von Spannungen

Elektroenzephalographie (EEG)
Aufzeichnung der Spannungsschwankungen des Gehirns (der »Hirnströme«) von der Kopfoberfläche

Elektrokardiographie (EKG)
Aufzeichnung der von der Tätigkeit der Herzmuskulatur verursachten Spannungsschwankungen von der Brustkorboberfläche

Elektrophysiologie
siehe Neurophysiologie

Enzephalitis
Gehirnentzündung

Enzephalon
Gehirn

Enzephalopathie
Funktionsstörung des Gehirns

Enzym
Ferment; Eiweißsubstanz, die biochemische Reaktionen (Stoffwechselabläufe) beschleunigt

eosinophil
sich bevorzugt mit dem Stoff Eosin anfärbend

Epilepsie
Oberbegriff für Krankheiten, die als Leitsymptom mit zerebralen Krampfanfällen einhergehen

epileptischer Anfall
zerebraler Krampfanfall

Erstmanifestation
erstmaliges Auftreten von Krankheitszeichen

evozierte Potentiale
von der Körperoberfläche (Kopfhaut, über Rückenmark und Nervengeflechten) abgeleitete und mit elektronischen Verstärkern nach vielfacher Mittelung dargestellte Spannungsschwankungen (siehe akustisch, somatosensibel und visuell evozierte Potentiale)

Exazerbation
plötzliche Verschlechterung

Exploration
Erkundung, ärztliche Befragung

Exsikkose
Austrocknung

extrapyramidal
außerhalb der sogenannten Pyramidenbahn (für die Willkürmotorik) gelegen

extrapyramidale Nebenwirkungen
Zeichen und Beschwerden als Nebenwirkung von Medikamenten, die unter anderem in Steifigkeit der Muskulatur (Rigidität), Unruhe, Gangstörungen und unwillkürlichen Bewegungen bestehen

fibrillär
faserförmig

Fibrillen
mikroskopisch kleine Fasern, zum Beispiel aus Eiweißkörpern

Finger-Finger-Versuch
Zeigeversuch, bei dem mit geschlossenen Augen und ausgestreckten Armen die Spitzen beider Zeigefinger aufeinander geführt werden sollen

Finger-Nase-Versuch
Zeigeversuch, bei dem mit geschlossenen Augen und ausgestreckten Armen die Spitze eines Zeigefingers an die Nasenspitze geführt werden soll

Folsäure
zum Vitamin-B-Komplex gehörende Substanz

frontal
an der Stirn gelegen

Frontal-Lappen
Stirnlappen des Gehirns

Frustration
Enttäuschung

Funktion
die für ein Organ oder ein Organsystem charakteristische normale Tätigkeit

GABA
siehe Gamma-Amino-Buttersäure

Gamma-Amino-Buttersäure
chemischer Stoff, der von manchen (GABA-ergen) Nervenzellen abgegeben wird, um die Erregung auf eine andere Zelle zu übertragen

Gangataxie
Unsicherheit beim Gehen durch gestörtes Zusammenspiel der Muskulatur

Ganglienzelle
Nervenzelle

Gegenhalten
erhöhte Muskelanspannung, mit der die Betroffenen einer Lageänderung zum Beispiel eines Armes entgegenwirken

Gehirn-Jogging
geistiges Training; Übungen zur Erhaltung der geistigen Leistungsfähigkeit

Gene
mikroskopische Strukturen auf Chromosomen zur Übertragung der Erbanlagen

generalisierter tonisch-klonischer Anfall
alle Gehirnabschnitte beteiligender Krampfanfall mit Bewußtseinsverlust sowie Versteifung und nachfolgendem Zucken der Extremitäten

Genetik
Wissenschaft zur Erforschung der Vererbung von Krankheiten

genetische Faktoren
Erbanlagen

genetische Marker
Von abnormen Genen produzierte Substanzen, die im Körper von Menschen mit normalen Erbanlagen nicht nachweisbar sind

Geriatrie
Alters-Medizin

Geriatrika
Medikamente für ältere Menschen

Gerontologie
Alterswissenschaft

Gerontopsychiatrie
Alterspsychiatrie

Gestik
körperliche Ausdrucksbewegungen

Glia
Stütz- und Nährgewebe des Nervensystems zwischen den Nervenzellen und Blutgefäßen, das auch die Markscheiden der Nervenzellen bildet

globale Aphasie
schwere Sprachstörung, sowohl motorisch als auch sensorisch

Glutamat
Überträgerstoff mancher Nervenzellen

Grand-mal-Anfall
siehe generalisierter tonisch-klonischer Anfall

Granulum
Körnchen (-förmiges Gebilde)

granulovakuolär
mit Körnchen und Bläschen

Graphästhesie
Fähigkeit, auf die Haut geschriebene Zahlen oder Buchstaben mit geschlossenen Augen zu erkennen

graue Substanz
Sitz der Nervenzellen in Gehirn und Rückenmark

Greifreflex
sog. Primitivreflex, bei dem die Betroffenen dargebotene Gegenstände unwillkürlich ergreifen und festhalten

Gyrus (Mehrzahl Gyri)
an der Oberfläche sichtbare und bei der Alzheimer Krankheit vergröberte Hirnwindung(en)

Hachinski-Skala (-Score)
nach ihrem Beschreiber, einem kanadischen Neurologen, benannte einfache Skala aus 13 Fragen zur Unterscheidung zwischen Alzheimer Krankheit und vaskulärer Demenz

Hämatokrit
Volumenanteil der roten Blutkörperchen am Gesamtblut

Hämoglobin
roter Blutfarbstoff, der Sauerstoff
transportiert

Halluzination
Trugwahrnehmung, Sinnestäuschung ohne nachweisbare Sinneswahrnehmung; zum Beispiel
Sehen oder Hören nichtvorhande-
ner Dinge oder Stimmen.

herdförmig
umschrieben

Hippokampus
von der Form her einem Seepferd-
chen ähnelnder Teil des Schläfenlappens, wichtig für das Gedächtnis

Hirnnerven
12 paarige, direkt aus dem Gehirn
(und nicht aus dem Rückenmark)
entspringende Nerven, im wesentlichen zur Versorgung des
Kopfes

I	Nervus olfactorius, Riech-nerv
II	Nervus opticus, Sehnerv
III	Nervus oculomotorius, Augenmuskelnerv
IV	Nervus trochlearis, Augenmuskelnerv
V	Nervus trigeminus, Ge-fühls- und Kaunerv
VI	Nervus abducens, Augen-muskelnerv
VII	Nervus facialis, Gesichts-muskelnerv
VIII	Nervus statoacusticus, Hör- und Gleichgewichts-nerv
IX	Nervus glossopharyngeus, Zungen- und Rachennerv
X	Nervus vagus, Kehlkopf-und Herznerv
XI	Nervus accessorius, Schulter- und Nacken-muskelnerv
XII	Nervus hypoglossus, Zun-gennerv

hirnorganisches Psychosyndrom
psychische Störungen aufgrund
körperlicher Veränderungen im
Gehirn

Hirnrinde
an der Außenseite liegende
Schicht des Gehirns, beim Menschen am höchsten entwickelt
und Sitz höherer geistiger Funktionen

Hirnstamm
nach Entfernung des Großhirn-
mantels und des Kleinhirns ver-
bleibender Hirnteil

histologisch
feingeweblich

HIV
Humanes (menschliches) Immun-
schwäche Virus

Hörbahn
Verlaufsstrecke der für das Hören
zuständigen Nervenzellen vom
Ohr durch das Gehirn

HOPS
siehe hirnorganisches Psychosyndrom

Hydrozephalus
Wasserkopf; Störung der Verteilung des Nervenwassers mit Auf-
weitung der Hirnkammern

Hypnotika
   müdemachende, schlafanstoßen-
   de Medikamente (u. a. Benzodiazepine)

Hypodensie
   Dichteminderung

Hypokinese
   verminderte Beweglichkeit, Mangel an Bewegung

Hypothese
   Annahme, zum Beispiel zur Ursache einer Krankheit

iatrogen
   durch den Arzt bezihungsweise
   die ärztliche Behandlung verursacht

ideatorische Apraxie
   Störung, komplizierte Handlungsfolgen mit korrektem Gebrauch verschiedener Objekte
   auszuführen

ideomotorische Apraxie
   Störung, symbolische Handlungen auszuführen

Illusion
   Falsche Wahrnehmung bzw.
   Interpretation vorhandener Um-
   weltreize

immun
   unempfänglich, gefeit

Immunglobuline
   zu den Globulinen gehörende
   Eiweißkörper, die für Abwehrvor-
   gänge verantwortlich sind (zum
   Beispiel Antikörper)

Immunsystem
   Abwehrsystem

Impuls
   elektrisches Signal im Nervensystem, als Spannung meßbar

Indikation
   Grund für die Durchführung
   einer Untersuchung oder Behandlung

Infektion
   Entzündung

Initialsymptom
   erstes Krankheitszeichen

Inkontinenz
   unwillkürlicher Urin- oder Stuhl-
   abgang

Inkubationszeit
   Zeit zwischen Ansteckung mit
   einem Erreger und Auftreten von
   Krankheitszeichen

intellektuell
   die geistige Leistungsfähigkeit
   betreffend

Intelligenzquotient
   aus Intelligenztests errechneter
   Punktwert als Maß der geistigen
   Leistungsfähigkeit

intermittierend
   zeitweilig

Intoxikation
   Vergiftung

intramuskulär
   in die Muskulatur (zum Beispiel
   Gabe von Medikamenten)

intravenös
   in die Venen (zum Beispiel Gabe
   von Medikamenten oder Röntgen-
   kontrastmittel)

intrazellulär
in der Zelle gelegen

Involution
Rückbildung von Organen mit
Zelluntergang und nachfolgender
Volumenminderung

Inzidenz
Auftreten von neuen Fällen einer
Krankheit über einen bestimm-
ten Zeitraum (meist 1 Jahr)

irreversibel
nicht umkehrbar, nicht rückbildungsfähig

Ischämie
Mangeldurchblutung

Iteration
zwanghaftes Wiederholen gleichartiger Wörter

IQ
siehe Intelligenzquotient

Kachexie
Auszehrung, starker Gewichtsverlust

Kapillaren
haarfeine Blutgefäße

Karzinom
Krebs

Katheter
dünner Schlauch

katheterisieren
Einführen eines dünnen Schlau-
ches in den Körper, zum Beispiel
in die Harnblase

Kernspintomographie
siehe Magnetresonanztomographie

klinisch
aufgrund der Krankheits-Vorge-
schichte und körperlichen Untersuchung

Klüver-Bucy-Syndrom
bei der Alzheimer Krankheit selten vorkommende Störung mit
Verknüpfung verschiedener Beschwerden (unter anderem visuelle Agnosie sowie Störungen des
Eß- und Sexualverhaltens)

Knie-Hacken-Versuch
Zeigeversuch, bei dem mit geschlossenen Augen die Ferse eines Fußes auf die Kniescheibe des
anderen Beines aufgesetzt und
möglichst geradlinig die Schien-
beinvorderkante entlang bis zum
Fuß geführt werden soll

kognitiv
das Erkennen und Denken betreffend, die Hirnleistung berück-
sichtigend

kognitive Funktionen
Sammelbezeichnung für Funktionen des Erkennens und Wissens;
verstandesmäßig-geistige Vorgänge der Bewußtmachung wahr-
genommener und gedachter
Dinge

Kombination
Verknüpfung, gleichzeitiges Auftreten

kompensiert
ausgeglichen

Kompetenz
Fähigkeit, sich mit etwas angemessen auseinanderzusetzen

Komplikation
Erschwerung, Folgekrankheit

Komponente
Bestandteil, zum Beispiel der Wellenfolge evozierter Potentiale

Konfabulation
zusammenhangloses Erzählen

kongophil
mit dem Farbstoff Kongorot gut anfärbbar

kongophile Angiopathie
Erkrankung kleiner Hirngefäße mit Ablagerung von kongophilem Amyloid in den Gefäßwänden

konkret
wirklich, genau (im Gegensatz zu abstrakt)

konstruktive Apraxie
Störungen des Handelns in Verbindung mit räumlichem Vorstellungsvermögen

Kontraktur
langsam entstehende, unwillkürliche Verkürzung von Muskeln mit Fehlstellungen von Gelenken

Kontrastmittel
Lösung, die bei Röntgenuntersuchungen zur besseren Auflösung oder Darstellung gegeben wird

Kontrollen (Kontrollpersonen, Kontrollgruppe)
für aussagekräftige wissenschaftliche Untersuchungen erforderliche, nichtbetroffene Vergleichspersonen

Koordination
Abstimmung, zum Beispiel von Auge und Hand beim Zeichnen

Kortex
Hirnrinde

kortikale Funktionen
von der Hirnrinde gesteuerte Funktionen

Kurzzeitgedächtnis
Gedächtnis für kurze Zeit zurückliegende Inhalte

Läsion
nicht näher bezeichnete Störung oder Schädigung einer Gewebestruktur

Langzeitgedächtnis
Gedächtnis für lange Zeit zurückliegende Inhalte

Latenz
Zeit bis zum Auftreten einer Reaktion, zum Beispiel der Reizantwort bei evozierten Potentialen

Lecithin
Cholinverbindung

Leukozyten
weiße Blutkörperchen

limbisches System
funktionelles System von Gehirnteilen zwischen Hirnstamm und Hirnrinde, wichtig für Gefühle und Gedächtnis

Liquor
Nervenwasser; Flüssigkeit in Hohlräumen des Gehirns sowie um Gehirn und Rückenmark herum

Logoklonie
selbsttätig ablaufendes, beharrliches Wiederholen der ersten Silbe eines gerade gehörten Wortes

Lues
Geschlechtskrankheit, die das Nervensystem befallen kann (= Syphilis)

Lumbalpunktion
Entnahme von Nervenwasser mit einer Nadel im Bereich der Lendenwirbelsäule

Magnetresonanztomographie
der Computertomographie ähnelnde Untersuchungsmethode, die aber mit Magnetfeldern anstelle mit Röntgenstrahlen arbeitet

Manifestation
Zeitpunkt, zu dem sich Krankheitserscheinungen bemerkbar machen

manuell
mit der Hand

MAO
Mono-Amino-Oxidase (Enzym)

MAO-Hemmer
Stoffe, die die Mono-Amino-Oxidase hemmen

Marklager
durch weiße Substanz gebildeter Teil des Gehirns, zwischen dem die beiden Hirnhälften verbindenden Balken und Hirnrinde gelegen

MdE
siehe Minderung der Erwerbsfähigkeit

mental
geistig

MER
siehe Muskeleigenreflex

Metabolisierung
Verstoffwechslung

Metastase
Tochtergeschwulst eines Krebsleidens

MID
Multi-Infarkt-Demenz

miliar
Hirsekorngroß

Millisekunde
tausendstel Sekunde

Mimik
Ausdrucksbewegungen der Gesichtsmuskulatur

Miktion
Wasserlassen

Mobilität
Beweglichkeit

Mongolismus
Bei Trisomie 21 auftretendes Krankheitsbild

Morbidität
Erkrankung

Morbus
Krankheit

Mortalität
Sterblichkeit

motorisch
die Aktivität der Muskulatur, Bewegungen betreffend

motorische Aphasie
Sprachstörung mit erhaltenem Sprachverständnis

motorische Funktionen
willkürliche, aktive Bewegungs-
vorgänge

MRT
siehe Magnetresonanztomographie

Multi-Infarkt-Demenz
Demenz aufgrund mehrerer
Schlaganfälle

Multimorbidität
Betroffensein eines Menschen
durch mehrere, gleichzeitig bestehende Krankheiten

Muskeleigenreflex
Reflex, bei dem der untersuchte
Muskel mit seiner Sehne gleichzeitig Reiz- und Erfolgsorgan ist;
der Reflex wird durch kurzen
Schlag (mit dem Reflexhammer)
auf die Sehne ausgelöst

Myoklonien
unwillkürliche, blitzartige Zuk-
kungen von Muskeln oder Mus-
kelgruppen ohne wesentlichen
Bewegungseffekt

Nervenarzt
Arzt für Neurologie und Psychiatrie

neurogene Blasenstörung
Blasenentleerungsstörung aufgrund einer Schädigung des ZNS

Neuroleptika
Eine Hauptgruppe der Psychopharmaka; zur Behandlung von
Wahnideen und zur Ruhigstel-
lung eingesetzt

Neurologe
Arzt für Neurologie

Neurologie
Lehre von den organischen
Krankheiten des Nervensystems

Neuron
Nervenzelle

Neuropathologie
Lehre von den Veränderungen
des Gewebes bei Krankheiten des
Nervensystems

Neuropeptid
als Transmitter dienender Ei-
weißstoff

Neurophysiologie
Lehre von den erregbaren Körperzellen (Nerven, Muskeln) und
ihrer Funktion

neurophysiologische Untersuchung
elektrische Messung der Spannung erregbarer Körperzellen
(Nerven und Muskeln) und Organe

Neuropsychologie
Lehre von den Zusammenhängen
zwischen nervösen Strukturen
und den dort entstehenden psychologischen Phänomenen

Neurotransmitter
siehe Transmitter

NGF
(englisch: nerve growth factor)
Nervenwachstumsfaktor

NMR
siehe Magnetresonanztomographie

nonverbal
nichtsprachlich

Nootropika
Medikamente, die die Leistungsfähigkeit des Gehirns steigern
sollen

Noradrenalin
chemischer Stoff, der von manchen (noradrenergen) Nervenzellen abgegeben wird, um die Erregung auf eine andere Zelle zu
übertragen

Nystagmus
Augenzittern, unwillkürliches
oder reflektorisches Hin- und
Herbewegen der Augäpfel

objektiv
sachlich bestehend, bei unvorein-
genommener Betrachtung vorhanden

Obstipation
Stuhlverstopfung

Ödem
Schwellung, meist durch Wasser-
einlagerung

okzipital
am Hinterkopf gelegen

optisch
das Sehen betreffend

optische Agnosie
siehe visuelle Agnosie

optokinetisch
das Sehen beweglicher Gegenstände betreffend

Orientierung
Fähigkeit der richtigen Bestim-
mung von Ort, Zeit, Situation und
Gegebenheiten der eigenen Person

P 300
nach 300 Millisekunden auftretendes (spätes) evoziertes Potential

Palilalie
ständige, unwillentliche Wiederholung gesprochener Worte oder
Satzenden

Palmo-Mental-Reflex
sog. Primitivreflex, der bei Beklopfen oder Bestreichen des Dau-
men- oder Kleinfingerballens zu
einem gleich- oder beidseitigen
Zusammenziehen der Kinnmuskulatur führt

Paralalie
selbsttätig ablaufendes, beharrliches Wiederholen eines oder mehrerer gleichbleibender Wörter

Paralyse
Lähmung

paranoid
wahnhaft

Paraphasie
Danebenreden mit unbeabsich-
tigtem Gebrauch falscher Wörter
oder falscher und sinnloser Wort-
kombinationen

Paraphrasie
Umschreiben von nicht einfallen-
den Wörtern oder Begriffen

parenteral
unter Umgehung des Magen-
Darm-Kanals; zum Beispiel Ver-
abreichung von Medikamenten
mit Spritzen in Venen, in die Muskulatur oder unter die Haut

Parese
Lähmung, Schwäche

parietal
am Scheitel gelegen

Parietallappen
Scheitellappen des Gehirns

Parkinson Krankheit
Schüttellähmung, die unter anderem mit Muskelzittern, erhöhter Muskelspannung und verminderter Beweglichkeit einhergeht

passager
vorübergehend

Pathogenese
Entstehung und Entwicklung einer Krankheit

pathologisch
krankhaft

Penetranz
Durchsetzungskraft; zum Beispiel Wahrscheinlichkeit, daß sich eine Erbanlage durchsetzt

perniziöse Anämie
Blutarmut durch Mangel an Vitamin B_{12}

Perseveration
Haftenbleiben; beharrliches Wiederholen des gleichen Wortes, der gleichen Vorstellung oder der gleichen Handlung

Perzeption
Wahrnehmung; bewußte Aufnahme von Sinnesinformationen

PET
siehe Positronen-Emissions-Tomographie

Phosphatidylcholin
Lecithin-Bestandteil

physiologisch
normalen Lebensvorgängen entsprechend

Physostigmin
Substanz, die die Cholinesterase hemmt

Pick Krankheit
sehr seltene Sonderform der präsenilen Demenz

Placebo
Scheinmedikament ohne Inhaltsstoffe, Leer-Präparat

Plaque
Alzheimer-Herd im Zentralnervensystem

Polyzythämie
Blutkrankheit mit vermehrten Blutkörperchen

Positronen-Emissions-Tomographie
Untersuchungstechnik des Gehirns, bei der die Strahlung sog. Elementarteilchen gemessen wird

postpunktioneller Kopfschmerz
vorübergehender Kopfschmerz nach Lumbalpunktion

Potential
elektrischer Spannungsunterschied

prädisponieren
empfänglich machen, vorbereiten

Prädisposition
Empfänglichkeit. zum Beispiel für Krankheiten

prämorbid
Zustand vor dem Auftreten einer Krankheit

präsenil
vor dem Greisenalter (meist willkürlich mit 65 Jahren festgelegt)

präsenile Demenz
vor dem 65. Lebensjahr auftretende Demenz, meist Alzheimer Demenz

Prävalenz
Anzahl der Menschen, die zu einem bestimmten Zeitpunkt an einer bestimmten Krankheit leiden

primär
ursprünglich, anfänglich

Primärantwort
erste Haupt-Antwort einiger evozierter Potentiale

Primitivreflexe
Gruppe von Reflexen, die bei den meisten Menschen üblicherweise nicht auslösbar sind und bei verschiedenen Krankheiten des Gehirns enthemmt und dadurch auslösbar werden

Prognose
Beurteilung des voraussichtlichen Verlaufs

Progredienz
Fortschreiten (zum Beispiel einer Krankheit)

Prophylaxe
Vorbeugung

Protein
Eiweiß

PSDAT
präsenile Demenz vom Alzheimer Typ

Pseudo-Demenz
scheinbare Demenz, zum Beispiel durch eine Depression vorgetäuscht

Psychiater
Arzt für Psychiatrie

Psychiatrie
Lehre von den psychischen Krankheiten des Nervensystems

psychisch
seelisch

Psychometrie
Methoden zur Messung der geistigen Leistungsfähigkeit

Psychopharmaka
Medikamente zur Behandlung psychischer Störungen (Hauptgruppen: Benzodiazepine, Antidepressiva, Neuroleptika)

psychosomatisch
Wechselwirkungen zwischen Seele und Körper betreffend

Psychostimulanzien
psychisch anregende Medikamente

Psychosyndrom
vieldeutiges Beschwerdebild mit im Vordergrund stehender geistiger Leistungsminderung

psychotrop
auf psychische Funktionen einwirkend

Punktion
Einstich mit einer Nadel in den Körper zur Entnahme von Flüssigkeit oder Gewebe

Pyramidenbahn
für willkürliche Bewegungen verantwortliche Nervenbahn zwischen Hirnrinde und Rückenmark

Pyramidenbahnzeichen
Krankheitszeichen dei Schädi-
gung der Pyramidenbahn (z. B.
Babinski-Zeichen)

Realität
Wirklichkeit

Realitätsorientierungstraining (ROT)
Übungen zur Erhaltung des
Wirklichkeitsbezugs und der
Orientierung von Demenz Kran-
ken (zum Beispiel mit Anzeigeta-
feln, Kalendern und Uhren)

Reflex
unwillkürliche, aber regelhaft-
gesetzmäßig ablaufende und auslösbare Reaktion auf einen Reiz

Reflexsteigerung
abnorm lebhaft auslösbare Mus-
keleigenreflexe (= Pyramidenbahnzeichen)

refraktär
unempfindlich, nicht beeinfluß-
bar

Rehabilitation
Wiedereingliederung

Restitution
Wiederherstellung, Genesung

reversibel
umkehrbar, rückbildungsfähig

Rezeptor
Bindungsstelle für Überträgerstoffe und Medikamente

Rigidität
Steifigkeit der Muskulatur, die im
Endstadium der Alzheimer
Krankheit vorkommt.

Rigor
dauernd erhöhte Muskelspannung, Steife, Steifigkeit

Risikofaktor
Einflußgrößen, deren Vorhandensein mit einem erhöhten Risiko
einhergeht, daß eine Krankheit
auftritt

SAE
siehe subkortikale arterioskiero-
tische Enzephalopathie

Schädel-Hirn-Trauma
Sammelbezeichnung für alle
Kopfverletzungen mit Gehirnbe-
teiligung

Scheitellappen
in der Scheitelregion liegende
Gehirnteile

Schlaf-Wach-Rhythmus
der von Bedingungen wie Sonnen-
licht und Hormonen abhängige,
auf 24 Stunden abgestimmte
Rhythmus, mit dem Menschen
tagsüber wach sind und nachts
schlafen; bei der Alzheimer
Krankheit schwer gestört.

Schläfenlappen
in der Schläfenregion liegende
Gehirnteile

Schnauzreflex
sog. Primitivreflex, bei dem es
nach Beklopfen eines auf die Lippen aufgelegten Holzspatels zu einer Art Schnauzenbildung des
Mundes kommt

SDAT
senile Demenz vom Alzheimer Typ

Sedativa
»ruhigstellende«, meist auch müde machende Medikamente

Sedierung (Sedation)
müdemachende Beruhigung

sekundär
nach- oder untergeordnet, nachfolgend

semantisch
die Bedeutung von Worten betreffend

senil
im Greisenalter

senile Demenz
gleichbedeutend mit Alzheimer Krankheit

sensibel
Gefühlswahrnehmungen betreffend

sensorisch
Sinneswahrnehmungen betreffend

sensorische Aphasie
Störung des Sprachverständnisses

sensorische Funktionen
Sinnesfunktionen

single-photon (Einzelphotonen)-Emissions-Computertomographie
der Positronen-Emissions-Tomographie (PET) ähnelndes, aber weniger aufwendiges Untersuchungsverfahren des Gehirns, bei dem die Verteilung und Anreicherung einer schwach radioaktiv strahlenden Substanz gemessen wird (zum Beispiel im Gehirn)

somatisch
körperlich

SPECT
siehe single-photon-Emissions-Computer-Tomographie

spezifisch
kennzeichnend

spontan
aus sich selbst heraus, rasch einer Eingebung folgend

Spontaneität
spontane Handlungsweise

sporadisch
isoliert auftretend

Stammganglien
Nervenzellansammlungen in tieferliegenden Gehirnteilen

statistisch
aufgrund zahlenmäßiger Berechnung

Stereognosie
Fähigkeit zum Erkennen von Form, Konsistenz und Wesen eines Gegenstandes durch alleiniges Betasten (bei geschlossenen Augen)

Stimulus
Reiz, Anregung

Subduralhämatom
Blutung im Kopf zwischen Schädelknochen und Gehirn

subjektiv
von der eigenen Person aus betrachtet

subkortikal
  unterhalb der Hirnrinde gelegen

subkortikale arteriosklerotische Enzephalopathie (SAE)
  häufige Form der vaskulären
  Demenz

Symptom
  Krankheitszeichen

symptomatische Behandlung
  nur auf die Symptome, nicht auf
  die Krankheitsursache einwirkend

Synapse
  durch Überträgerstoffe (Transmitter) vermittelte chemische
  Kontaktstelle zwischen Nervenzellen

Syndrom
  gleichzeitiges Auftreten eines bestimmten Musters von Sympto-
  men, das regelhaft zu einem
  Krankheitsbild gehört (ohne für
  eine bestimmte Krankheit spezifisch zu sein)

Syphilis
  Geschlechtskrankheit, die das
  Nervensystem befallen kann
  (= Lues)

taktil
  den Tastsinn betreffend

taktile Agnosie
  Unvermögen, Gefühltes trotz normaler Funktion des Tastsinnes zu
  erkennen

temporal
  an der Schläfe gelegen

Temporal-Lappen
  Schläfenlappen des Gehirns

Therapie
  Behandlung

Theta-Wellen
  vier- bis siebenmal pro Sekunde
  auftretende Wellen im EEG

Thrombose
  Blutgerinnung mit Verstopfung
  eines Blutgefäßes

Thymoleptika
  = Antidepressiva, Medikamente
  zur Verbesserung der Stimmung

Tomographie
  Schichtaufnahme, meist Rönt-
  genschichtaufnahme

Toxin
  Gift

Transmitter
  chemischer Stoff zur Erregungsübertragung zwischen den Nervenzellen

Transplantation
  Übertragung oder Verpflanzung
  von Zellen, Geweben oder Organen

Trauma
  Verletzung durch Gewalteinwir-
  kung

Tremor
  unwillkürliches Zittern von Kör-
  perteilen

Trisomie
  Vorhandensein von drei (anstelle
  normalerweise zwei) gleichen
  Chromosomen

trizyklische Antidepressiva
  Hauptklasse der Antidepressiva;
  besteht aus drei chemischen
  Ringsystemen

Ultraschall
nicht hörbarer Schall, der in der
Medizin zur Untersuchung und
Behandlung eingesetzt werden
kann

Urininkontinenz
unfreiwilliger Urinabgang

Urinretention
Harnverhalt; Störung der Blasen-
entleerung mit Zurückhalten des
Urins

Vakuole
mit Flüssigkeit gefüllter kleiner
Hohlraum

vaskulär
durchblutungs-, gefäßbedingt

Ventrikel
Hirnkammern

VEP
siehe visuell evozierte Potentiale

verbal
mündlich, wörtlich

vertikal
senkrecht

Vigilanz
Aufmerksamkeit, Wachheit, Konzentration

Virus
Gruppe von Krankheitserregern,
die kleiner als Bakterien sind

visuell
das Sehen betreffend

visuelle Agnosie
Seelenblindheit; Unvermögen,
Gesehenes trotz normaler Funk-
tion der Augen zu erkennen

Visuell evozierte Potentiale (VEP)
über der Sehrinde von der Kopfhaut am Hinterkopf abgeleitete
und mit elektronischen Verstärkern nach vielfacher Mittelung
dargestellte Spannungsschwan-
kung des EEGs, die der Sehbahn
zugeordnet werden kann

Wahn (Wahnvorstellung)
krankhafte, unzutreffende Überzeugung, an der trotz offensicht-
lichem Beweis des Gegenteils
festgehalten wird

weiße Substanz
aus markhaltigen Nervenfasern
bestehender Teil des Zentralner-
vensystems

Wernicke-Aphasie
siehe sensorische Aphasie

Wortfindungsstörungen
Unvermögen, das oder die richtigen Worte zu finden, die einen Gedanken, Sachverhalt oder wahr-
genommenen Gegenstand zutreffend ausdrücken oder benennen

Zentralnervensystem
Gehirn, Rückenmark und Sehner-
ven

Zerebralsklerose
überholte Sammelbezeichnung
für schwere Durchblutungsstörungen des Gehirns

ZNS
siehe Zentralnervensystem

zweieiige Zwillinge
Zwillinge mit unterschiedlichen
Erbanlagen (wie andere Geschwister), die sich aus zwei verschiedenen, gleichzeitig befruchteten Ei-
zellen entwickeln

Weiterführende Literatur

☰ Übersichten zur Alzheimer Krankheit, Demenz und Vergeßlichkeit

deutschsprachig

Allard, M., J.-L. Signoret, D. Stalleicken: Alzheimer Demenz. Springer Verlag, Berlin–Heidelberg–New York–London–Paris–Tokyo 1988
ISBN 3-540-18285-3
Im wesentlichen für Ärzte gedachte kurzgefaßte Darstellung. Die Übersetzung des ursprünglich französischen Textes ist streckenweise holprig und fehlerhaft.

DeFelice, S. L., S. Nirenberg: Wann muß man Gedächtnisschwäche ernst nehmen? Wie man unter normaler Vergeßlichkeit und krankhaftem Gedächtnisschwund unterscheidet und beides unter Kontrolle bekommt. mvg (Moderne Verlagsgesellschaft), München/Landsberg am Lech 1988
ISBN 3-478-07310-3
Von einem Arzt und einer Journalistin verfaßtes, gut lesbares Buch über Gedächtnisstörungen im allgemeinen mit vielen praktischen Ratschlägen und Tips zur Verbesserung der Gedächtnisleistung.

Denzler, P., H. J. Markowitsch, L. Frölich, J. Kessler, R. Ihl: Demenz im Alter. Pathologie, Diagnostik, Therapieansätze. Beltz Verlag, Weinheim–Basel 1989
ISBN 3-407-86110-9
Zwar für interessierte Laien gedachte Darstellung, die jedoch für die meisten auch wegen der zahlreichen Fachwörter schwer lesbar sein dürfte.

Füsgen, I.: Demenz. Praktischer Umgang mit der Hirnleistungsstörung (Schriftenreihe Geriatrie Praxis). MMV Medizin Verlag 1991
ISBN 3-8208-1151-6
Für Hausärzte gedachte praxisnahe Darstellung der Probleme bei der Versorgung Dementer.

Furtmayr-Schuh, A.: Das große Vergessen. Die Alzheimer Krankheit. Kreuz Verlag, Zürich 1990
ISBN 3-268-00102-5
Von einer Medizinjournalistin verfaßte, streckenweise etwas reißerische, insgesamt aber spannende Darstellung.

Gruetzner, H.: Alzheimersche Krankheit. Ein Ratgeber für Angehörige und Helfer. Psychologie Verlags Union, Weinheim 1992
ISBN 3-621-27129-5
Übersetzung eines amerikanischen Ratgebers mit umfassenden Ratschlägen für die Betreuung von Alzheimer Kranken.

Gutzmann, H.: Senile Demenz vom Alzheimer-Typ. Klinische, computertomographische und elektroenzephalographische Befunde. Enke Verlag, Stuttgart 1988
ISBN 3-432-96471-4
Zusammenstellung der neurologischen, psychiatrischen, testpsychologischen und apparativen Untersuchungsergebnisse (EEG, CT) bei 39 Alzheimer Kranken mit ausführlicher Diskussion der Literatur. Das Buch ist allerdings für Ärzte und Psychologen geschrieben und für Laien streckenweise schwer verständlich.

Gutzmann, H. (Herausgeber): Der dementielle Patient. Das Alzheimer-Problem. Diagnostik, Ursachenforschung, Therapie, Betreuung (Angewandte Alterskunde, Band 3). Verlag Hans Huber, Bern−Göttingen−Toronto 1992
ISBN 3-456-82150-6
Eine eher für Hausärzte gedachte, praxisorientierte Darstellung zu allen wichtigen Demenz-Problemen einschließlich nichtmedikamentöser Behandlungsansätze und Erfahrungen aus einer Gedächtnissprechstunde sowie der Angehörigenarbeit.

Klessmann, E.: Wenn Eltern Kinder werden und doch die Eltern bleiben. Die Doppelbotschaft der Altersdemenz. Verlag Hans Huber, Bern−Stuttgart−Toronto 1990
ISBN 3-456-81894-7
An den Stadien der Alzheimer Krankheit orientierte Darstellung einer Ärztin und Psychotherapeutin mit einer Alzheimer kranken Mutter. Ein Anhang widmet sich den Besonderheiten der stationären Betreuung von altersdementen Patienten.

Kurz, A., A. Bentkampf, K. Wilkening, B. Romero, I. Fuhrmann, U. Boche: Kommunikation zwischen Partnern. Alzheimersche Krankheit. Band 246 der Schriftenreihe der Bundesarbeitsgemeinschaft Hilfe für Behinderte. Herausgegeben von der Bundesarbeitsgemeinschaft Hilfe für Behinderte e.V., Düsseldorf 1991
ISBN 3-89381-025-0
Von der Bundesarbeitsgemeinschaft Hilfe für Behinderte und Alzheimer Gesellschaften erhältliche Broschüre mit grundlegenden Informationen.

Mace, N. L., P. V. Rabins: Der 36-Stunden-Tag. Die Pflege des verwirrten älteren Menschen, speziell des Alzheimer-Kranken. 3., erweiterte Auflage. Verlag Hans Huber, Bern−Göttingen−Toronto 1991
ISBN 3-456-82056-9
Sehr informatives und empfehlenswertes Buch einer Psychologin und eines Psychiaters für Angehörige von Alzheimer Kranken über die unterschiedlichsten Probleme der häuslichen Pflege von Demenz-Kranken mit sehr vielen praktischen Ratschlägen und Tips.

Reisberg, B.: Hirnleistungsstörungen: Alzheimersche Krankheit und Demenz. 2. korrigierte Auflage. Psychologie Verlags-Union/Beltz, Weinheim−Basel 1987
ISBN 3-621-86106-8
Aus dem Amerikanischen übersetzter Standard-Ratgeber für Kranke mit einer Demenz bzw. deren Angehörige. Es wird hauptsächlich auf die Alzheimer Krankheit eingegangen, daneben auch auf die anderen Krankheiten, die zu Hirnleistungsstörungen führen können.

Schultz-Friese, W., N. Messing: Geistig jungbleiben bis ins hohe Alter. Ärztlicher Rat bei Gedächtnisschwäche, Alzheimer Krankheit, Intelligenzeinbuße und anderen Hirnleistungsstörungen, 2. Auflage. Verlag Ganzheitliche Gesundheit, Stuttgart 1989
ISBN 3-927124-06-0
Aus Sicht der biologischen Ganzheitsmedizin verfaßte Schrift mit zum Teil abwegigen Auffassungen; Ursache und Behandlung der Alzheimer Krankheit werden mehr oder weniger ausschließlich in der Ernährung gesehen.

Weimann, M., S. Weimann, H. Wessling (Herausgeber): Leitfaden für pflegende Angehörige zur Alzheimer Krankheit. Senioren helfen Senioren und ihren Angehörigen. Deutsches Sozialwerk, Förderkreis Begegnungsstätte Altes Backhaus e.V., Münster ohne Jahr
Von Mitarbeiterinnen der Gesprächsgruppe pflegender Angehöriger des Deutschen Sozialwerks, Begegnungsstätte Altes Backhaus (Coerdestraße 36a, 4400 Münster) herausgegebene und dort erhältliche kurzgefaßte Broschüre (30 Seiten) mit verschiedenen Tips, unter anderem zur Ernährung.

Wettstein, A.: Senile Demenz. Ursache – Diagnose – Therapie – Volkswirtschaftliche Konsequenzen. Verlag Hans Huber, Bern–Stuttgart–Toronto 1991
ISBN 3-456-81921-8
Von dem Chefarzt des Stadtärztlichen Dienstes Zürich verfaßte, in erster Linie für Fachleute geeignete Darstellung aller Demenz-Formen.

Zgola, J.-M.: Etwas tun! Die Arbeit mit Alzheimerkranken und anderen chronisch Verwirrten. Verlag Hans Huber, Bern–Stuttgart–Toronto 1989
ISBN 3-456-81771-1
Aus dem Amerikanischen übersetztes Buch mit guten Anregungen zur Betreuung von Alzheimerkranken.

englischsprachig

Aronson, M. K. (Editor): Understanding Alzheimer's Disease. What It Is How to Cope with It – Future Directions. Charles Scribner's Sons, New York 1988
ISBN 0-684-18475-3

Hamdy, R. C., J. M. Turnbull, L. D. Norman, M. L. Lancaster: Alzheimer's Disease. A Handbook for Caregivers. C. V. Mosby, St. Louis–Baltimore–Philadelphia–Toronto 1990
ISBN 0-8016-2026-0

Heston, L. L., J. A. White: Dementia. A Practical Guide to Alzheimer's Disease and Related Illness. W. H. Freeman & Co., New York 1983
ISBN 0-7167-1568-6 (gebunden), 0-7167-1569-4 (paberback)

Jorm, A. F.: A Guide to the Understanding of Alzheimer's Disease and Related Disorders. New York University Press, New York 1987
ISBN 0-8147-4170-3 (gebunden), 0-8147-4174-6 (paperback)

Mayeux, R., B. Gurland, V. W. Barrett, A. H. Kutscher, L. Cote, Z. H. Putter: Alzheimer's Disease and Related Disorders. Psychosocial Issues for the Patient, Staff, and Community. Charles C. Thomas, Springfield/Illinois 1988
ISBN 0-398-05469-X

Miner, G. D., L. A. WintersMiner, J. P. Blass, R. W. Richter, J. L. Valentine (Editors): Caring for Alzheimer's Patients. A Guide for Family and Healthcare Providers. Insight Books/Plenum Press, New York–London 1989
ISBN 0-306-43199-8

Panella, J., Jr.: Day Care Programs for Alzheimer's Disease and Related Disorders. Demos Publications, New York 1987
ISBN 0-939957-05-1

≡ Allgemeine Literatur zur Betreuung und Pflege älterer Menschen

Böhm, E.: Verwirrt nicht die Verwirrten. Neue Ansätze geriatrischer Krankenpflege. Psychiatrie-Verlag, Bonn 1988
ISBN 3-88414-097-3
Zum Teil sehr provokatives Buch über Krankenpflege älterer Menschen, das sich gegen die herkömmlichen Konzepte einer Heimunterbringung wendet und – wann immer möglich – die Rückkehr der Betroffenen in ihre Wohnungen fordert.

Brater, M., G. Kaul: Altenpflege. Ansätze zu einem neuen Pflegekonzept auf der Grundlage einer Altersmenschenkunde. Verlag Urachhaus Johannes M. Mayer, Stuttgart 1987.
ISBN 3-87838-542-0
Darstellung der Probleme des Alterns und der Altenpflege aus anthroposophischer Sicht (Rudolf Steiner).

Füsgen, I.: Im Alter umsorgt. Die Betreuung und Pflege von hilfsbedürftigen Menschen zu Hause. TRIAS, Stuttgart 1992.
ISBN 3-89373-190-3
Von der großen Erfahrung des Verfassers geprägte Darstellung mit vielen Pflegehinweisen unter anderem auch bei Demenz.

Poeck, K. (Herausgeber): Klinische Neuropsychologie. 2. Auflage, Thieme Verlag, Stuttgart–New York 1989
ISBN 3-13-624502-6
Im wesentlichen für Ärzte gedachte Einführung in die medizinische Neuropsychologie. Deshalb für Laien zum Teil schwer lesbares, ansonsten aber empfehlenswertes Buch.

Scharll, M.: Bewegungstraining mit alten Menschen. Gruppengymnastik – Spiele – Aktivpflege mit Übungen für Bettlägerige und Schlaganfallpatienten. TRIAS, Stuttgart 1989.
ISBN 3-89373-066-4
Ratgeber für ältere Menschen und ihre Angehörigen sowie Pflegenden mit reichhaltigem Übungsprogramm auch zur Förderung der Gedächtnis-, Reaktions- und Konzentrationsfähigkeit. Außerdem enthält das Buch unter anderem Hinweise für den Abbau von Bewegungsunlust sowie Stimulation noch vorhandener Bewegungsfähigkeit.

Vogel, A., G. Wodraschke: Hauskrankenpflege. Grundwissen und Anleitung zur qualifizierten Pflege. Für Selbst- und Nachbarschaftshilfe. Herausgegeben in Zusammenarbeit mit der Fortbildungsakademie des Deutschen Caritasverbandes. TRIAS, Stuttgart 1989
ISBN 3-89373-092-3
Bewährtes Lehrbuch zur Hauskrankenpflege.

Weakland, J. H., J. J. Herr: Beratung älterer Menschen und ihrer Familien. Die Praxis der angewandten Gerontologie. 2. Auflage. Verlag Hans Huber, Bern–Stuttgart–Toronto 1988
ISBN 3-456-81750-9
Eher für Sozialarbeiter, Sozialpädagogen und andere in der Altenbetreuung tätige Fachleute geschriebenes, aus dem Amerikanischen übersetztes Buch, in dem der Verwirrtheit älterer Menschen eins von 20 Kapiteln gewidmet ist.

Zimmermann, V.: Die Pflege von dementen Betagten. Schulthess Polygraphischer Verlag, Zürich 1989
ISBN 3-7255-2766-0
Von einer engagierten, religiös orientierten (protestantische Diakonisse) ehemaligen Schwester eines Schweizer Altenpflegeheims als Diplomarbeit in Gerontologie verfaßtes Buch.

≡ Erlebnis- und Pflegeberichte von Angehörigen von Alzheimer Kranken

Dette, U.: Ein langer Abschied. Der Verlauf einer Alzheimer-Krankheit. Fischer Taschenbuch Verlag, Frankfurt 1991
ISBN 3-596-10873-X
Beschreibung des Krankheitsverlaufs der Mutter der Autorin in Tagebuchform

Feldmann, L.: Leben mit der Alzheimer-Krankheit. Eine Therapeutin und Betroffene berichten. R. Piper Verlag, München–Zürich 1989
ISBN 3-492-03227-3
Sehr informatives und einfühlsames Buch einer in der Beschäftigungstherapie von Alzheimer-Kranken tätigen Mitbegründerin der Münchener Alzheimer Gesellschaft.

Fuhrmann, A.: Das Alzheimer Schicksal meiner Frau: Lebend begraben im Bett? Ein persönlicher Erfahrungsbericht mit einem Vorwort von Prof. Dr. med. H. Lauter. TRIAS, Stuttgart 1990
ISBN 3-89373-109-1
Emotionale Beschreibung des Leidensweges einer Patientin durch ihren aufopferungsvollen Ehemann.

Götte, R., E. Lackmann: Alzheimer – was tun? Eine Familie lernt, mit der Krankheit zu leben. Beltz Verlag, Weinheim–Basel 1991
ISBN 3-407-55745-0
Reich bebildertes Buch mit einer kurzen Einführung und knappen Begleittexten zu den Fotos der an der Alzheimer Krankheit leidenden Mutter einer der beiden Autorinnen.

Inoue, Y.: Meine Mutter. Suhrkamp Taschenbuch 1775. Suhrkamp Verlag, Frankfurt 1990
ISBN 3-518-38275-6
Sammlung von drei autobiographischen Erzählungen über das Altern und die Alzheimerkranke Mutter eines bekannten japanischen Schriftstellers.

Schillinger, E.: Das Lächeln des Narren. Eine Geschichte vom Sterben und von der Liebe. Herder Verlag, Freiburg 1989
ISBN 3-451-21386-9
Ungewöhnliche, poetisch-literarische Beschreibung.

Sachverzeichnis

A4-Protein-Amyloid 44
Abhängigkeit 89
Ableitung 231
Ablenken 145, 161
Ablenkungsmanöver 81
Abschalten von Elektrogeräten 81
abstrakt 231
abstraktes Denken 61, 91
Abstraktionsvermögen 24, 231
Abwehrsystem 29, 231
Acetylcholin 22, 48, 50, 127 f, 134, 231
Adressen 89
Adynamie 70, 231
AEP siehe akustisch evozierte Potentiale
Affekt 231
affektiv 231
aggressive Beschuldigungen 84
aggressives Verhalten 74, 88, 151, 160, 184, 186
Aggressivität 72, 91
Agnosie 66, 79, 231
– visuelle 62, 80
Agonist 231
Agraphie 69, 231
AIDS 120, 231
Akalkulie 69, 95
Akatinol 129
Akineton 133
Aktivität, mangelnde geistige 31
akustisch 231
– evozierte Potentiale 114, 231
akustische Agnosie 232
akut 232
Alarmsystem 163
Albumin 232
Alexie 69, 232
Alkohol 86, 173
Alkoholmißbrauch 97
Alleinlassen 149
Allgemeinmaßnahmen 125
Alltag 81
Alpha-Wellen 232
Altenheim 149, 161, 183
Alter 17 f, 31, 33
– der Mutter bei der Geburt 33
Altern des Gehirns, normales 22 ff
Alterseinbußen, normale 26

alterspsychiatrische Klinik 186
Altersvergeßlichkeit 27
Aluminium 29, 86
Alzheimer Fibrillen 28, 95
– Gesellschaften 211 ff
– Plaques 28, 95
ambulante Einrichtungen 181
– Hilfe 181
– Pflegedienste 183
Amfetaminil 138
Amitriptylin 130, 133
Ammonshorn 41
Amnesie 57, 232
amnestische Aphasie 62, 64, 232
– Störungen 57
Amplitude 232
Amtsarzt 192
Amygdala 41
Amyloid 19, 232
– Angiopathie 46 f, 101
– Filamente 45
– Plaque 45 f
Amyloidablagerung 28, 44
Amyloidfibrillen 45
Amyloidose 232
AN1 138
Anafranil 130
Anämie 120, 232
Anamnese 103, 232
Anatomie 232
andere Demenz-Ursachen 92 f
Anfall 131, 232
Anforderungen 30
Angehörige 105
– Erkrankungsrisiko 38 f
Angehörigen-Selbsthilfegruppe 201, 215 ff
Angiopathie 101, 232
Angst 73
Anhänglichkeit 74
Ankleiden 82, 147, 156
Anlagefaktor 232
Anomie 62, 233
Anosmie 233
Anosognosie 233
Anspruchsverhalten 74
Anstrengung bei Aufgaben 97
Antagonist 233

Antiarrhythmika 133
anticholinerge Nebenwirkung 133, 233
– Wirkung 133 f
Anticholinergika 86, 233
Antidepressiva 130, 133 f, 233
Antiepileptika 86, 233
Antigen 233
Antihistaminika 133 f
Antikonvulsiva 233
Antikörper 233
Antriebsstörung 70
Anweisungen 144
Anxiolytika 233
Anzeigetafel 136
Anziehen 103
Apathie 70, 87, 233
Aphasie 64, 87, 233
– amnestische 62, 64
– motorische 65
– sensorische 65
Aponal 133
Apraxie 67, 95, 233
Arbeitsfähigkeit 148, 182
Armband 164
Arsen 86
Artane 133
Arterienverkalkung 99
Arteriosklerose 100
Arzt für Neurologie 107
– – Psychiatrie 107
Assoziation 233
Assoziationskortex 233
Ataxie 234
Äthylendiamintetraessigsäure 139
Ätiologie 231
Atosil 130, 133
Atrophie 40, 42, 95, 115, 234
auditorische Agnosie 66, 234
Auffassung 54
Aufforderungen 144
Aufgaben 154
Aufmerksamkeit 54, 97, 109
Aufmerksamkeitsstörung 70
Aufnahmefähigkeit 109
Aufputschmittel 86
Aufsichtspflicht 180
Augenbewegung 79
Ausdauer 70
Auskleiden 82, 147, 156
Aussehen 51
Aussteigen aus einem Auto 83

Austrocknung 85
Ausweis 27
Auto fahren 147, 175, 183
Auto-Immunprozeß 29, 31, 234
Autoimmunantikörper 30
Autopsie 234
Autoschlüssel 24, 175
autosomal dominante Vererbung 36, 234

Babinski-Zeichen 234
Bad 153
Baden 83, 147, 160, 165
Ballspiel 150
Barbiturate 130 f
Basalganglien 40
Basalkern nach Meynert 41
Beamte 148
Beckenbodengymnastik 76
Bedürfnisse 75
Befolgen einer Aufforderung 109
Beginn 51
beginnende Demenz 26
Behandlung 125 ff
Behandlungsansätze, zukünftige 140
Behandlungsbedürftigkeit 185
Behandlungsmöglichkeit, beschäftigungs-
    therapeutisch 136 f
– krankengymnastisch 136 f
– nichtmedikamentös 136 f
Behinderten-Pauschbetrag 199
Bekleidung 82
Belastung 84
Beleuchtung 152, 162
Benennen 62, 83, 91, 103, 109
Benennungsstörung 83, 91, 103
Benzodiazepinagonisten, inverse 140
Benzodiazepine 131, 133, 234
Beratungsstelle, genetische 39
Berentung 148
Berufstätigkeit 82, 103
Beruhigungsmittel 85
Beschäftigung 75
Beschäftigungstherapie 136 f
Beschämung 135
Beschimpfungen 184
Beschuldigungen 72, 84
Besuche 159
Beta-Protein-Amyloid 44
Beta-Wellen 234
Bethanecholchlorid 128
Betreuung 177

Betreuungsgesetz 185
Betreuungsgrundsätze 143 ff
Bevölkerungspyramide 17
Bewältigung einfacher Aufgaben 154
Bewegung 75
Bewegungsfolge 67
Bewegungsstörung 67, 78
Bezahlen von Rechnungen 149
Bezüge, soziale 105
Bezugspersonen 105
Bindungsstellen 48 f
Binswanger Krankheit 101, 234
biochemisch 234
Biopsie 122, 234
Biperiden 133
Blasenentleerung 89, 147, 167
Blasenentleerungsstörung 76
Blei 86
Blitz-VEP 113, 234
blumige Sprache 62
Blut 123
Blut-Hirn-Schranke 29, 128, 234
Blutarmut 85
Blutbild 120
Blutdruckmittel 86
Bluthochdruck 100 f
Blutkörperchensenkungsgeschwindig-
    keit 120
Blutung 86, 93
Blutuntersuchung 120
Bornaprin 133
Boxer-Demenz 34
Bradykinese 234
Brettspielen 154
Brille 27, 153
Broca-Aphasie 234
Broca-Band 41
BSHG siehe Bundessozialhilfegesetz
Bundessozialhilfegesetz 192
Butyprophenone 130

Cannabis 86
Carbamazepin 131
CAT siehe Cholin-Acetyltransferase
CBF siehe Hirndurchblutung
cerebellär 235
Cerebellum 235
cerebral 235
− blood flow siehe Hirndurchblu-
    tung
Cerebrum 235

Chelat-Therapie 139, 235
Chelate 235
Chinidin 133
Chloraldurat 131
Chloralhydrat 131
Chlorprothixen 131, 133
Cholin 235
Cholin-Acetyltransferase (CAT) 48, 235
cholinerg 235
cholinerge Leitungsbahnen 41
− Überträgerstoffe 50
− Übertragung 30, 48, 125, 127
Cholinergika 235
Cholinesterase 127, 235
Chromosom 19, 21, 28, 44
Chromosomen 29 f, 235
Chromosomenstörung 28
chronisch 235
chronisch-progredient 235
chronisches Subduralhämatom 93
Clomipramin 130
Coergocristin 126
Computertomographie 101, 115 ff, 123, 235
Cortex 235
Creutzfeldt-Jakob-Krankheit 29
CT siehe Computertomographie

Dalmadorm 133
Darmentleerung 147
Darmentleerungsstörung 76
DAT siehe Demenz vom Alzheimer Typ
Dazugehörigkeit 159
DCCK 126
Defizit 235
Defluina 126
Degeneration 235
− granulovakuoläre 45
degenerativ 236
Dehydratation 85, 236
Dekubitalulzera 137
Dekubitus 236
Dekubitusvorsorge 187
Delir 54, 130, 134, 236
Delta-Wellen 236
Demenz 15 f, 52, 56, 236
− beginnende 26
− präsenile 124
− vaskuläre 99 ff
− vom Alzheimer Typ 15 f
Demenz-Ursachen 92 f
Dendrit 236

Denken, abstraktes 61
– zusammenhängendes 54
Depression 51, 73, 91, 93, 97, 100, 103, 105, 130
depressive Pseudo-Demenz 97
Diabetes mellitus 34, 85
Diadochokinese 236
Diagnose 103 ff, 122 ff, 236
Diagnostik 236
diagonales Band nach Broca 41
Dialyse 29
Diazepam 130, 132 f
Dichteminderung 115
Dienstunfähigkeit 148
Differentialdiagnose 236
Digitaluhren 150
Diktiergerät 148
Diphenhydramin 133
Dipiperon 130
Diskrimination 236
Disopyramid 133
Diuretika 76, 236
Dopamin 236
dopaminerges System 50
Down-Syndrom 28, 236
Doxepin 133
Drang-Inkontinenz 77
Drogen 86
Druckgeschwür 88, 137, 236
durchblutungssteigernde Mittel 125
Durchblutungsstörung 30
Durchfall 85
Durstgefühl 171
Duschen 83, 147, 160, 165
Dusodril 126
Dysarthrie 236
Dysdiadochokinese 236
Dyskinesie 134, 236
Dysurie 237

Echolalie 64, 237
EDTA 139
EEG siehe Elektroenzephalogrpahie
egozentrisch 237
eineiige Zwillinge 237
Einflüsse, kulturelle 32
Einfühlungsvermögen 160
Einkaufen 147, 149
Einnahme von Medikamenten 147, 157
Einrichtung 181
Einrichtungsgegenstände 151

Einschätzung anderer Menschen und Dinge 61
Einsichtsfähigkeit 81
Einzelphotonen-Emissions-Computer-tomographie 118 f, 123, 250
EKG siehe Elektrokardiographie
Elektrode 237
Elektroenzephalographie 101, 111 f, 123, 237
Elektrokardiographie 237
Elektrophysiologie 237
Encephabol 126
Enkel 39
Enkelkinder 36
Entlastung 201
Entmündigung 178
entorhinale Rinde 40
Entstehung 33 ff
Enzephalitis 237
Enzephalon 237
Enzephalopathie 120, 237
Enzym 48, 237
eosinophil 237
Epilepsie 237
epileptische Anfälle 79 f, 131, 232 f, 237
Erbanlagen 28, 31
erbliche Belastung 36 f
Erblichkeit 36 f
Erfolgserlebnisse 143, 154
Ergoplus 126
Erinnerungsfähigkeit 110
Erinnerungslücke 232
Erkennen 66, 87, 91, 123
Erkrankungshäufigkeit 19
Erkrankungsrisiko 20 f
– für Angehörige 38 f
– für Zwillinge 36
Ermutigung 144
Erreger 31
Erregungszustand 130, 134
Erstbeschwerden 91
erster Schultag 58
Erstmanifestation 237
Essen 82, 147, 169
– auf Rädern 183
Eunerpan 130 f
evozierte Potentiale 113 f, 237
Exazerbation 237
Exploration 237
Exsikkose 85, 171, 237
extrapyramidal 238

extrapyramidale Nebenwirkungen 238
– Störung 78

Facharzt 107
familiäre Alzheimer Krankheit 44, 87, 124
– Häufungen 36
– Konflikte 84
familiäres Auftreten 124
– Zusammenleben 84
Familienbilder 155
Fehldeutung 74
Fehlentscheidung 81
Fehlwahrnehmung 74
feingewebliche Untersuchung 122
– Veränderungen 45 ff
Fernsehen 75, 87, 147, 158
Festbinden 161, 185
fibrillär 238
Fibrillen 28, 44 ff, 95, 238
Fieber 54, 85
Filamente 45
Finger-Finger-Versuch 79, 238
Finger-Nase-Versuch 79, 238
Fingernägel 83, 165
Fixieren 185
Flackerlicht 111
Fluctin 130
Flunarizin 129
Fluoxetin 130
Flurazepam 133
flüssige Intelligenz 24
Flüssigkeitszufuhr 167
Folgebeschwerden 91
Folsäure 120, 238
Fotografieren 83
Fotos 136, 155
Fragebogen 103, 108
freie Sauerstoffradikale 141
Freizeitbeschäftigung 103, 154
fremde Menschen 60
– Umgebung 60
Freude 75
Freundlichkeit, unverbindliche 72
Frisur 83, 165
frontal 238
Frontal-Lappen 40, 238
Frustration 238
Füllworte 64
Funktion 238
– kognitive 41
Furchen 42 f

GABA siehe Gamma-Amino-Buttersäure
Gamma-Amino-Buttersäure 50, 238
Gang 87
Gangataxie 238
Ganglienzelle 238
Gangstörung 78 f
Gaststätten 146
GdB siehe Grad der Behinderung
Geborgenheit 75
Gebrechlichkeitspflegschaft 178
Geburtstag 150
Gedächtnis 41, 54, 91, 97, 109
Gedächtnisproblem 103
Gedächtnisprüfung 108
Gedächtnisstörung 51, 57 f, 87, 89, 91, 97 f
Gedächtnistraining 135
Gedächtnisverlust 232
Gefühl einer Wertschätzung 75
Gegenhalten 238
Gehen 103, 147
Gehirn-Jogging 135, 238
Gehirnvolumen 42
Geisteskrankheit 146
geistige Leistung 56
– Leistungsfähigkeit 15, 24 f, 123
– Spannkraft 22
Geldbeutel 27
Gemeindeschwester 189
Gene 238
generalisierter tonisch-klonischer Anfall 79, 238
Genetik 239
genetische Beratungsstelle 39
– Faktoren 28, 239
– Marker 239
Gereiztheit 160
Geriatrie 239
Geriatrika 125, 138, 239
geriatrische Klinik 161
Gero-H^3-Aslan 138
Gerontologie 239
Gerontopsychiatrie 239
Geruchssinn 165
Geschäftsfähigkeit 178
Geschicklichkeit 82, 91, 123
Geschlecht 33
Geschmacksstörung 79
Geschwister 38
gesetzliche Krankenkassen 187
Gestik 51, 239
Gesundheitsamt 192

Gewichtsverlust 103
Gifte 29, 31, 153
Gingko-biloba-Extrakt 129
Gleichgültigkeit 91
Glia 45, 239
globale Aphasie 239
Glutamat 50, 129, 239
Glutamat-Rezeptorantagonisten 140
glutaminerge Überträgerstoffe 50
Glutaminsäure 129
Gottesdienst 146
Grad der Behinderung 195
Grand-mal-Anfall 79, 239
granulovakuolär 239
granulovakuoläre Degeneration 45
Granulum 239
Graphästhesie 79, 239
graue Substanz 40, 239
Greifreflex 78, 239
Greifstangen 153
Grippemittel 133
Großhirn 40
Gruppengymnastik 137
Gürtel 156
gutartige Altersvergeßlichkeit 27, 81
Gyrus 239

Haare 83
Hachinski-Skala 100 f, 239
Haftpflichtversicherung 177, 180
Haldol 130
Halluzination 239
Haloperidol 130
Hämatokrit 120, 239
Hämoglobin 120, 239
Handarbeiten 137
Handlungsfolge 67
Handlungsstörung 67
Harnwegsentzündung 88, 131
Häufigkeitsgipfel 18
Häufungen, familiäre 36
Hausarzt 107
Hausfrau 82
Haushalt 82
Haushaltshilfe 198
Haushaltskonto 81
Hauskrankenpflege 221
häusliche Krankenpflege 187
– Pflegehilfe 188
Hauspflegeverein 181
Hausschuhe 164

Haustiere 184
Haustür 163
Hefe 125
Heilung 125
Heimaufnahme 183
Helfergin 129
herdförmig 240
Heroin 86
Herumsitzen 84
Herzinfarkt 34
Herzmittel 86
Herzrhythmusstörungen 54
Hilfsorganisationen 209 ff
Hintergrundmusik 162
Hinterkopflappen 41
Hippokampus 40, 46, 49, 240
Hirnatrophie 115
Hirnbeschädigte 195
Hirnbiopsie 47
Hirndurchblutung 85, 121, 126, 235
Hirnfurchen 117
Hirnkammer 42, 116 f
Hirnleistungsschwäche 196
Hirnleistungsstörungen 26, 51 f
Hirnleistungstraining 135
Hirnnerven 240
hirnorganische Wesensänderung 196
hirnorganisches Psychosyndrom 26, 52,
    240
Hirnrinde 116, 240
Hirnschaden 195
Hirnstamm 40, 240
Hirnversagen 15
Histologie 28, 45 ff, 122
histologisch 240
histologische Untersuchung 122
HIV 240
– Serologie 120
Hobby 83, 147, 150
Hochzeitsreise 58
Hoffnung 75
HOPS siehe hirnorganisches Psycho-
    syndrom
Hörbahn 240
Hörgerät 153
Hormone 125
Hustenmittel 133
Hydergin 126
Hydrozephalus 93, 115, 240
Hygiene 83, 165
Hypnotika 76, 240

Hypodensie 115, 240
Hypokinese 78, 241
Hypothese 241

iatrogen 241
ideatorische Apraxie 67, 241
ideomotorische Apraxie 67, 241
Illusion 241
illusionäre Verkennung 74
Imipramin 130
immun 241
Immunglobuline 241
Immunprozeß 29
Immunsystem 29, 141, 241
Impuls 241
Indikation 241
Individualität 183
Infekt 131
Infektion 241
Information 106
Informationsverarbeitung 48
Initialsymptom 241
Initiativlosigkeit 105
Inkontinenz 76, 131, 241
Inkubationszeit 241
intellektuell 241
Intelligenz 24
Intelligenzquotient 108, 241
Intelligenzreserven 135
Interesselosigkeit 84, 87
intermittierend 241
Intoxikation 120, 241
intramuskulär 241
intravenös 241
intrazellulär 241
inverse Benzodiazepinagonisten 140
Involution 42, 241
Inzidenz 20, 242
IQ siehe Intelligenzquotient
irreversibel 242
Ischämie 242
Ischämie-Skala 100 f
Iteration 242

Jubiläum 150

Kachexie 242
Kalender 136
Kalzium 120
Kalziumantagonist 125, 129
Kalziummangel 34

Kapillare 47, 242
Kartenspielen 154
Karzinom 242
Katheter 168, 242
katheterisieren 242
Kaveri 129
Kernspintomographie siehe Magnet-
  resonanztomographie
K.H. 3 138
Kinder 36, 38
Klagen 97
Kleidung 51, 88 f, 156
Kleinhirn 40 f
Kleinhirnfunktionsstörung 79
Klinik, alterspsychiatrische 186
– geriatrische 161
klinisch 242
Klüver-Bucy-Syndrom 80, 95, 242
Knie-Hacken-Versuch 79, 242
Knochenbrüche 79
Kochen 103, 147, 149
kognitiv 242
kognitive Funktion 41, 242
Kokain 86
Kollagen-Krankheiten 120
Kombination 242
kompensiert 242
Kompetenz 242
Komplikation 242
Komponente 242
Konfabulation 243
kongophil 243
kongophile Angiopathie 47, 243
konkret 243
Konkurrenzsituationen 89
konstruktive Apraxie 67, 243
Kontakt mit der Umwelt 85
Kontaktbedürfnis 75
Kontraktur 243
Kontrastmittel 243
Kontrollen 243
Konzentration 70, 97, 110
Konzentrationsstörung 89
Koordination 243
Koordinationsstörung 78
Kopfverletzung 103, 131
Kopieren 110
Körperhaltung 87
körperliche Aktivität 155
– Krankheitszeichen 78
Körperpflege 82 f, 88 f, 97, 147, 165

Körperschema-Agnosie 66
Kortex 243
kortikale Funktionen 243
Kraftlosigkeit 231
Krampfanfälle 79 f
Krankengymnastik 136 f
Krankenhaus 54
Krankenlifter 190
Krankheit, psychiatrische 34
Krankheits-Erreger 29
Krankheitsanlage 36 f
Krankheitsdauer 20
Krankheitsgeschichte 103
Krankheitszeichen 51 ff
– körperliche 78
– psychische 74
Krebs 120
Kreuzworträtsel 73
Kriegserlebnisse 58
kristallisierte Intelligenz 24
kulturelle Einflüsse 32
Kur 182
Kurzschlußreaktion 143
Kurzzeitgedächtnis 24, 57, 97, 243

Laboruntersuchung 103
Lähmung 101
Landespflegegeld 193
Langzeitgedächtnis 57 f, 81, 97, 243
Laroxyl 130, 133
Läsion 243
Latenz 243
Lebensalter 17 ff
Lebensbedingungen 151
Lebenserfahrung 26
Lebenserwartung 87
Lebensraum 151
Leber-Enzephalopathie 120
Leberkrankheit 85
Leberwerte 120
Lecithin 127, 243
Leistung, geistige 56
Leistungsfähigkeit 97, 147
– geistige 15, 24 f
Leistungsvermögen 103
Leitungsbahnen, cholinerge 41
Lerngeschwindigkeit 24 f
Lernmöglichkeit 24
Lesefähigkeit 69
Lesen 73, 75, 87, 109, 147
Lesestörung 69

Leukozyten 243
Levomepromazin 130, 133
Lichtschalter 153
Liebe 75
Lieblingsfilm 158
Lieblingsmusik 154
limbisches System 243
Liquor 123, 243
Lob 75
Logoklonie 64, 95, 243
Lorazepam 133
Lormetazepam 133
Lösungsmittel 29, 86
Ludiomil 130
Lues 120, 243
Lues-Serologie 120
Lumbalpunktion 121, 244
Lungenentzündung 88, 137
Lungenkrankheit 85

Magen-Darm-Mittel 133
Magnetresonanztomographie 101, 115 ff, 123, 244
Mahlzeiten 169
Make up 83
Makrophagen 44
Mandelkern 41
mangelnde geistige Aktivität 31
Manifestation 244
manuell 244
MAO siehe Mono-Amino-Oxidase
MAO-Hemmer 244
Maprotilen 130
Marklager 101, 116, 244
MdE siehe Minderung der Erwerbs-
    fähigkeit
Meclofenoxat 129
Medikamente 29, 31, 55, 85, 103, 125 ff, 147, 157
Medikamentendosierung 157
Medikamentenmißbrauch 97
Medikamentenspiegel 120
Medikamentenüberdosierung 131
medikamentöse Behandlungsversuche 126 ff
medikamentöses Parkinson-Syndrom 134
Melleril 130, 133
Melperon 130 f
Memantine 129
Memory 154
mental 244

MER siehe Muskeleigenreflex
Merkfähigkeit 24, 89, 110
Merkfähigkeitsstörung 87
Merkhilfen 27
Metabolisierung 244
Metastase 244
Methylalkohol 86
Methylphenidat 138
Metixen 133
Metoclopramid 133
Meynert Basalkern 41
Mianserin 130
MID siehe Multi-Infarkt-Demenz
Miktion 244
miliar 244
Millisekunde 244
Mimik 51, 244
Minderung der Erwerbsfähigkeit 195, 244
Mini-Mental-Skala 109 f
Mißtrauen 72
mißtrauisches Verhalten 74
MMS siehe Mini-Mental-Skala
Möbel 151
Mobilität 244
mögliche Alzheimer Krankheit 122
Mongolismus 28, 33, 44, 236, 244
Mono-Amino-Oxidase 128, 244
Morbidität 244
Morbiditätsrisiko 20
Morbus 244
Mortalität 244
motorisch 244
motorische Aphasie 65, 244
– Funktionen 244
Movergan 129
MRT siehe Magnetresonanztomographie
Multi-Infarkt-Demenz 93, 100, 245
Multimorbidität 245
Museumsbesuch 146
Musikhören 147
Musikkassetten 154
Musizieren 150
Muskeleigenreflex 245
Muskelkrampf 160
Muskelzittern 78
Muskelzuckung 80
Myoklonien 80, 245

Nachsprechen 64, 109
nächtliche Unruhe 97
– Verwirrtheit 100

nächtliches Umherwandern 162, 184
Nachtstuhl 190
Naftidrofuryl 126
Nägel 165
Nahrungsaufnahme 147
Nahrungsmittel 127
Nahrungszubereitung 147
Namen guter Bekannter 81
– von Verwandten 89
Nebenschilddrüsen 120
Nebenwirkung, anticholinerge 133
Neffen 39
Neodorm 130
nerve growth factor siehe Nervenwachs-
   tumsfaktor
Nervenarzt 245
Nervenwachstum 141
Nervenwachstumsfaktor 128, 141
Nervenwasser 123
Nervus abducens 240
– accessorius 240
– facialis 240
– glossopharyngeus 240
– hypoglossus 240
– oculomotorius 240
– olfactorius 240
– opticus 240
– statoacusticus 240
– trigeminus 240
– trochlearis 240
– vagus 240
Neuerkrankungen 20
neuritische Plaques 45
Neurocil 130, 133
neurofibrilläre Bündel 45
neurogene Blasenstörung 245
Neuroleptika 133 f, 245
Neurologe 245
Neurologie 245
neurologische Herdzeichen 100
Neuron 245
Neuropathologie 245
neuropathologische Untersuchung 47
Neuropeptid 245
Neurophysiologie 245
neurophysiologische Untersuchung 245
Neuropsychologie 245
Neurotransmitter 245
NGF siehe Nervenwachstumsfaktor
Nicergolin 129
Nichten 39

nichtmedikamentöse Behandlung 136 f
Niedergeschlagenheit 73
Nierenkrankheit 85
Nierenversagen 120
Nierenwerte 120
Nikotin 173
Nimodipin 129
Nimotop 129
NMR siehe Magnetresonanztomographie
Noctamid 133
nonverbal 245
Nootrop 126, 134
Nootropika 125 f, 134, 245
Noradrenalin 50, 246
noradrenerge Überträgerstoffe 50
Normabrain 126, 134
normale Altersvergeßlichkeit 27
Norpace 133
Notizzettel 27, 148
Notlicht 153
Notlügen 145
Nystagmus 79, 246

objektiv 246
Obstipation 246
Ödem 246
öffentliche Verkehrsmittel 147
okzipital 246
optisch 246
optische Agnosie 246
optokinetisch 246
Orientierung 54, 87, 91, 109 f, 246
Orientierungshilfen 152
Orientierungsstörung 59 f, 82, 103
Orphol 126
örtliche Orientierung 59
Ortswechsel 75

P300 114, 246
Palilalie 95, 246
Palmo-Mental-Reflex 78, 246
Panikreaktion 74, 143
Pantoffel 156
Paralalie 64, 246
Paralyse 246
paranoid 246
Paraphasie 246
Paraphrasie 246
parenteral 246
Parese 246
parietal 246

Parietal-Lappen 40, 247
Parkinson Krankheit 50, 78, 92 f, 124, 129,
    247
Parkinson-Syndrom 134
Parkinsonmittel 133
Paspertin 133
passager 247
Pathogenese 247
pathologisch 247
peinliches Verhalten 74
Pemolin 138
Penetranz 37, 247
Pensionierung 148
Pentoxifyllin 126
perniziöse Anämie 120, 247
Perseveration 64, 247
Persönlichkeitsstörung 103
Persönlichkeitsveränderung 71 f, 91, 95
Perzeption 247
PET siehe Positronen-Emissions-Compu-
    tertomographie
Pflegebedürftige 198
Pflegegeld 188
Pflegeheim 54, 149, 161, 183
Pflegepauschbetrag 198
Pflegeversicherung 194
Pflegschaft 177
Phanodorm 130
Phenacetin 29
Phenothiazinpräparate 130
Phenytoin 131
Phosphatidylcholin 127, 247
Phosphatidylserin 127
Phrasen 83
physiologisch 247
Physostigmin 127, 247
Pick Krankheit 15, 95 f, 247
Pipamperon 130
Piracetam 126, 134
Placebo 247
Planum 133
Plaque 28, 45 f, 247
Polyzythämie 120, 247
Positronen-Emissions-Tomographie 118,
    247
postpunktioneller Kopfschmerz 247
postsynaptische Nervenzelle 49
Potential 247
Potentiale, evozierte 113 f
prädisponieren 247
Prädisposition 247

praktische Tips 143 ff
prämorbid 247
präsenil 247
präsenile Demenz 124, 248
– – vom Alzheimer Typ 15 f
Prävalenz 20, 248
primär 248
– degenerative Demenz 15
Primärantwort 248
Primitivreflex 78, 248
Privathaftpflichtversicherung 180
Problemlösen 61
Procainhydrochlorid 125
Prognose 248
Progredienz 248
Promethazin 130, 133
Prophylaxe 248
Prostatahypertrophie 76
Protein 248
PSDAT siehe präsenile Demenz vom
    Alzheimer Typ
Pseudo-Demenz 73, 93, 248
– depressive 97
Psychiater 248
Psychiatrie 248
psychiatrische Krankheit 34, 103
psychisch 248
psychische Krankheitszeichen 74
– Störung 103
psychologischer Test 108
Psychometrie 248
Psychopharmaka 55, 86, 130, 248
psychoreaktive Störung 196
psychosomatisch 248
Psychostimulantien 138, 248
Psychosyndrom 248
– hirnorganisches 26, 52
psychotrop 248
Punktion 248
Puppen 154
Pyramidenbahn 234, 248
Pyramidenbahnzeichen 249
Pyritinol 126

Quecksilber 86

Rasur 83, 165
Ratlosigkeit 72
Rauchen 31, 35, 173
räumliche Orientierung 59 f
– Orientierungsstörung 87

Reaktionsschnelligkeit 25
Reaktionszeit 24
Realität 249
Realitäts-Orientierungs-Training 136, 249
Rechenstörung 69
Rechnen 109
Rechnungen 81, 149
Reflex 80, 249
Reflexauffälligkeiten 100
Reflexsteigerung 249
refraktär 249
Rehabilitation 249
Rehabilitationsmaßnahme 182
Reisen 54, 91, 174
Remestan 133
Rentenversicherung 191
Restitution 249
reversibel 249
Rezeptor 48 f, 249
Rhythmik 137
Rhythmodul 133
Riechnerv 240
Riechstörung 79
Rigidität 249
Rigor 78, 249
Rinderseuche 29
Risikofaktor 249
Ritalin 138
rökan 129
Rollenumkehr 143
Röntgenaufnahmen 121
ROT siehe Realitäts-Orientierungs-
    Training
Rückenmark 40
Rückzug aus dem sozialen Leben 71
Rückzugsverhalten 84
Ruhe 75
Ruhelosigkeit 87
Ruhestand 31
rutschfeste Matten 153

SAE siehe subkortikale ateriosklerotische
    Enzephalopathie
Saroten 130, 133
Sauerstoffaufnahme 30
Sauerstoffradikale 141
Sauerstoffüberdruck-Therapie 138
Sauerstoffverbrauch 119
Sauerstoffverwertung 126
Schädel-Hirn-Trauma 33, 249
Schadensersatzanspruch 180

Schallplatten 154
Schaltknöpfe 153
Schamgefühl 165
Scheck 103
Scheckheft 27, 81
Schein-Inkontinenz 77
Scheitellappen 40 f, 111, 118, 249
Schicksalsschläge 32
Schilddrüsenhormone 120
Schilddrüsenkrankheit 103
Schilddrüsenüberfunktion 120
Schilddrüsenunterfunktion 34, 93, 120
Schlaf-Wach-Rhythmus 162, 249
Schlafen 75, 103
Schläfenlappen 40, 111, 249
Schläfenwindung 41
Schlafmittel 85 f, 133
Schlafstörung 131, 162
Schlafzimmer 162
Schlaganfall 86, 99 ff, 103 f, 124
Schlundkrampf 134
Schlüssel 24, 27, 150, 153
Schmerzen 103
Schmerzmittel 29, 55, 86
Schminken 165
Schnabeltasse 169
Schnauzreflex 78, 249
Schreiben 110
Schreibstörung 69
Schuhe 151, 156, 164
Schulbildung 35
Schuldgefühle 97
Schwerbehindertenausweis 195 f
Schwerpflegebedürftigkeit 187 ff
Schwunglosigkeit 70, 105, 231, 233
Scrabble 154
SDAT siehe senile Demenz vom
   Alzheimer Typ
Sedativa 250
Sedierung 134, 250
seelische Funktionen 75
Sehnerv 240
sekundär 250
Selbständigkeit 163
Selbstbestimmungsdrang 163
Selbstbestimmungsmöglichkeit 183
Selbsteinschätzung 61
Selbstgefährdung 185 f
Selbsthilfegruppen 200, 215 ff
Selbstwertgefühl 165
Selegilin 129

Selen 141
semantisch 250
senil 250
senile Demenz 250
– – vom Alzheimer Typ 15 f
Senilität 22, 56
sensibel 250
sensorisch 250
sensorische Aphasie 65, 250
– Funktionen 250
Sermion 129
serotinerge Überträgerstoffe 50
Serotonin 50
sexuelle Handlungen in der Öffentlich-
   keit 74
Sibelium 129
sichere Alzheimer Krankheit 123
Sicherheit der Diagnose 122 ff
Singen 137
single-photon (Einzelphotonen)-Emis-
   sions-Computer-Tomographie 118 f, 123,
   250
Sinneseindrücke 54
Sinnestäuschung 74, 134
Sinquan 133
somatisch 250
Somatostatin 50, 140
Sonderausgaben 198
sorgloses Verhalten 61
Sormodren 133
Sozialamt 192
soziale Bezüge 105
Sozialhilfe 192, 194
Sozialstation 181, 183, 189
Spannkraft, geistige 22
spastische Blase 77
Spazierengehen 147, 155
SPECT siehe single-photon (Einzelphoto-
   nen)-Emissions-Computer-Tomographie
Speda 130
spezifisch 250
Spiegel 151
spontan 250
Spontaneität 250
sporadisch 250
Sprachautomatismen 64
Sprache 62, 88, 109, 123
Sprachfluß 232
Sprachproduktion 64
Sprachstörung 64, 83, 91, 103, 108
Sprachverständnis 64, 110, 232

Sprechstörung 64
Stadieneinteilung 89
Stammbaum 39
Stammganglien 250
Stand 87
statistisch 250
Staurodorm Neu 133
Stehen 147
Stereognosie 79, 250
Steuervergünstigungen 198
Stimmung 97
Stimulus 250
Stirnlappen 40 f
Stofftiere 154
stoffwechselsteigernde Mittel 125
Stoffwechselstörung 30
Störung bei Wasserlassen und
  Stuhlgang 91
− der Auffassung 54
− der Aufmerksamkeit 54
− des Erkennens 66
Straßenschuhe 164
Streß 34
Streßinkontinenz 76
Streßsituation 91
Stricken 83
Strümpfe 156
Stuhlgang 76, 88 f, 167, 184
Sturz 79, 134, 152
Stützzellen 45
Subduralhämatom 93, 250
subjektiv 250
subkortikal 250
subkortikale arteriosklerotische Enze-
  phalopathie 100, 251
Suchmaßnahmen 164
Symptom 251
symptomatische Behandlung 251
Synapse 42, 49, 251
Syndrom 251
Syphilis 120, 251

Tag-Nacht-Umkehr 91
Tagesablauf 84, 154
Tagesklinik 181
Tagespflegeeinrichtung 181, 223 ff
Tagesschwankungen 97
Tageszentren 181
Taktgefühl 160
taktil 251
taktile Agnosie 66, 251

Tanzen 137, 155
Taractan 131, 133
Taubheitsgefühl 101
Tavor 133
Tebonin 129
technische Untersuchung 103
Tegretal 131
teilstationäre Einrichtungen 181
Telefonieren 147
Telefonnummer 24, 57, 81, 89, 150
Temazepam 133
temporal 251
Temporal-Lappen 40, 251
Teppiche 152
Terminkalender 150
Test 108
Testament 178
Testierfähigkeit 178
testpsychologische Untersuchung 108
Tetrahydroaminoacridin 127
THA siehe Tetrahydroaminoacridin
Thallium 86
Therapie 125 ff, 251
Thermostat 153
Theta-Wellen 251
Thioridazin 130, 133
Thombran 130
Thrombose 251
Thymoleptika 251
Tiermodell 47
Tischdecken 83
Tocopherol 138
Tofranil 130
Toilettenbenutzung 147
Toilettensitz 153
Toilettenstuhl 168
Tolvin 130
Tomographie 251
Toxin 29, 251
Tractus perforans 40
Tradon 138
Trägheit 91
Transmitter 30, 48, 50, 251
Transplantation 139, 251
Trauer 75
Trauma 251
Trazodon 130
Tremarit 133
Tremor 78, 251
Trental 126
Treppen 152

Treppengeländer 151
Treppensteigen 147
Trihexyphenidyl 133
Trinken 82, 147, 171
Trinkmenge 85
Trinkplan 171 f
Trinkwasser 29
Trisomie 251
Trisomie 21 28, 33, 44, 124, 236
trizyklische Antidepressiva 130, 251
Truxal 131, 133
Tumor 92
Türaufschließen 83

Überdosierung 120, 131
Überforderungssituation 91
Überhören 145
Überlaufblase 76
Überlebenszeit 95
Übersehen von Fehlern 144
Überträgerstoffe 30, 48, 50
Übertragung 127
– cholinerge 30
Uhren 136, 150
Ultraschall 252
Umgang mit Geld 147
– mit Zahlen 103
Umgangsformen 71
Umgebungs-Agnosie 66
Umherlaufen 84
Umherwandern, nächtliches 162, 184
Umweltkontakt 85
Unabhängigkeit 163
Unfälle 31, 33, 151 ff
unkritisches Verhalten 61
Unruhe 71 f, 74, 91
Unruhezustand 130, 134, 185
unterbringungsähnliche Maßnahme 185
Unterstellungen 184
Untersuchung 103
– neuropathologische 47
Untersuchungsbedürftigkeit 185
Unverbindlichkeit 71
Urininkontinenz 252
Urinretention 252
Urlaubsaufenthalt 174
Urlaubsfilm 158
Ursachen 28 ff
Urteilsfähigkeit 91
Urteilsvermögen 61, 81, 103

Vakuole 252
Valium 130, 132 f
vaskulär 252
vaskuläre Demenz 92 f, 99 ff, 115 f
Vasodilatantien 125
Venenthrombose 137
Ventrikel 42, 252
VEP siehe visuell evozierte Potentiale
Veränderungen am Gehirn 42 ff
– an den Nervenzellen 44 ff
Veranstaltungsbesuch 146
verbal 252
Verbundenheit 159
Verdacht auf eine Alzheimer Krankheit 91
Vererbung 36 f
Verfolgungswahn 91
Vergeßlichkeit 24, 26, 81, 161
Vergiftung 93
Verhalten 51
Verhaltensänderung 123
Verirren 82, 87
Verkalkung 26, 56
Verkennung 74
Verlangsamung 27
Verlauf 87 ff
Verlegenheitsdiagnose 106
Verletzungsgefahr 185
Verlust der geistigen Leistungsfähigkeit 56
– der Sprachfähigkeit 89
– sozialer Bezüge 105
Vermeiden von Konkurrenzsituationen 89
Vermeidungsverhalten 135
Verrücktheit 146
Verschlimmerung 85 f
Versorgen des Haushalts 103, 147
Versteck 151
Verstimmung 73, 105
vertikal 252
Verunsicherung 73
Verwandte 36 ff
– Erkrankungsrisiko 38 f
Verwirrtheitszustand 54, 130, 134
Videoaufzeichnung 158
Vigilanz 70, 252
Virus 29, 252
visuell 252
visuell evozierte Potentiale 113, 252
visuelle Agnosie 62, 66, 80, 252
visuelles Erkennen 87
Vitamin B_{12} 120
Vitamin E 138

Vitamine 125
Vitaminmangel 120
Vorläuferprotein 44, 141
Vorleger 153

Wachheit 70
Wahn 252
wahnhafte Reaktion 73
Wahnvorstellung 74
wahrscheinliche Alzheimer Krankheit 123
Wandern 150
Warnsystem 163
Wäsche 151
Waschen 103
Wasserhähne 152
Wasserlassen 88, 103, 167, 184
wechselnde Stimmungslage 84
Weglaufen 163
Weisheit 25
weiße Substanz 40, 252
Wernicke-Aphasie 252
Wertsachen 151
Wiedererinnern 27
Wiederholen von Informationen 136
Wiederholungen 145
Wiederholungstendenz 91
Willenserklärung 178
Windeln 168
Windungen 42 f
Wohlfahrtsverbände 181
Wortblindheit 69

Wortfindungsstörung 64, 89, 232, 252
Wortwiederholungen 64
Wundliegen 137, 236
Wunsch nach Anerkennung 75
Wutausbrüche 73

Zähneputzen 165
Zärtlichkeit 75
Zehennägel 165
zeitliche Orientierung 59
Zeitplan 136
Zentralnervensystem 40, 252
Zerebralsklerose 26, 56, 252
Zimmertemperatur 162
Zinn 86
ZNS siehe Zentralnervensystem
Zubettgehen 162
Zuckerkrankheit 34, 85
Zuckerstoffwechsel 30, 126
Zuckerverbrauch 119
zukünftige Behandlungsansätze 140
Zuneigung 75
Zungenbiß 80
Zungenkrampf 134
zusammenhängendes Denken 54
Zusammenleben 84
Zusatzschloß 163
Zusatzuntersuchung 103
Zuspitzen von Charakterzügen 72
Zuwendung 161
Zwillinge 36, 252